TNFi
治疗强直性脊柱炎

TNFi in the Treatment of Ankylosing Spondylitis

张剑勇 王庆文 李 博◎主编

U0278492

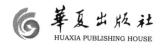

华夏出版社

HUAXIA PUBLISHING HOUSE

编委会名单

主编简介

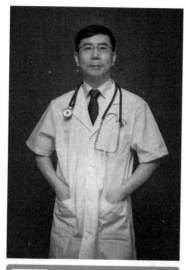

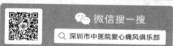

张剑勇，医学博士，教授，主任医师，博士研究生导师，博士后合作导师，深圳市名中医，深圳市中医院风湿病科主任。深圳市医疗卫生"三名工程"中国中医科学院广安门医院姜泉教授风湿病团队依托团队负责人，广东省中医风湿病重点专科和深圳市中医风湿病特色专科学科带头人。粤港澳大湾区中医药临床传承创新研究中心抗痛风联盟主席，深圳市中医药学会风湿病专业委员会主任委员，深圳市中西医结合学会痛风专业委员会主任委员。兼任中华中医药学会风湿病分会副主任委员，中华中医药学会免疫病分会副主任委员，中国中西医结合学会防治风湿病联盟副主席，中华中医药学会科普分会常务委员，世界中医药学会联合会风湿病分会常务理事兼副秘书长，世界中医药学会联合会中医药免疫分会常务理事，世界中医药学会联合会代谢病分会常务理事，海峡两岸医药卫生交流协会风湿免疫病学专家委员会痛风学组常务委员，广东省中医药学会风湿病专业委员会副主任委员，广东省中西医结合学会痛风专业委员会副主任委员等。

先后师从我国著名温病学家、陕西中医药大学郭谦亨教授、张学文教授和广州中医药大学刘仕昌教授、彭胜权教授，对岭南温病学的研究有较深造诣。后跟师广东省名中医李志铭教授数年，耳濡目染，获益良多；师承首届国医大师张学文教授，潜心研究"瘀痹学说"，悉得真传。更有幸拜师百岁国医大师路志正教授，成为路氏医门第三代传人。长期从事风湿病学的医疗、教学、科研工作,医学理论扎实,临床经验丰富,学贯中西,熟读古今,博采众长,开拓创新。擅长运用岭南医学理论和和瘀痹学说诊治风湿病,尤其对痛风、类风湿、系统性红斑狼疮、干燥综合征、强直性脊柱炎、骨关节炎、骨质疏松症、产后身痛的诊治有独到见解。率先提出痛风"六高症"概念,把防治"三高"的实践提升到"六高"的新高度,研发出标本兼顾,虚实并举的"六高康"颗粒,适合脾虚肾弱,浊毒瘀滞的六高症患者长期服用。充分体现了中医"上工治未病、预防胜治疗"的大医理念。

积极开展学术交流、科学研究及科学普及工作,确定本学科学术发展方向。多次参加国内、国际学术交流。累积招收博士、硕士研究生30人。主持国家、省、市科研课题近30项,参与2018年度国家重点研发计划"中医药现代化研究"重点专项,累计获得科研经费540多万元,取得中华中医药学会科学技术奖2项,参与尪痹片、盘龙七片、问荆合剂等多项药物临床试验。公开发表论文100余篇,主编出版《风湿免疫疾病中医特色疗法》等著作26部,其中SCI 7篇,并参与类风湿关节炎、骨关节炎、痛风病证结合诊疗指南制定工作。

长期致力于科学普及风湿病知识,为构建和谐医患关系做出了卓越贡献,创建的深圳市中医院痛风爱心俱乐部,目前已拥有正式金卡会员近3000人。2015年10月,俱乐部成功举办了以"医患一家同心路,洒爱十载俱乐部"为主题的痛风爱心俱乐部十周年大型庆典活动,受到社会各界和媒体的广泛称赞,被誉为"医患关系的典范"。2000多名会员代表在庆典上赠送给俱乐部创始人张剑勇博士一个镌刻着"悬壶济世"和广大会员的签名的大葫芦,"葫芦博士"的雅号广为流传,成为仁心医术、医患和睦的一段传奇佳话。2017年又建立了"深圳市中医院爱心痛风俱乐部"APP、订阅号和公众号,能让病友及时获得深圳市中医院风湿病科门诊咨询和痛风及相关风湿病科普知识,在病友中广受好评。先后被中华中医药学会授予"全国首届百名中医药科普专家""全国优秀中医健康信使"和"全国中医药科学普及金话筒奖"称号,被广东省中医药局授予"广东省优秀中医临床人才"称号,深圳市卫健委授予"深圳市名中医"称号,并荣获2015年首届"深圳好医生"称号。

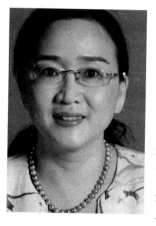

王庆文，教授，医学博士，主任医师，研究生导师，博士后合作导师，北京大学深圳医院风湿免疫科主任。

现任中国医师协会风湿免疫分会委员，广东省药学会风湿免疫用药专家委员会主任委员，广东省医师协会风湿免疫分会副主任委员，深圳市医师协会风湿免疫分会副主任委员，深圳市医学会风湿病分会主任委员。北京大学、汕头大学、安徽医科大学、广州医科大学研究生导师，博士后合作导师。

从事临床医疗工作20多年，擅长治疗强直性脊柱炎、类风湿关节炎、系统性红斑狼疮、痛风性关节炎、结缔组织病、血管炎等疾病。承担并完成国家及省市级课题十项，获省级科技进步奖两项，市级科技进步奖一项；发表论文50多篇，其中SCI收录论文11篇。

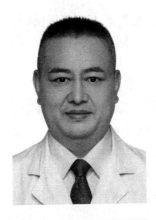

李博

主任医师 | 风湿免疫科

深圳市龙华区人民医院

李博，深圳龙华区人民医院风湿免疫科主任，主任医师，上海交大医学院硕士，南方医科大学博士。

现任广东省中西医结合学会痛风专委会常委、广东省医师学会风湿免疫专业委员、深圳市医师学会风湿免疫专业副主任委员、深圳市中西医结合学会风湿免疫专业副主任委员、广东省药学会风湿免疫用药深圳专家组副组长、深圳市康复医学会骨关节与风湿专委会副主任委员。

在《中华风湿病学杂志》等核心医学期刊发表医学论文 20 余篇，主编《儿童风湿病学》及《肿瘤坏死因子 α 拮抗剂治疗类风湿关节炎》，译作《风湿病综合治疗》（副主译）。

作为项目负责人，获得广东省医学科研基金立项课题 2 项及深圳市市级科研项目 5 项。

前　言

　　强直性脊柱炎 (AS) 是国内最常见的风湿性疾病之一，以侵犯骶髂关节、脊柱为突出临床特点，也可累及外周关节，部分患者可出现关节外表现。AS 多见于青壮年男性，我国普通人群的患病率为 0.2% ~ 0.3%。据估算，我国至少有 500 万人罹患该病。如果没有得到及时正确的治疗，部分 AS 患者会出现反复腰痛或关节痛，并逐渐进展到活动僵硬以及终末期的关节融合致残，致使患者无法接受教育、参加工作和正常生活，是造成中青年劳动力丧失的主要原因之一，给社会带来了沉重的负担。患者的生活质量较健康人普遍降低，是影响家庭、婚姻稳定性的重要因素之一。

　　在生物制剂时代到来之前，除了非甾体类抗炎镇痛药（NSAIDs）及糖皮质激素之外，被用于治疗 AS 的药物还有柳氮磺胺吡啶、沙利度胺及甲氨蝶呤等，但疗效大多不够理想，特别是对病情严重的 AS 患者。

　　TNFi 是 TNF inhibitor 的缩写，中文名称是肿瘤坏死因子抑制剂，在有的书中或文献里也被称为 TNF-α 拮抗剂。TNFi 的出现，是 AS 治疗历史上的具有里程碑意义的事件。但是，什么是 TNFi ？ TNFi 是如何被生产并用于治疗 AS 的？ TNFi 对 AS 的疗效到底如何？ TNFi 会有哪些不良反应？在感染等特殊情况下及特殊人群中如何正确使用 TNFi ？ 目前国内外的专业的学术组织是如何建议使用 TNFi 的？以上问题也是年轻的风湿免疫科医生及患者与家属普遍关心的问题。

　　针对以上问题，笔者组织编写了本书，希望读者能在本书中找到上述问题的答案，并有所收获。诚如是，则本书所有编者将会倍感欣慰。

目录

第一章 强直性脊柱炎概述

强直性脊柱炎（ankylosing spondylitis，AS）是脊柱关节病（spondyloarthropathies，SpA）的最主要的类型，是一种慢性进展性炎症性疾病，以侵犯骶髂关节、脊柱为突出临床特点，也可累及外周关节，部分患者可出现关节外表现。AS多见于青壮年男性，在我国普通人群的患病率为0.2%～0.3%。据估算，我国至少有500万人罹患该病，是最常见的风湿免疫病之一。AS发病有明显的家族聚集现象，和人类白细胞抗原B27（HLA-B27）强相关。本病导致疼痛、僵硬以及终末期的关节融合致残，致使患者无法接受教育、参加工作和正常生活，是造成中青年劳动力丧失的主要原因之一，给社会造成沉重负担。患者的生活质量较健康人普遍降低，是影响家庭、婚姻稳定性的重要因素之一。据文献报道，AS的首诊误诊误治率达34.48%，致残率高达65%。在AS患者中近50%因疾病影响了工作的稳定性，因疾病而无法正常工作的比例是普通人群的三倍，从诊断第1年的5%增长到第10年的20%、第20年的30%，给患者、家庭和社会均带来沉重的负担，是临床亟待攻克的顽疾之一。

第一节 流行病学

AS发病高峰在15～35岁，平均在25岁左右，8岁以前和45岁以后发病的较少见。男性比女性常见，男女患病率比约为2:1～4:1。

AS呈全世界分布，患病率与HLA-B27的阳性率相关。患病率各国甚至各地报告不一。一般认为，印第安人发病率最高，其次是白种人，黄种人再次之，黑种人最低。在欧洲人群中的患病率约为0.24%，亚洲人群中约为0.17%。美国的患病率为0.13%～0.22%。曾庆馀教授分别于1995年和1999年在对汕头澄海地区进行流行病学调查后发现，AS在中国的患病率为0.2%和0.3%左右。有报道称AS的发病率则基本稳定在每年0.5～14/10万的水平。

第二节 病因和发病机制

目前 AS 病因尚未完全阐明，多数研究认为发病可能与遗传、感染、免疫环境等因素有关。

一、遗传因素

在 AS 发病机制中，遗传因素占有极其重要的位置。AS 有明显的家族聚集现象，流行病学调查显示，在有 AS 家族史及同卵双胞胎中有患病的人群中，其发病率明显提高：HLA-B27 阳性 AS 患者的 HLA-B27 阳性的一级家属罹患该病的风险性为 10% ~ 20%（明显高于正常人群 HLA-B27 阳性者的 2% ~ 5%）；HLA-B27 阳性的同卵双胞胎中，HLA-B27 和该病的一致率达 75%，提示其发病与 HLA-B27 基因有一定关联。推测 HLA-B27 在 AS 发病的作用中占遗传总危险性的 16%，而整个 HLA 区域约占本病遗传风险的一半，因此除了 HLA-B27 外应还有其他 HLA 基因参与其中。

此外，还有非 HLA 基因也在其中起重要的作用，如 Brown MA 的研究提出，比较肯定涉及该病发病机制的非 HLA 基因有 IL-23R 和 ARTSI；Wellcome Trust Case-Control Consortium（WTCCC）则通过全基因组扫描研究（GWAS）首次证实 IL-23R 和 ERAP1 与 AS 相关；美国约翰·D·里维尔（John D Reveille）等人通过 GWAS 也证实 IL-23 R 和 ERAP1 与 AS 发病相关。而近年来利用候选基因对 AS 的遗传易感基因进行研究则发现，由多个 SNP 组合而构成的单倍型可能是复杂疾病主要的遗传学基础，是人类基因组序列变异的主要形式并成为国际上研究的新热点。然而这些非 MHC 基因在不同研究间得到重复验证的较少，也可能与不同人种自身存在遗传差异有关，故未来还有待进一步深入研究。

总体来讲，AS 遗传因素中有 20.44% 可归因于主要组织相容性复合体（MHC）变异（主要为 HLA-B27）以及 7.38% 为非 MHC 变异。剩下 72% 的遗传倾向仍然需要进一步的探索。

二、感染和环境因素

虽然遗传因素普遍被认为在 AS 中起主导作用，但并不能完全解释 AS 的发病机制，这提示除遗传因素外，还有其他因素也参与了该类疾病的发生发展。易感基因在 AS 发病中的作用，就像一把装满子弹的枪，如果没有人去扣动扳机，就不会造成伤害。而感染和环境因素，常常就是"扣动扳机"的那只手。某些微生物（如克雷伯氏菌）与易感者自身组织具有共同抗原，可引发异常免疫应答。环境因素中，一般认为 AS 和某些病原菌如肺炎克雷伯菌、沙门菌、志贺菌、耶尔森菌、泌尿生殖道的沙眼衣原体等微生物感染有关。近年来菌群尤其是肠道菌群在 AS 发病中的作用的研究越来越受到重视。

第三节　临床表现

AS 的临床表型存在一定的异质性，有的 AS 以中轴关节受累为主，有的以外周关节受累为主，有的还可出现关节外表现。主要的临床表现包括炎性腰背痛，夜间痛，晨僵，腰椎各方向活动受限及胸廓活动度减少，非对称性的外周关节炎，附着点炎，关节外症状包括肠炎、眼葡萄膜炎、结膜炎等。

一、起病形式

大多数 AS 为隐匿起病，少数也可以急性起病。早期可无任何临床症状，有些患者在早期可表现出轻度的全身症状，如乏力、消瘦、长期或间断低热、厌食、轻度贫血等。

二、首发部位和症状

首发部位以腰背和髋臀部最常见，其次为膝关节，再次之为踝关节，少数患者（尤其是迟发型 AS）则以小关节起病，如手、肩关节等。首发症状以病灶部位疼痛最为常见，其次为肿胀、僵硬等。

三、脊柱和关节受累表现

AS 脊柱受累以腰椎最常见，其次为颈椎和胸椎。受累部位可出现炎性腰背痛。常常半夜出现疼痛，影响睡眠质量，严重时半夜可痛醒。晨起觉得僵硬，需要活动半小时至数小时不等方觉得减轻。白天久坐后起身活动时也有类似症状。病程长且未得到良好控制者可出现腰椎各方向活动受限及胸廓活动度减少。

外周关节中髋关节受累最常见，其次为膝、踝等下肢大关节，手足四肢小关节较少见。受累的关节可出现明显的肿胀，压痛，活动受限，但一般情况下关节及周围的皮肤颜色大多是正常的。20% 的患者出现髋关节或肩关节受累。髋关节受累往往提示预后不良，但并不一定代表疾病严重性。AS 患者中大约有 8% 最终需要进行全髋关节置换术。AS 中轴关节受累较外周关节更多见，绝大多数首先侵犯骶髂关节。

四、关节外表现

AS 的关节外病变，大多出现在脊柱关节症状之后，但也有部分患者以关节外表现如虹膜睫状体炎或者炎症性肠病等作为首发症状。AS 的关节外受累严重时甚至可以危及生命。除发热、乏力等表现外，有报道 42% 的 AS 患者至少有过 1 个或以上关节外表现：眼、消化道、心、肺、肾、皮肤等均可累及。文献报道 AS 患者中大约 30% ~ 40% 出现急性前葡萄膜炎，10% 合并银屑病，5% ~ 10% 合并炎症性肠病。2009 年脊柱关节炎的新分类标准也将虹膜睫状体炎、银屑病、炎症性肠病等关节外表现纳入分类标准，有助于 AS 的早期诊断。眼炎常见于葡萄膜，多为单发，但常可以出现双侧交替性发作。AS 出现心脏受累的约 3% ~ 10%。可表现为瓣膜受累、传导阻滞、左心功能障碍。少数患者还可出现升主动脉瘤、心包炎、心脏淀粉样变性等。心血管病变与病程长短有一定关系，据有关学者统计心脏受累的发病率随年龄增高、病程延长而增加。AS 心血管病变死亡风险高达 36%；与一般人群比较，AS 患者心肌梗死比例增加 1.6 倍，中风比例增加 1.5 倍。AS 患者的呼吸系统受累可有肺上叶纤维化、间质性肺病等。AS 出现肾脏受累表现为血尿、蛋白尿、肾病综合征、肾功能不全等，较常见的原因有 IgA 肾病、肾脏淀粉样变性、膜性肾病等。神经系统受累可表现为肌无力、肌萎缩或麻木等症状，肌电图检查提示有周围神经源性损害。血液系统受累则多以贫血为主。

五、附着点炎

附着点炎不单见于足后跟、足底筋膜等典型的部位，还可见于脊柱等其他部位，部分患者还可以出现在肋骨、胸骨或季肋部。受累处可出现明显的压痛。

第四节　辅助检查

一、实验室检查

与其他的风湿免疫疾病不同，应用于 AS 的诊断、炎症程度、病情活动或严重程度等有关的实验室检查相对较少。实验室检查更多是用于治疗过程中检测药物副作用，如血常规、肝功能、肾功能等。

1. HLA-B27

HLA-B27 阳性对 AS 的诊断有支持作用，但不是确诊的必要条件，HLA-B27 阴性也不能排除 AS 的诊断。

2. 炎症指标

AS 中可用的炎症指标比较有限，大部分病人尤其是炎症明显的患者可以出现血沉（ESR）和 C 反应蛋白（CRP）升高，但 ESR 受干扰的因素太多。对于 ESR 和 CRP 升高是否与病情活动相关目前看法并不统一。有报道大于 75% 的 AS 患者 ESR 和 CRP 升高，但不一定与疾病活动度相关。ESR、CRP 正常也不能排除病情不活动。

二、影像学检查

AS 是一种以累及中轴骨关节病变为主的慢性炎症性疾病。主要累及骶髂关节、脊柱、髋关节，部分病人可以累及膝关节、踝关节。影像学检查是诊断本病较可靠的手段之一。骶髂关节炎影像学表现是诊断强直性脊柱炎的重要依据。典型的骶髂关节影像学表现有关节面骨质破坏、硬化、关节间隙变窄，晚期可出现关节强直。观察关节、脊柱骨质改变一般用 X 线和 CT 检查；观察关节脊柱炎症、水肿、滑膜炎，软骨以及周围软组织情况 MRI 有更大的优势；核素全身骨扫描因能全身一次性扫描成像，通过了解全身骨代谢情况从而了解骨炎症情况，成为 AS 临床影像学检查的有效补充。近年来，关节超声由于其早期、快速、无放射性的特点在临床的使用也越来越广泛。但是由于骶髂关节部位较深，不利于早期发现骶髂关节的炎症改变，目前超声在脊柱关节病（spondyloarthropathies，SpA）临床方面主要还是多用于了解外周关节及附着点等处的病变。

1. X 线检查

X 线检查是诊断 AS 必要的和最基本的检查方法。骨盆 X 线检查除了观察骶髂关节外，还可同时观察关节耻骨联合和髋关节的情况。脊椎 X 线片主要改变为骨质疏松、方椎、小关节模糊、竹节状改变、椎旁韧带骨化等。

骶髂关节炎 X 线表现一般按病变程度分为 5 级（修订的纽约标准）：

0 级 为正常骶髂关节。

Ⅰ级 可疑骶髂关节炎。

Ⅱ级 有轻度骶髂关节炎，表现为关节边缘清晰度丧失，关节面模糊，有轻度硬化和侵蚀，局限性骨质疏松和硬化，关节间隙有轻度狭窄。

Ⅲ级 为明显异常，骶髂关节出现中度或重度侵蚀、硬化骶髂关节炎，可出现明显的骨质疏松和囊变，关节间隙增宽或变窄，关节部分强直。

Ⅳ级 为严重异常，表现为关节严重骨质破坏，关节完全性强直。

X 线检查的优点是简单，费用低，空间分辨率较高，缺点是有辐射，对早期病变敏感性较低。

2. CT 检查

与 X 线检查相比，CT 检查的优点是层面分辨率和密度分辨率较高，更易于发现早期或可疑关节的骨侵蚀（如Ⅰ级、Ⅱ级骶髂关节炎）。

CT骶髂关节炎一般分四级：

Ⅰ级（可疑骶髂关节炎）　关节面模糊、局灶性骨质疏松或骨皮质连续性中断、软骨下可疑骨侵蚀、破坏，但关节间隙正常及韧带关节正常。

Ⅱ级（轻度骶髂关节炎）　表现为关节面模糊，可见小的局限性骨侵蚀，小囊性病变、局限性骨质疏松和硬化，关节间隙有轻度狭窄；关节间隙和韧带关节未见明显异常。

Ⅲ级（明显异常）　骶髂关节出现软骨下骨明显侵蚀、破坏和增生硬化，关节边缘呈虫蚀状或锯齿状，关节间隙增宽或变窄，宽窄不均。关节部分强直。

Ⅳ级（严重异常）　表现为全部关节严重骨质破坏、增生硬化和明显骨质疏松，关节完全性强直。

3. MRI检查

MRI目前是诊断骶髂关节炎尤其是早期骶髂关节炎最敏感的方法。骶髂关节炎的MRI表现主要有软骨的不规则增粗、扭曲，软骨表面出现不规则或不均匀混杂信号；骨髓水肿，骨侵蚀破坏，软骨下脂肪堆积等。AS累及脊柱的MRI表现主要有：椎体的Romanus病灶，椎间盘炎，肌腱末端炎，韧带骨赘等。

4. 核素全身骨显像检查

有研究提出核素锝（99Tc^m）亚甲基二磷酸盐（^{99}Tc^m-Methylenediphosphonate，^{99}Tc^m-MDP）全身骨显像早期诊断骶髂关节炎的阳性率明显高于CT和X线平片，其原因是骶髂关节炎症早期尚未形成解剖学破坏，但炎症部位的血流量和代谢已明显增多。我们的研究也证实核素全身骨显像在发现早期骶髂关节炎方面较X线片及CT有优势，敏感性与MR增强扫描相当，而在发现中晚期骶髂关节炎的能力上不如X线及CT。核素全身骨显像还可同时显示除骶髂关节外的病变，如脊柱、胸锁关节、肋胸关节、跟腱等其他部位的受累情况，且费用明显低于MRI，是一种操作简单、安全实惠的检查手段。对诊断SpA有较好的辅助价值，可以成为除X线、CT和MRI外另一种有用的补充手段。

第五节　诊断

诊断标准严格意义上是有别于分类标准的。分类标准主要目的在于让研究更标准化，分类更规范化，更侧重于特异性；诊断标准主要用于临床诊断疾病，更侧重于敏感性，尽量避免漏诊。但是由于目前对强直性脊柱炎疾病的认识尚未完全，尤其是对病因和发病机制的认识还不清，至今为止还未有 AS 诊断标准，目前临床上医生诊断 AS 很大程度还是需要参考 AS 的分类标准。而几十年来，随着对 AS 认识的逐步深入，分类标准经历了从 1961 年的罗马标准，到 1966 年的纽约标准，再到 1984 年修订的纽约标准，最后到 2009 年脊柱关节炎分类标准的不断完善过程。但目前临床上诊断 AS 最常用还是 1984 年修订的纽约标准。

一、修订的纽约标准（1984 年）

（一）临床标准

1. 下腰痛至少持续 3 个月，活动可减轻，休息不能减轻。
2. 腰椎在前后和侧屈方向活动受限。
3. 扩胸度范围小于同年龄同性别正常人的正常值。

（二）放射学标准

单侧骶髂关节炎 3 ~ 4 级，或双侧骶髂关节炎 2 ~ 4 级。

满足放射学标准加上临床标准 3 条中的任何 1 条，即可诊断 AS。

二、2009 年 ASAS 诊断中轴型脊柱关节炎的标准

适用于慢性腰背痛（3 个月以上），发病年龄小于 45 岁，影像学骶髂关节炎证据，加上至少 1 条其他脊柱关节炎（SpA）特点，或 HLA-B27 阳性加上至少 2 条其他脊柱关节炎特点。

其他 SpA 特征包括：炎性腰背痛，关节炎，跟腱炎，指（趾）炎，葡萄膜炎，银屑病皮疹，克罗恩病 / 溃疡性结肠炎，对非甾体抗炎药（NSAIDs）治疗反应好，SpA 家族史，HLA-B27 阳性，CRP 水平增高。

影像学骶髂关节证据包括：MRI 显示活动性（急性）炎症，高度提示与 SpA 相关的骶髂关节炎或符合修订纽约标准定义的 X 线骶髂关节炎。

三、2009 年 ASAS 诊断外周 SpA 的新标准

适用于慢性腰背痛（3 个月以上），发病年龄小于 45 岁；关节炎或附着点炎或指 / 趾炎的患者具备下列至少 1 项 SpA 特征：葡萄膜炎、银屑病、克罗恩病 / 溃疡性结肠炎、既往感染史、HLA-B27 阳性、骶髂关节影像学改变；或具备下列至少 2 项其他 SpA 特征：关节炎、附着点炎、指 / 趾炎、既往炎性背痛病史或脊柱关节炎家族史。

第六节 鉴别诊断

一、椎间盘脱出

好发于中年体力劳动者，或者从事需要久坐或久站工作者。起病较急。活动后症状加重，休息可以减轻。一般不伴外周关节炎、附着点炎、脊柱外系统受累等表现。查体时直腿抬高及其加强试验阳性。影像学脊柱 X 线片显示椎间隙变窄、前窄后宽或前后等宽。脊柱 MRI 或 CT 提示椎间盘突出。HLA-B27（－），ESR、CRP 多正常。

二、致密性骨炎

多见于女性，尤其是经产妇。与长期负重、分娩、创伤等有关。一般没有明显的症状，不伴外周关节炎、附着点炎、关节外系统受累等表现。骶髂关节影像学（X 线或 CT）表现为三角形、新月体形或梨形的均匀一致的骨质硬化区，与正常骨的边界清晰。HLA-B27（－），ESR、CRP 多正常。

三、反应性关节炎

一般起病前有明确的泌尿生殖道或胃肠道感染，且肌肉骨骼症状通常出现在感染后 1 ~ 4 周。多有外周关节受累，关节受累多为不对称，

骶髂关节炎常为单侧。若同时伴溢脓性皮肤角化症和漩涡状龟头炎，和 / 或眼睛受累，则称赖特综合征。

四、银屑病性关节炎

多有银屑病病史或银屑病家族史。多有外周关节受累，关节受累多为不对称，常有指甲的病变。

第七节　治疗

一、治疗目标

缓解症状，恢复功能，防止关节损伤，提高生活质量，预防并发症。

二、治疗原则

早期诊断早期治疗，控制或减少炎症，减轻或缓解症状，保持良好的姿势和最佳功能位置，防止畸形，改善和提高生活质量。

三、日常生活及饮食调理

1. 日常生活中注意维持正常姿势和活动能力，如行、坐和站时要保持昂首挺胸，睡觉时低枕或不用枕，睡硬床垫，取仰卧位或俯卧位；工作时注意姿势，避免长时间维持一个姿势不动，若长时间坐着，应至少每小时起来活动 10 分钟；防止脊柱弯曲畸形等。

2. 保持乐观情绪，消除紧张、焦虑、抑郁和恐惧的心理；戒烟酒；按时作息，不熬夜。

3. 注意保暖，寒冷、潮湿季节，更应防范症状复发。

4. 避免强力负重，防止外伤。

5. 勿用腰背束缚器，使脊椎炎恶化。

6. 注意饮食卫生，尽量减少感染。多喝水，多吃蔬菜水果，保持大便通畅。

四、体育锻炼

每天坚持体育锻炼，尽量保持脊柱和关节的功能，如游泳、做操、太极、瑜伽等，但应注意尽量避免踢足球、打篮球、跑步等剧烈或竞技性的运动，避免骨折或进一步伤害脊柱、关节或韧带等。还可通过练习贴墙站预防驼背，即背靠墙站立，足跟靠墙，下颌内收，头部尽量靠墙。

五、药物治疗

（一）非甾体类抗炎药（Nonsteroidal Antiinflammatory Drugs, NSAIDs）

NSAIDs 是治疗 AS 的首选和最基本的一线药物。有消炎止痛、减轻僵硬、肌肉痉挛、控制症状等作用。临床研究显示，NSAIDs 最大的药效在用药 2 周后，因此临床在使用 NSAIDs 治疗 AS 时，一般都是在足量使用 2 周以后，效果仍不佳时才认为反应不佳，考虑换用另一种 NSAIDs。一般至少使用 2 ~ 3 种 NSAIDs 效果均不佳时，才认为对 NSAIDs 反应不佳。目前临床上治疗 AS 常用的 NSAIDs 有选择性 COX-2 抑制剂（如塞来昔布、依托考昔）和非选择性 COX 抑制剂（如布洛芬、吲哚美辛、双氯芬酸、美洛昔康等）。最初使用时建议足量使用，等症状或炎症控制后，减为最小有效量维持。NSAIDs 的副作用有胃肠不良反应、增加心血管风险、肾脏损害等。

（二）柳氮磺胺吡啶（Salazosulfapyridine, SASP）

SASP 是 5- 氨基水杨酸（5-Aminosalicylicacid, 5-ASA）和磺胺吡啶（Sulfapyridine, SP）的偶氮复合物。SASP 是目前改善病情抗风湿药物（DMARDs）中使用最多的，有研究认为 SASP 对于外周关节受累的 AS 患者有一定疗效，对中轴性 AS 无效。但是，目前 SASP 在国内临床上还是被广泛用来治疗 AS，即便是中轴型 AS，可能与 AS 治疗中可选择的有效的传统改善病情抗风湿药（Disease-modifying antirheumatic drugs, DMARDS）不多有关。建议开始使用时先 0.25g/ 次，一天三次，餐中服用，以后每周递增 0.25 g / 次，至 0.75 g / 次，一天三次，或 1.0 g / 次，一天二次。SASP 副作用主要为消化道症状、皮疹、血象及肝功改变等，但均少见。用药期间宜定期检查血象及肝肾功能。对磺胺类药物过敏者应避免使用。6- 磷酸葡萄糖脱氢酶（G-6-PD）缺乏者慎用。服用 SASP 期间，建议多喝水以防结晶尿。

（三）沙利度胺（Thalidomide，反映亭、酞胺哌啶酮）

沙利度胺是德国的一家制药公司 1957 年推出的一种具有镇静、催眠功效的药物。用于减轻妇女妊娠早期出现的恶心、呕吐等反应。然而，在随后的几年里，发现其具有导致新生儿先天四肢残缺畸形（海豹肢）的副作用，且对新生儿眼睛、消化系统、泌尿系统也有严重致畸形作用，而一度全球禁用。后来对其进一步研究发现，沙利度胺有免疫抑制和免疫调节作用，通过稳定溶酶体膜，抑制中性粒细胞趋化性，产生抗炎作用。目前认为沙利度胺还具有抗血管生成、抑制氧化应激反应，抑制白细胞向炎症部位趋化和抑制 TNF-α 等抗炎和免疫调节作用。国内黄烽教授等的研究结果提示长期使用沙利度胺对难治性 AS 安全有效，其生物学作用机制与抑制炎症因子 TNF-α 基因表达有关。从小剂量使用，25mg ~ 50mg/ 天，逐渐加量到最佳剂量，一般 100mg ~ 200mg/ 天，睡前服用。注意用药期间必须严格避孕。主要副作用有头晕、倦怠、疲劳、腹痛、便秘、面部水肿、红斑、过敏及多发性神经炎等。

（四）肾上腺皮质激素

一般情况下不建议长期全身使用肾上腺皮质激素治疗 AS。外周关节受累治疗效果不佳时可局部关节腔注射。仅在炎症比较严重，尤其外周关节受累用 NSAIDs 治疗无效时考虑全身用药。病情控制后尽快减量，并逐渐停药。

（五）甲氨蝶呤（Methotrexate, MTX）

MTX 在 AS 的治疗价值存在争议，仅限于病例报道或开放性分析，缺乏循证医学证据。但目前也有研究认为 MTX 治疗 AS 外周关节炎部分有效，但对中轴型 AS 无效。用法 7.5mg ~ 15mg，每周一次。

（六）雷公藤多苷

有消炎止痛作用，已有研究证实其有抗炎的作用。副作用有胃肠反应、白细胞减少、月经紊乱及精子活力降低等，仍有生育需求者应避免长期使用。

（七）生物制剂

其中肿瘤坏死因子 - α（TNF- α）拮抗剂（TNFi）（如依那西普、英夫利昔和阿达木单抗等）是目前在治疗 AS 中使用最多的。一般情况下，临床诊断 AS 的患者，第一步先 NSAID 治疗，使用最大耐受剂量，至少 2 轮（每轮 2 ~ 4 周）。若疗效仍不佳 [强直性脊柱炎疾病活动评分（ASDAS）≥ 2.1 或 Bath 强直性脊柱炎病情活动指数 BASDAI ≥ 4]，或患者无法耐受或出现毒性，则考虑进行第二步方案。若为完全中轴型 AS，应尽快开始生物制剂治疗，首选 TNFi。若以外周关节症状为主，考虑局部激素注射、或加用柳氮磺胺吡啶。若上述治疗存在禁忌或疗效不佳，则应尽快开始生物制剂治疗。两者均至少 12 周后进行评估，若 ΔASDAS ≥ 1.1 或 ΔBASDAI ≥ 2，则继续前治疗，若疗效不佳或出现毒副作用、ΔASDAS < 1.1 或 ΔBASDAI < 2，提示第二阶段治疗失败，则进入第三阶段治疗：换用另一种 TNFi 或换用 IL-17 抑制剂（IL-17i），至少 12 周后进行评估，若 ΔASDAS ≥ 1.1 或 ΔBASDAI ≥ 2，则继续前治疗，若疗效不佳或出现毒副作用、ΔASDAS < 1.1 或 ΔBASDAI < 2，则再次换用另一种 TNFi 或换用 IL-17i。

五、外科手术治疗

AS 患者如不能接受及时、有效的治疗并配合积极的康复锻炼，多在疾病晚期出现脊柱后凸畸形，不仅对患者的生理和心理产生显著影响，还会严重影响患者的日常活动，甚至出现限制性通气功能障碍及对腹腔脏器的压迫，需要进行正畸手术。正畸手术的目的在于矫正畸形，而无法阻止其病程发展，且手术本身可激活已经停止活动的病变，因此有专家建议截骨矫形的手术时机除遵循骨科手术适应证外，还必须同时满足下列条件：腰痛停止 6 个月以上（力学性疼痛除外）；红细胞沉降率连续 2 次正常；C 反应蛋白正常。

除此之外，由于骨质侵蚀、骨赘形成、韧带骨化、脊柱生理弯曲改变等因素，AS 患者较同龄正常人群更容易出现椎间盘突出、椎管狭窄等病变，而导致压迫脊髓、神经；由于脊柱骨性强直、椎体骨质疏松等病理改变，使脊柱骨性强度下降、骨脆性增加，并常伴有脊柱的后凸畸形，脊柱的生物力学性能发生改变，使得 AS 脊柱的自我保护机制显著降低，导致较正常同龄人出现骨折的概率增加。也是最终需要进行手术治疗的原因。有文献报道，AS 合并脊柱骨折的发生率为 1.5% ~ 2.3%，比正常人群发生脊柱骨折的危险性高 3.5 倍。北京大学第三医院曾分析该院 AS 患者脊柱手术发现，脊柱手术部位以颈椎居多，其他依次为胸腰椎、胸椎、颈胸椎及腰椎。手术原因以脊柱骨折、脱位等不稳定因素居多，其次为脊髓或神经根压迫，而非正畸手术。

虽然脊柱手术在一定程度上改善了患者的生活质量，但手术的巨大创伤和不菲的手术费用给患者在躯体上和经济上带来了一定的影响。所以，早期诊断，尽早开展规范的治疗，积极配合医疗、体育锻炼，尽量避免出现不得不接受手术的局面，风湿科医生任重而道远。

第八节　预后情况

强直性脊柱炎只有在药物治疗的同时，配合适当的功能锻炼，才能最大限度地防止脊柱畸形的发生。

（王庆文）

第二章　细胞因子与强直性脊柱炎

机体作为一个复杂的构成，其细胞功能的发挥需要一系列精细的调控，细胞与细胞之间信号的发送和接受需要一个高效的系统，作为可溶性多肽的细胞因子通过信使蛋白的形式承担了此项任务。细胞因子是由细胞释放的小分子蛋白，能对靶细胞产生特异性的作用。广义的细胞因子分为主要的和次要的细胞因子。主要的细胞因子，比如白介素 -1 和肿瘤坏死因子，被认为是天然免疫系统的一部分，能够激发炎症因子瀑布；次要的细胞因子是主要细胞因子导致的炎症因子瀑布所产生的下游因子，具有的功能有限。

第一节　肿瘤坏死因子的局部和系统功能

细胞因子按其结构主要分为四个大家族。同一家族中每个成员的分子结构相似，与之结合的一组受体结构也相关。四大细胞因子家族是：造血因子家族、干扰素家族、肿瘤坏死因子（Tumor Necrosis Factor，TNF）家族、趋化性细胞因子家族。TNF 作为肿瘤坏死因子家族中的一个成员，其具有多种细胞功能，涉及细胞代谢、抗病毒、炎性细胞聚集的过程，细胞生长调节以及胰岛素的反应。本章主要系统讲述其在免疫和炎症过程中的作用。

TNF 因被观察到能够促进恶性肿瘤细胞的坏死而命名，但很快发现其在炎症过程中发挥重要作用。TNF 作为一种炎症因子参与全身炎症反应，其作为内源性致热源可导致体温升高，诱导细胞凋亡，并通过产生 IL-1，IL-2，IL-6，IL-8 等因子引起炎症。TNF 与内皮细胞结合后促进过氧化物阴离子的产生，刺激细胞脱颗粒，使得内皮细胞分泌 IL-1，IL-8 和 GS-CSF 等因子增加，并促进中性粒细胞在内皮细胞的黏附，进而刺激机体局部发生炎症反应。同时 TNF 通过刺激单核细胞和巨噬细胞生成和释放 IL-1 和 IL-8，进一步增强炎症反应。有研究显示，TNF 能刺激诱导型一氧化氮合成酶，使得 NO 水平增加，刺激外周血单核细胞释放 IL-8，使得炎症反应进一步加重。TNF 参与的炎症过程被认为在强直性脊柱炎的发病过程中发挥重要作用，从而为强直性脊柱炎的生物治疗提供了重要方向。TNF 参与了强直性脊柱炎、类风湿关节炎、银屑病关节炎和克罗恩病等一系列炎症性疾病的发病过程。

强直性脊柱炎是一种 HLA-B27 相关、多种细胞因子参与的慢性炎症性疾病，针对炎症因子的靶向治疗理论上能够缓解疾病的发生发展。目前针对 TNF 的生物制剂在控制强直性脊柱炎病情活动，延缓疾病进展方面具有良好的疗效。虽然在发病过程中，细胞因子之间的相互作用关系复杂，Th1 细胞反应被认为可能主要是由 IL-12 启动。有研究显示 IL-12B 基因的一个单核苷酸多态性位点（rs6556416）可能会影响到 AS 的发生，与 AS 的遗传易感性高度相关。同时，台湾的 Wong 等人发现 IL-12B 的另外一个多态性位点（rs3212227）与 AS 也有一定的相关性。杨再兴等人检测了强直性脊柱炎患者血清 IL-12 的水平，发现 AS 患者血清 IL-12 水平显著高于正常对照组。上述研究均提示 IL-12 可能在 AS 的发病中起着重要作用。特异性针对 IL-12 的抗体对于改善强直性脊柱炎的治疗可能具有良好的前景。

早期研究表明 IL-17 在关节炎病人的滑膜中高表达而在对照组或者骨关节炎病人中却没有高表达。与之相吻合，在体外培养时加入 IL-17 可促进骨吸收和胶原破坏。而且在胶原诱导的关节炎小鼠模型中中和 IL-17 或其受体可减轻关节炎症状；IL-17 可以诱导软骨、滑膜细胞、巨噬细胞和骨细胞分泌 TNF-α、IL-1b 与 IL-6 等促炎症细胞因子，这些促炎症因子导致强直性脊柱炎发生并能通过 IL-17 诱导的 IL-6 维持 TH17 细胞数量，从而形成正反馈出现一种慢性炎症状态。IL-17 还能刺激多种趋化因子的产生，包括 IL-8/CXCL8、CXCL1、CXCL2、CCL20、CCL2 与 CCL7。这些因子将粒细胞、巨噬细胞与淋巴细胞聚集到炎症部位从而加重炎症。IL-17 还可通过环氧化酶 -2（cy-clooxgenase-2，COX-2）诱导前列腺素 E2（prostaglandin E2），前列腺素 E2 的扩血管作用也能促进炎症细胞进入炎症部位，能吞噬免疫复合物及释放溶酶体，包括中性蛋白酶和胶原酶，破坏胶原弹力纤维，使滑膜表面及关节软骨受损。总之，IL-17 既可增强炎症，又能刺激破骨细胞分化导致骨和软骨损伤。此外，IL-17 还可与其他细胞因子，如 TNF-α、IL-1b、IFN-γ 等协同作用从而放大了其炎症效应。

迄今为止可用的生物制剂主要是针对 TNF-α，IL-1，其他的靶向药物还包括对 IL-23/IL-12 和 IL-17A。抗 IL-17A 单克隆抗体 Secukinumab 治疗 AS，抗 IL-23/IL-12 单克隆抗体 Ustekinumab 治疗银屑病关节炎的临床研究资料已经初步发表。因为临床中应用的生物制剂主要是抗 TNFα 为主，本章就 TNF-α 的功能及相互作用展开讨论。

第二节　TNF-α 和其他细胞因子的相互作用

TNF-α 诱导的细胞因子瀑布能够启动和维持炎症过程，IL-1，IL-2，IL-6，IL-8，GMSF，TGF 和 IFN- 的刺激性释放从一侧面印证了这一论断。TNF-α 可能参与了老化淋巴细胞的凋亡过程。梳理细胞因子复杂关系，对发现新的生物制剂以控制炎症和细胞的增殖意义重大。

一、内皮细胞

TNF-α 通过改变局部血管微环境来启动炎症过程。内皮细胞是指衬于血管内表面的单层扁平上皮，它不仅能够维持血管结构和功能的稳定，还能够吞噬异物（如细菌、坏死和衰老的组织等），并参与机体免疫活动。TNF-α 促进内皮细胞释放血管扩张因子（如前列腺素和一氧化氮），增加炎症细胞局部的聚集，同时 TNF-α 能够增加内皮细胞表面 L 选择素，E 选择素，P 选择素以及 ICAM-1 的表达，促进抵达的淋巴细胞局域化。内皮细胞分泌细胞因子促进淋巴细胞的活化和迁移。TNF-α 通过诱导血管内皮生长因子的表达增加血管的通透性，促进白细胞的迁移和新生血管网的形成。活化白细胞的迁移是一个复杂的过程，它是由表达在白细胞上的受体与表达在血管内皮上的配体相互作用的结果，其过程包括白细胞的贴壁滚动、初次黏附、紧密黏附及穿越内皮细胞及基膜。这与表达在内皮细胞上的黏附分子有密切关系。已知有一系列细胞黏附分子（ Cell Adhesion Molecules，CAMs）介导或参与了这一过程。趋化因子在白细胞迁移过程中起着重要的作用，如感染、过敏反应和自身免疫病等的显著特点就是白细胞浸润。血管的渗出物形成基质有助于白细胞的迁移，而诱导产生的金属蛋白酶促进细胞外基质的降解。这些白细胞的行为和强直性脊柱炎的炎症过程密切相关，同时也为生物制剂治疗提供了方向。

二、中性粒细胞

TNF-α 通过刺激 IL-8 的表达增加中性粒细胞的聚集，同时能促进中性粒细胞在内皮细胞的黏附，进而刺激机体局部发生炎症反应。有研究表明中性粒细胞可通过免疫介质的产生、呼吸爆发、细胞凋亡及骨的重建机制参与 AS 的发生和发展。

三、巨噬细胞

TNF-α 是巨噬细胞活化的主要刺激因子，能够促进一氧化氮、前炎症因子和趋化因子的表达。在强直性脊柱炎中，TNF-α 能够上调巨噬细胞炎症蛋白 -3（CCL20）及其受体的表达。其同时也能上调血管内皮生长因子及血色素加氧酶 -1 的表达。TNF-α 除了炎症反应外，还能调节细胞周期活性及细胞的凋亡过程。由 TNF-α 刺激产生的系列趋化因子也参与附着点炎症。

四、骨和关节的变化

TNF-α 通过炎症分子如前列腺素和白三烯等促进骨和蛋白聚糖的再吸收；软骨的合成不仅受到抑制，新生成的软骨也会由胶原蛋白酶降解。TNF-α 刺激中性粒细胞和成纤维细胞产生多种酶包括基质金属蛋白酶和胶原蛋白酶等导致组织和骨的破坏。

五、系统性作用

以 TNF-α 为代表的一系列细胞因子成员均有能力导致系统性的急

性炎症。比如，肝细胞用 TNF-α 处理以后表现为急性时相蛋白水平升高，其能导致发热、休克等系统性症状。TNF-α 通过刺激促凝因子如组织因子，抑制抗凝因子的生成，引起组织及血管的损伤；因此，TNF-α 被认为在以慢性炎症为特征的系统性疾病如移植物抗宿主疾病、细菌感染性休克中发挥重要作用。

第三节　TNF-α 的基本分子组成

TNF-α 属于三聚体蛋白结构家族，其由位于 7p21 的 18 个基因编码的 20 个蛋白组成。TNF 可以分为跨膜型和可溶型两种形式，这两种形式生物学上可以动态改变，与受体的亲和力有所不同。TNF-α 转化酶剪切一个含有 233 个氨基酸的前体蛋白生成分子量为 26kD 跨膜型的 TNF-α，分子量为 17kD 的可溶型 TNF-α 由 26kD 的跨膜型 TNF-α 通过 TNF 转化酶生成。可溶型的 TNF 单体从细胞膜脱落以后，组装成分子量为 51kD 的三聚体。每个单体的折叠类似"三明治"结构，由两个反向平行的片层组成，形成类似病毒胞壳蛋白"jelly bell"样的结构域以便与受体结合。

一、产生 TNF-α 的细胞

TNF-α 由多种细胞产生，包括活化的角质细胞、真皮层的树突状细胞，肥大细胞、单核细胞、巨噬细胞，活化的 T 淋巴细胞和 B 淋巴细胞。活化的巨噬细胞是 TNF-α 的主要细胞来源，在炎症后期，肥大细胞在 P 物质的刺激下能够促进 TNF-α 的分泌，非炎症的皮肤部位的角质细胞在紫外线照射或者细菌抗原暴露的情况下也能产生 TNF。

二、TNF-α 和 TNF-β

TNF 分为 TNF-α，TNF-β 两种，TNF-β 也称为淋巴毒素 -α。这两种类型的 TNF 具有相似的功能，但细胞来源不同。TNF-α 由肿瘤细胞及慢性炎症细胞产生，并且可以反作用于上述细胞，同时 TNF-α 可以诱导产生其他细胞因子；TNF-α 主要参与慢性炎症反应，严重的体重下降也与其有关。TNF-β 是由辅助性 T 淋巴细胞和细胞毒 T 淋巴细胞分泌产生，其对肿瘤细胞产生细胞毒作用，可以提高巨噬细胞和中性粒细胞的吞噬能力。TNF-β 与 TNF-α 相比，其分子量较大，在体内含量相对少，作用范围小，主要由 T 淋巴细胞产生，主要功能是对细胞产生细胞毒作用。

三、受体和配体的相互作用

TNF 受体有两种形式：P55 受体（CD120a，肿瘤坏死因子受体Ⅰ，肿瘤坏死因子受体亚家族成员 1A）和 P75 受体（CD120b，肿瘤坏死因子受体Ⅱ，肿瘤坏死因子受体亚家族成员 1B）。两种类型的受体分布范围相似，在血液、体液及滑膜组织中的巨噬细胞、淋巴细胞和内皮细胞表面都存在。P55 受体更常见于易发生凋亡坏死的细胞表面，而 P75 受体多分布在活化的 T 淋巴细胞和 B 淋巴细胞表面。TNF 受体包括胞膜外区、跨膜区和胞浆区三部分，胞膜外区含有与 TNF 的结合位点。体内也存在少量的可溶性受体，可能由单核细胞表面释放，对跨膜的受体产生竞争性抑制作用。TNF 受体在与 TNF 结合后自身表达水平升高，产生一个持续的正向反馈作用。

TNF 的生物学效应都是通过细胞表面的 2 种 TNF 受体（TNFR）引发，其信号传导通路主要包括 caspase 家族介导的细胞凋亡、衔接蛋白 TRAF 介导的转录因子核因子 KB（NF-κB）和 JNK 蛋白激酶的活化。TNFR1 和 TNFR2 的生物学功能不是独立的，许多生物学活性由二者共同完成。本节主要介绍一下由衔接蛋白 TRAF 介导的转录因子 NF-κB 的活化过程。在哺乳动物中 NF-κB 是一个由 P50 和 p56 蛋白组成的异质二聚体。在未受到 TNF 刺激时，NF-κB 与抑制性蛋白 IκB 结合在一起存在细胞质中。NF-κB 的活化需要抑制蛋白 IκB 在细胞内经过一系列磷酸化，泛素化及蛋白水解过程与 NF-κB 分离。当三聚体 TNF 与 TNFR 的胞外区结合后，引起受体的聚集或者说三聚化，受体配体的相互作用导致了 IκB 激酶（IKK）的活化，该激酶是由两个激酶亚单位组成，该 IKK 激酶复合体使 IκB 蛋白的 Ser32 和 Ser36 两个位点磷酸化，磷酸化的 IκB 可被 E3 泛素连接酶识别，标记相应位点泛素化后该抑制蛋白 IκB 由蛋白酶复合体识别并迅速降解。一旦抑制蛋白 IκB 降解后，NF-κB 进入核内，与 DNA 结合启动基因的转录过程，NF-κB 分子从胞质向核内的转移是活化的关键。NF-κB 作为细胞因子及其受体，细胞黏附分子，生长因子及其受体，急性时相蛋白等成分的重要调节因子参与炎症反应过程。

第四节　强直性脊柱炎和 TNF

如前所述，强直性脊柱炎是一种慢性免疫功能异常所导致的炎症性疾病。研究发现，与常人相比，强直性脊柱炎患者血清及髂关节活检组织中均具有较高的 TNF mRNA 及蛋白表达水平。TNF 是调节体内免疫反应和代谢的重要细胞因子，具有多种生物活性，其失调可导致多种炎症性疾病。TNF 可通过炎症蛋白因子 S100A8 和 S100A9 抑制髓源性抑制细胞性细胞的分化和活性，使体内的 T 细胞和 NK 细胞功能失调以介导慢性炎症；TNF 也可以和其他炎症因子如 IL-1,IL-6 相互作用通过信号转导和转录激活因子 3（STAT3）导致关节炎症呈持续状态，并可导致关节软骨的破坏。转 TNF 基因的小鼠表现为多关节炎症，其脊柱病理改变和人类似。而应用 TNFi 或者抑制 TNF 通路的药物可以改善胶原诱导的小鼠模型及转 TNF 基因的小鼠模型的关节炎症状。上述种种表明 TNF 在强直性脊柱炎发病过程中发挥重要作用，因此 TNF 成为强直性脊柱炎重要的治疗靶点。

第五节　小结

细胞因子是一类具有重要功能的可溶性多肽分子，由多种细胞产生并能作用于多种不同的免疫细胞和造血细胞。细胞因子的作用具有多功能性和通用性，各细胞因子之间可以相互协调和拮抗。

细胞因子以家族的形式存在，它们结构相似可能功能差异很大；细胞因子主要分为四个家族：造血因子家族、干扰素家族、趋化性细胞因子家族和肿瘤坏死因子家族。功能上分别参与天然免疫、特异性免疫和造血细胞的分化成熟。

细胞因子通过受体将信号传递至细胞，致使该细胞发生功能或表型的改变。这种信号级联反应很复杂，并且允许多种细胞因子在同一时间进行整合。

细胞因子的靶向性治疗，尤其是针对肿瘤坏死因子的治疗已证明在多种风湿性疾病中有效。

（袁敏）

第三章　TNFi 发展历史

第一节　概述

在过去的 30 年里，细胞因子的复杂网络及其在免疫炎症性疾病发病机制中的作用的阐明，对促进自身免疫性疾病的靶向生物治疗进展起到了关键的作用。生物制剂的应用使针对免疫炎症性疾病，如强直性脊柱炎（AS）、类风湿关节炎、银屑病关节炎等疾病的治疗手段发生了翻天覆地的变化。

19 世纪 80 到 90 年代有关细胞和分子水平的研究表明，免疫细胞（如 T 淋巴细胞、巨噬细胞）和通常不被认为参与免疫应答的细胞（如角质形成细胞，成纤维细胞）在免疫应答过程中，产生一系列广谱的细胞因子。细胞因子是小分子糖蛋白或小分子多肽，作为细胞内信号分子，在宿主防御、组织生长、修复和肿瘤调控等一系列进程中发挥作用。由于每一种细胞因子都可以以自分泌和旁分泌的方式调控自身和其他细胞因子的表达，炎症反应常通过瀑布式信号事件介导被放大，因此，这一过程必须经过紧密调控。其中一个例子是前炎性因子白介素 -1 和干扰素 - γ 的共同产生，同时增强了炎症反应和抗炎症因子 IL-1 受体拮抗剂、IL-4 的作用，以限制前炎性反应的时间和强度，维持动态平衡。

尽管许多慢性炎症性疾病的原因尚不明晰，但其大部分是以细胞因子网络的失调为特征的，通常导致前炎性细胞因子过量产生，打破前炎性细胞和抗炎细胞因子之间的平衡。细胞因子网络中最重要的是肿瘤坏死因子 - α（TNF- α），后者通过促进其他前炎性因子的合成在炎症应答中作为主要启动者。自 19 世纪 80 年代 TNF- α 被克隆以来，它的生物化学和生物特性已被深入研究。这些研究表明，人 TNF- α 是一种 26kDa 的膜蛋白，主要由单核细胞 / 巨噬细胞产生，随后其细胞内区域被 TNF-α 转化酶（TACE）切割，以释放成熟的 17kDa 的可溶性 TNF 单体。TNF-α 的活性形式是一与其广泛存在的同源受体 TNFRs（p55 和 p75）结合的同型三聚体。TNFRs 也能被 TACE 切割以产生可溶性的 TNFRs，后者为 TNF 活性的调控因子。

　　TNF-α 最开始被认为兼具两种特性，在体内导致肿瘤出血坏死，在体外显示抗肿瘤活性，现称为程序性细胞死亡或凋亡。正因为 TNF-α 能在一些癌性或转化的细胞系诱导凋亡，TNF-α 被认为是肿瘤治疗的潜在药物。但人们逐渐认识到它的抗肿瘤活性微不足道，某些恶性疾病的研究发现 TNF-α 对患者并无益处，并增加了严重不良反应的发生率。随着 TNF-α 和同源基因 LT-α（也称为 TNF-β）被克隆，以及 TNF 的其余 19 种配体和包括 TNF 相关的凋亡诱导配体 TRAIL 在内的 29 种 TNFRs 被发现，人们认识到 TNF 家族成员在许多细胞过程中有多效性作用，包括程序性细胞死亡（或凋亡），炎症和血管形成。一些成员，如 TRAIL，是肿瘤细胞毒性的强诱导因子，但对正常组织没有毒性，表明这些细胞因子对肿瘤治疗可能优于 TNF-α。

　　后来认为，肿瘤坏死因子的命名可能并不恰当，因为 TNF-α 在免疫中的作用并非初发肿瘤的免疫监督，而是炎性反应的早期和主要策划者。基于这一理解，重组的 TNF-α 在临床试验中被证实极具毒性就不足为奇了。这一细胞因子的应用很可能导致免疫系统超速运作，类似休克。很快，人们就清晰地认识到 TNF-α 生成增多可以驱动自身免疫疾病的慢性炎症，而抑制 TNF-α 的生成可能对治疗有价值。这一想法被研究进一步证实，多种感染、炎症性疾病、脓毒综合征相关的其他免疫疾病及获得性免疫缺陷综合征（AIDS）患者的组织或血浆中 TNF-α 水平升高。TNF-α 的临床研究随即转向炎症性和自身免疫性疾病。在本章，我们将阐述对两种不同类别的 TNF 拮抗剂包括全人源，可溶性 p75 TNF-α 受体〔Enbrel（etanercept）〕和两种 TNF-α 单克隆抗体〔Remicade（infliximab）和 Humira（adlimumab）〕的发展历史。然而，不能孤立地看待 TNF 拮抗剂的发展，必须把它作为一种抗细胞因子治疗手段这一更大的背景下来看待。而抗细胞因子治疗的不同策略，亦是抗 TNF 治疗成功的结果。

第二节 早期的实验研究

TNF-α 是一种促炎性细胞因子，主要由活化的单核细胞和巨噬细胞产生，少量由 T 细胞产生。TNF-α 具有介导炎症反应和免疫调节作用，鉴于 TNF-α 在细胞因子级别中的突出地位，靶向 TNF-α 成为治疗免疫炎症性疾病的合理选择。TNF-α 在 AS 的发病机制中发挥重要的作用，然而，TNF-α 仅是包括 IL-1 和 IL-6 在内的众多细胞因子之一，在疾病组织表达显著升高。而且，细胞因子过剩使人们开始怀疑阻断某一种细胞因子是否会产生生物效应。经过长期的深入研究，TNF-α 最终演变成治疗靶点并为 TNFi 用于治疗免疫炎症性疾病的发现奠定基础。

初期的一些基础研究证实 TNF-α 可能是治疗 AS 的一个重要靶点：①在再免疫应答的瀑布炎症反应中，TNF-α 是巨噬细胞产生最早的细胞因子；② TNF-α 是诱导包括 IL-1 在内的其他细胞因子的主要因子。

TNF-α 的转基因鼠通过过度表达 TNF-α，可诱发类似人类 AS 的肌腱端炎及中轴关节病变，而在 AS 患者血清中也发现 TNF-α 显著升高，骶髂关节炎症部位则存在大量能表达 TNF-α 的 T 细胞和巨噬细胞，骶髂关节组织活检也发现有大量 TNF-α 表达。TNF-α 作为一种重要的促炎因子，介导了 AS 病程中的许多炎症反应，包括免疫细胞活化增殖、多种细胞因子和酶的释放等，在局部软骨/骨破坏和全身性反应中都起到了重要作用。

TNFi 可与 TNF-α 的可溶形式和透膜形式以高亲和力结合，抑制 TNF-α 与受体结合，从而使 TNF 失去生物活性。TNF-β（淋巴毒素）是一种与 TNF-α 利用相同受体的细胞因子，但 TNFi 并不抑制 TNF-β 的活性。在体外和体内试验中，表达透膜 TNF-α 的细胞与 TNFi 结合后可被溶解。在利用人体成纤维细胞、内皮细胞、嗜中性粒细胞、B 淋巴细胞、T 淋巴细胞和上皮细胞进行的多项体外生物检测中，TNFi 均可抑制 TNF-α 的功能活性。抗 TNF-α 的抗体可降低小绢猴结肠炎模型的疾病活动性。在用鼠类胶原诱导性关节炎模型进行的试验中，抗 TNF-α 抗体还可减轻滑膜炎和关节侵蚀。对由人体 TNF-α 表达所致的多关节炎的转基因小鼠，TNFi 可预防 AS 的发生；且对已患病的小鼠，在给药后可使被炎症侵蚀的关节恢复。在人体试验中，本品可与人体 TNF-α 迅速形成稳定复合物，从而使 TNF-α 失去生物活性。

第三节　阻断 TNF 的不同方法

研究表明阻断 TNF 炎症通路可通过以下途径，阻断 TNF-α mRNA 合成（磷酸二酯酶、前列腺素类化合物或反义寡核苷酸），翻译后加工（金属蛋白酶抑制剂），或者阻断 TNF-α 活化的受体（单克隆抗体或受体抗体融合蛋白）。后者被证实是治疗 AS、RA 等疾病的有效手段。

尽管单克隆抗体或受体抗体融合蛋白都能阻断免疫炎症应答的细胞因子瀑布，它们的作用机制却存在一定的差异；目前可用于治疗 AS 的 TNF 拮抗剂包括英夫利昔单抗（infliximab）、戈利木单抗（golimumab）、阿达木单抗（adalimumab）和依那西普（etanercept）。

一、单克隆抗体

英夫利昔单抗是人—鼠嵌合抗人 TNF-α IgG1κ 抗体，与鼠源的抗人 TNF-α 抗体的可变区域相联结。可与 TNF-α 的可溶形式和透膜形式以高亲和力结合，抑制 TNF-α 与受体结合，从而使 TNF 失去生物活性。TNF-β（淋巴毒素 α）是一种与 TNF-α 利用相同受体的细胞因子，但本品并不抑制 TNF-β 的活性。在体外和体内试验中，表达透膜 TNF-α 的细胞与英夫利昔单抗结合后可被溶解。在利用人体成纤维细胞、内皮细胞、嗜中性粒细胞、B 淋巴细胞、T 淋巴细胞和上皮细胞进行的多项体外生物检测中，本品均可抑制 TNF-α 的功能活性。英夫利昔单抗会诱发中和的人抗嵌合抗体（HACA）的产生，进而降低它的疗效。因此，英夫利昔单抗必须与能抑制 HACA 产生的甲氨蝶呤同时使用。

阿达木单抗是一种全人源 IgG 的抗 TNF-α 单克隆抗体，人单克隆 D2E7 重链和轻链经二硫键结合的二聚物，最初通过噬菌体伸展产生。可特异性地与 TNF-α 结合并阻断其与 p55 和 p75 细胞表面 TNF 受体的相互作用。在体外有补体存在的情况下，也可溶解表面 TNF 表达细胞。不与淋巴毒素（TNF-β）结合或使之失活。阿达木单抗还对由 TNF 诱导或调节的生物应答起到调控作用，使造成白细胞位移的粘连分子的水平发生改变。

戈利木单抗（golimumab）是一种来源于基因工程小鼠的完整的人源 IgG1 κ TNF 特异性抗体，能够结合游离、膜结合的 TNF，抑制其与受体结合，其与英夫利昔单抗及阿达木单抗的主要区别在于其不能诱导活化的 T 细胞和巨噬细胞的凋亡，欧美国家批准戈利木单抗用于治疗重度活动性 AS。Ⅲ期临床研究表明，使用戈利木单抗 50mg 可显著改善活动期 AS 患者的临床症状及炎症指标，继续使用可快速持续改善AS 的病情。

二、可溶性受体

如前所述，啮齿目动物模型表明了可溶性 TNFR 能够抑制 TNF-α介导的关节病变。依那西普是一种人 p75 TNF-α 受体细胞外部分针对 IgG1 的 Fc 片段设计的二聚体，从中国仓鼠卵巢（CHO）细胞产生。Smith 和他的同事们证实这一基因通过人肺成纤维细胞方库筛选直接表达编码人 p75 受体。由于配体是三聚体，这些研究者们假设最佳的 TNFi 应该以二价形式，如 TNFR Fc 融合蛋白这种形式存在。这一重要设计较单聚体而言，增加了亲和力，并延长了血半衰期。

依那西普可同时与 TNF-α 和淋巴毒素 -α 结合，后者是 TNF 细胞因子家族相关成员，也能通过 TNFRs 激活免疫炎症通路。依那西普不会导致中和抗体形成，不会介导抗体依赖的细胞溶解。尽管所有的 TNFi 均能抑制 TNF 诱导的炎症通路，但每种拮抗剂的作用机制可能彼此迥异。例如，英夫利昔单抗治疗克罗恩病有效，但依那西普在这一适应证治疗效果不明显。这些适应证的差别还体现在依那西普和单克隆抗体感染率的差异上。这些差异也可以解释为什么使用一种抗 TNF-α 单克隆抗体治疗失败的患者转为用依那西普治疗仍有显著临床疗效，反过来也一样。

第四节　细胞因子阻断剂的生物手段

TNFi治疗炎症性疾病的成功促进了其他抗细胞因子治疗的发展。与免疫抑制剂及其他传统治疗药物通过多年临床应用而意外发现不同，阻断细胞因子信号通路试剂，如TNF-α抑制剂，是基于对免疫介导的炎症性疾病的病理生理的研究产生，代表了一种由科学推理而衍生的治疗手段。然而，由于在多种疾病组织炎症过程中上调的细胞因子过多，确定靶向某一个细胞因子或细胞因子受体仍是很大的难题。靶向细胞因子阻断剂的免疫治疗的生物手段很大程度上集中于疾病特异性的细胞因子。目前有不同的策略，大部分以阻止细胞因子——受体信号活化为目标，包括可溶性受体，免疫调节细胞因子，受体拮抗剂以及单克隆抗体的使用。

一、可溶性受体

理论上，针对特异性细胞因子的高亲和力可溶性受体能够用于竞争性结合细胞因子和使其从内源性受体分离。这一方法在治疗TNF介导的慢性疾病中应用最为成功。TNF-α的研究证明，在生理条件下，TNFRs在体液中以 ng/mL 的浓度存在，并作为 TNF-α 信号的抑制剂。鉴于可溶性 TNFRs 的内在抑制特性，它的过量产生会被早期识别，能被用作治疗的潜在形式。因此，人们开始研究具有 TNF-α 高亲和力的 p75 和 p55 TNFR Fc 融合蛋白。依那西普首先在脓毒症患者中进行临床试验评估，但未被证实有治疗效果。然而，从那时开始，依那西普被成功用于治疗一些风湿和皮肤疾病，包括中重度 RA、幼年型 RA、强直性脊柱炎和银屑病关节炎。

其他的可溶性受体，如 IL-4R 和 IL-5R，目前正在发展用于治疗哮喘和过敏性气道高反应性，而可溶性 IFN-γR 正被发展用于治疗自身免疫性糖尿病患者。

二、免疫调节细胞因子

在免疫炎症性疾病中，前炎症细胞因子的过量产生可以在抗炎细胞因子（如 IL-10，IL-4 和 IFN-β）的存在下使炎症持续。因此，抗炎细胞因子过量产生，负性调控前炎症应答，可能维持这两类细胞因子的平衡。在临床试验中，IL-1 与安慰剂相比，在 RA 患者中的应用无效。然而，重组人 IL-10 和 IL-11 治疗可改善银屑病患者皮肤疾病。重组 IFN-γ 治疗连续异位性皮炎 2 年以上有效。另外，重组 IFN-β 能够有效改善多发性硬化动物模型的疾病活动度。

三、受体拮抗剂

受体拮抗剂包括受体阻滞和受体调节两大类，是一类负性调控细胞因子信号活性的天然物质，通过结合受体，阻断配体—受体的相互作用，发挥治疗作用。其中研究最深入的是 IL-1 受体拮抗剂（IL-1Ra），附着于 IL-1R 并阻断与 IL-1 的结合。基于动物研究，与 TNF-α 相似，IL-1 参与 AS 的发病机制和病理。实际上，IL-1 和 TNF-α 被认为共享生物作用，能够相互诱导产生。尽管二者之间功能可能有重叠，IL-1 注射于小鼠，较 TNF-α 而言，可刺激蛋白多糖，是骨和软骨的强降解的强诱导剂，显示出更强的作用。因此，IL-1 和 IL-1Ra 之间的平衡对 AS 患者很重要。这些抗体包括治疗 RA 的 IL-6 受体抗体 tocilizumab，重组非糖基化的人 IL-1 受体拮抗剂阿那白滞素（anakinra）等。那他珠单抗（natalizumab）是整合素 α4β1 和 α4β7 的 α4 亚基抗体，通过结合受体，抑制淋巴细胞黏附而发作抗炎作用，除了用于治疗 AS 外，还可用于治疗克罗恩病。

这些治疗性抗体不仅阻断受体与配体的结合，还可以下调细胞表面目标受体的表达。依法利珠单抗不仅结合淋巴细胞功能相关抗原 -1（lymphocytefunctionassociatedantigen-1，LFA-1），阻断 LFA-1 与白细胞黏附分子 -1（leukocytecelladhesionmolecule，ICAM-1）相互作用，进而影响 T 淋巴细胞的活化、黏附、迁移及数量，抑制免疫反应，而且下调 T 细胞

LFA-1 的表达，以及其他 T 细胞共刺激分子的表达。因此，依法利珠单抗通过干扰 LFA-1 与 ICAM-1 相互作用，阻断 T 细胞归巢及下调共刺激分子的表达，干扰 T 细胞的活化。与以可溶性的配体为靶点相比，以细胞表面的受体为靶点，理论上会产生更强的潜在免疫原性反应，因为这些单克隆抗体可以通过胞吞作用诱导免疫复合物的内化，理论上这些单克隆抗体可以作为外来抗原被 MHC Ⅱ 类分子提呈，启动 CD4$^+$ T 细胞依赖性体液免疫反应。然而，目前的研究还没有发现这种免疫原性。

第五节　小结

抗细胞因子治疗的进展预示着自身免疫性疾病治疗新纪元的到来。从 TNFi 的发展中获取的经验为其他细胞因子治疗的发展铺好道路，其他细胞因子治疗目前正处于临床试验的不同阶段。TNFi 治疗一些免疫炎症性疾病的成功促进我们对这些疾病潜在的病理机制的理解，并使我们对 AS、RA 等自身免疫病的长期缓解和控制的潜能充满期望。

（王浩）

第四章　TNFi 药理学

第一节　肿瘤坏死因子家族

　　肿瘤坏死因子（TNF）超家族成员可活化多种信号通路，参与细胞的生长、分化和死亡，调控淋巴细胞、乳腺组织、神经和外胚层组织的发育、器官化（organization）和自稳状态。TNF 超家族包括一些可溶性细胞因子和膜蛋白，它们具有序列同源性，形成金字塔样的同源三聚体的结构，与结构类似的受体相结合。TNF 家族成员中的 TNF-α 和淋巴毒素（TNF-β）在 T 细胞功能中起着重要作用。所有 TNF 家族成员的特征性三聚体结构及配体诱导受体的三聚化对介导 TNF 效应很关键。TNFs 在免疫和炎症反应中的多重效应提示它们在多种疾病中发挥重要作用。

一、淋巴毒素

　　淋巴毒素 α（Lymphotoxin α，LT-α）是一种与 TNF-α 结构同源的多效性细胞因子，是活化淋巴细胞表达的可溶性同源三聚体或者与 LTβ 结合的膜型异源三聚体。可溶形式的 LT-α 可以与 TNF 受体 Ⅰ（TNFR1，即 p55）或 TNF 受体 Ⅱ（TNFR2，即 p75）以相同结合力结合。膜型 LT-α 通过与膜 TNF 蛋白 LTβ 结合成异源三聚体。LT-α 和 LTβ 的复合物 LT-α1β2 是一种异源三聚体不能与 TNFR Ⅰ 或 Ⅱ 结合，但能专一地通过 LTβ 受体（LTβR）介导信号。LT-α1β2-LTβR 的联系在次级淋巴器官发育及功能中扮演很重要的角色。另外，LT-α1β2 在淋巴器官形成和自然杀伤 T 细胞（NKT）的分化中起关键作用。自然杀伤 T 细胞是有重要调控特性的淋巴亚群。

LT-α 与 TNF-α 相似，能活化 T 淋巴细胞和 B 淋巴细胞，诱导纤维细胞和内皮细胞中的炎性细胞因子的释放。这些效应在 LT-α 与 TNFR1 或 TNFR2 结合后产生。与 TNF-α 比较，LT-α 在疾病发生发展过程中的作用还未阐明。尽管 LT-α 被认为在强直性脊柱炎中发挥作用，尽管 RA 患者关节滑膜组织中 LT-α 水平增高，但 LT-α 在 RA 中的确切作用还有待证实。LT-α 在强直性脊柱炎中的作用也未完全确定，因此 LT-α 在强直性脊柱炎中的重要性也不确定。

二、TNF-α

TNF-α 是一种同源三聚体的促炎细胞因子，在急性炎症时主要由巨噬细胞和 T 淋巴细胞产生。TNF-α 以膜结合和可溶性蛋白两种形式存在。26kDa 膜型 TNF-α 被 TNF-α 转换酶（TACE）裂解释放出 17kDa 的可溶性蛋白形式。

尽管两种形式的 TNF-α 都是功能型的，但可溶形式的 TNF-α 被认为能更容易与 TNFR1 和 TNFR2 结合来发挥其作用。TNFR1 和 TNFR2 镶嵌在巨噬细胞，淋巴细胞，角化细胞和内皮细胞的表面。当 TNF-α 与它们结合可以促使核转录因子 NF-κB 进入细胞核内，诱导细胞因子基因转录引发炎症级联反应。

对于膜镶嵌受体来说，可溶性受体如 p75 天然存在，作为竞争性的抑制子抑制 TNF-α 结合到细胞表面受体上。但这些受体的活性和数量还不足以阻断 TNF-α 在疾病发病过程中介导的炎性级联反应。

TNF-α 在许多慢性炎性疾病中扮演关键性角色。在克罗恩病（Crohn's disease, CD），强直性脊柱炎，银屑病关节炎和类风湿关节炎中都可见 TNF-α 水平的升高，提示 TNF-α 在这些疾病发生发展中的作用。尽管 TNF-α 在先天性和获得性免疫中发挥关键作用，由于慢性炎症和组织损害，免疫反应的持续性和 TNF-α 的不合理产生可以出现不同的病理过程。表 4-1 显示不同类型细胞过多分泌 TNF-α 产生的效应。

表 4-1　不同细胞过度分泌 TNF-α 产生的效应

细胞类型	TNF-α 的作用	效应
巨噬细胞	增加促炎性细胞因子的产生 促进趋化因子的产生	增强炎症 关节肿胀
内皮细胞	提高黏附分子表达 增加 VEGF* 产生	增加皮肤和关节中淋巴细胞浸润促进血管形成和红斑产生 Auspitz 征
滑膜细胞（纤维样细胞）	促进基质金属蛋白酶合成	关节软骨降解
T 淋巴细胞	增加促炎性细胞因子的产生 增强核转录因子活化 T 细胞激活	增强炎症
树突状细胞	增加促炎性细胞因子的产生 树突状细胞成熟 促进树突状细胞由皮肤迁移到淋巴结 T 细胞激活和分化	增强炎症
角质细胞	促进增生	表皮的脱落和增厚
肝细胞	促进急性时相反应	C 反应蛋白水平升高

*VEGF：血管内皮生长因子。

在皮肤，TNF-α 的出现促进增生，减少角化上皮细胞的破坏导致表皮的过度增生。TNF-α 在真皮中可以使巨噬细胞向这个区域聚集，诱导促炎细胞因子和化学因子的分泌。皮肤中 TNF-α 水平的升高可以导致 IL-6，IL-8，IL-1 等细胞因子水平的升高，这些细胞因子也可以促进角化上皮细胞的增殖。而由 TNF-α 介导的角化细胞凋亡和细胞周期的减少可以使角化细胞破坏减少而进一步促进细胞的增殖。

TNF-α 在炎性关节破坏中发挥重要作用。特别是 TNF-α 能诱导前列腺素 E2 和白三烯的合成，这两种分子可以促进关节炎中的骨吸收和软骨退化。更多的关节破坏则通过 TNF-α 和 IL-1 的协同作用来介导，它们能促进基质金属蛋白酶产生。（基质金属蛋白酶是一种锌依赖的肽酶，参与细胞外基质的降解和重建。)

关节存在的异常炎性反应是由于 TNF-α 诱导的黏附分子的表达和血管内皮生长因子（Vascular Endothelial Growth Factor，VEGF）的产生，前者参与炎症过程中白细胞与血管内皮细胞黏附，后者则促进血管形成。

在克罗恩病（CD）中 TNF-α 也发挥作用。T 细胞凋亡异常在 CD 患者炎症发展过程中扮演重要角色。因凋亡缺陷所致黏膜固有层活化 T 淋巴细胞过度增殖导致慢性黏膜炎症和促炎性细胞因子如 TNFα 的过量表达。另外，TNF-α 在炎性疾病进展诸如 CD 中对于黏膜屏障功能失调也有一定的作用。

第二节　针对 TNF-α 的药理学干预

多种证据表明促炎性细胞因子 TNF-α 在强直性脊柱炎、银屑病关节炎、类风湿关节炎和克罗恩病等多种疾病的发生和进展中发挥重要作用，这就为抗 TNF-α 治疗提供了的基本的理论依据。目前，有两类药物可以降低 TNF 的生物活性：可溶性 TNF 受体（依那西普）和 TNF 结合单克隆抗体（英夫利昔单抗和阿达木单抗）。对于 TNF-α 异常增高的疾病，可通过阻断 TNF-α 以达到改善病情、控制疾病进展的目的。接下来的章节将会探讨这些药物的药理学。

一、结构

（一）可溶性 TNF 受体（依那西普）

依那西普是一种人源性融合蛋白，将人 p75 TNF 受体的两个可溶区与 I 型 IgG1 的 Fc 片段融合。依那西普不仅可以与膜型和可溶型 TNF-α 结合，也可与 LT-α 结合，因此，可以阻断这两种介质介导的生物效应。依那西普是在中国仓鼠卵巢细胞表达系统通过重组 DNA 技术产生的，由 934 个氨基酸组成，分子量约 150kDa。

（二）TNF 结合单克隆抗体（阿达木单抗）

阿达木单抗是重组人 IgG1 单克隆抗体，由两个 kappa 轻链和两个 IgG1 重链组成。通过噬菌体展示技术产生的阿达木单抗，含有全长的人类重链和轻链可变区域和人 IgG1 重链和 kappa 轻链序列，与人 IgG1 分子极为相似。阿达木单抗能与膜型和可溶型 TNF-α 结合，但不能结合 LT-α 或中和 LT-α。

阿达木单抗由 1330 个氨基酸组成，分子量约 148kDa。是由重组 DNA 技术在哺乳动物表达系统中生产并通过一个特定的病毒灭活和去除步骤得到纯化。

（三）英夫利昔单抗

英夫利昔单抗是一种嵌合型的抗 TNF-α 单克隆抗体，将人 IgG1 的恒定区与鼠源抗原结合的可变区连接产生。英夫利昔单抗能特异性地与膜型和可溶型 TNF-α 结合，但不能结合 LT-α 或阻断 LT-α 的活性。

英夫利昔单抗分子量约 149kDa。通过持续灌注培养重组细胞系产生。也需要一系列步骤，包括灭活和移除病毒来纯化英夫利昔单抗。

二、结合特性

与依那西普比较，单克隆抗体在免疫复合物形成时相对地有动态性，可能它们有形成更大数量的免疫复合物的潜力。由于 TNF-α 的三聚体结构和英夫利昔单抗和阿达木单抗的二价特性，可以形成各种各样的免疫复合体，包括数个 IgGs 的交联形式。相反，TNFFc 融合分子由于受到空间限制，不能形成许多 TNF-α 三聚体的交联。

形成大批免疫复合物的潜力使得形成相对较大的免疫复合物的可能性增大，这些大的免疫复合物可能很快被从体内清除。例如，阿达木单抗可以形成很多不同分子量的免疫复合物，最终会形成一种热量稳定的含有 3 个交互的阿达木单抗和 TNF-α 分子形成的环状结构，分子量约 598 kDa。这么大的分子将会很快地从体内清除掉。这就使得阿达木单抗能非常快地在血液中结合和清除 TNF-α。

尽管免疫沉淀机制可能在单克隆抗体和可溶性受体之间不同，但对于依那西普、英夫利昔单抗和阿达木单抗三者来说，结合的亲和力是相似的。亲和力是抗体抗原之间可逆转的单价联系。亲和力以摩尔抗原解离常数 KD 表示，KD 越小代表亲和力越大。亲和力是一定抗体结合抗原浓度的决定因素，因此它也常是治疗剂量的重要决定因素。

据报道，阿达木单抗结合 TNF-α 的亲和力相对较高，KD 值变动范围为 7.05×10^{-11}M 到 1.0×10^{-10}M。依那西普和英夫利昔单抗也与 TNF-α 结合，但哪一个具有更大的亲和力还存在争议。Scallon 等认为英夫利昔单抗的 KD 值为 4.5×10^{-10}M，比依那西普的 1.15×10^{-9}M 要略低一点。英夫利昔单抗与 TNF-α 结合有更高的亲和力可能是由于 TNF-α/英夫利昔单抗复合物有更高稳定性。

相反地，也有资料表明依那西普与 TNF-α 结合的亲和力比英夫利昔单抗要高。Smith 等计算得出依那西普和英夫利昔单抗的 KD 值分别为 2.35×10^{-11}M 和 1.17×10^{-10}M。依那西普的高亲和力与其配体结合的快速率有关。

需要更深入研究依那西普和英夫利昔单抗的结合特性以便确定每种药物的专一的 KD 值。

三、免疫原性

所有的针对 TNF-α 的生物制剂都是外源性蛋白，具有潜在的免疫原性。由免疫原性引发的潜在的临床副作用包括严重过敏反应或因与内源性蛋白结构相似所诱导产生的自身免疫反应。从药理学角度来讲，针对生物制剂所产生的免疫反应可能会减弱其疗效，同时加速该药物在体内的清除，降低血药浓度。

在对强直性脊柱炎、RA 和充血性心力衰竭（CHF）患者的研究中发现，依那西普仅有较低的免疫原性。临床上观察 RA、CHF 和强直性脊柱炎患者用依那西普治疗后抗依那西普抗体的产生率为 2%，0.6% 和 0%。应用不同的方法检测出的免疫原性不同，因此需要选择合适的方法来检测依那西普的免疫原性。

治疗药物的结构不同是一种药物免疫原性的主要影响因素，当比较各种生物制剂的免疫原性时需检测其结构的不同。由于阿达木单抗化学组成类似人 IgG1，且不含有非人类序列，所以与依那西普和英夫利昔单抗比较而言，阿达木单抗的免疫原性要低。临床证据也表明抗阿达木单抗抗体的形成相对少于英夫利昔单抗。接受英夫利昔单抗治疗的患者可以检测到抗英夫利昔单抗抗体形成率为 8% ~ 68%，而接受阿达木单抗治疗的患者仅为 6% ~ 12%。生物制剂联合甲氨蝶呤治疗可以降低抗体的发生率。

从已有的数据资料来观察阿达木单抗和英夫利昔单抗的免疫原性，我们必须认识到有其局限性，因此不能直接下结论。不同的受试人群（RA versus CD）及方法 [酶联免疫吸附试验（双抗体夹心法）] 缺乏标准化，这些都是比较各种生物制剂免疫原性的困难之处。

第三节 TNFi 的药物动力学

一、TNFi 药物动力学和药效学的概念模型

应用 TNFi 的治疗目标是清除血液中和炎症部位过剩的 TNF-α，TNF-α 降低不能太过，不能影响正常的免疫活性。

Nestorov 描述了一种概念模型，从 TNFi 应用到由药物产生临床反应的交互作用，TNF-α 作为 TNFi 的配体，由体内组织或体液中的免疫细胞合成和表达，TNFi 一旦给予并从给予点吸收，血和组织 / 体液中就有一系列交互作用出现。这些交互作用描述的就是一个药物的药物代谢动力学。一旦到达靶点位置，TNFi 就与可溶性 TNFs 和各种细胞表面表达的 TNF 结合触发药理作用，这个过程就是药效学。Nestorov's 的模型论证了药物动力学是在治疗效应之前发生的，当药物产生相似的反应不能区别时可以检测其药物动力学。

二、给药方式和吸收

FDA 批准的治疗性生物制剂给药方式主要为静脉注射或皮下注射。常用方法是静脉注射，因为静脉注射没有吸收前降解，允许完全的系统

吸收，快速地将药物带到血液循环中并获得高浓度。当然，静脉注射也有它的缺点，不方便，而且没有一个合适的药—时曲线。

可以得到比较平稳的药—时曲线的给药方案就是急性给药方案，能在稳态下得到比较大的峰谷浓度比。静脉注射药物以一定速度持续灌注可以得到急性的高峰低谷的药—时曲线，尤其是当一次给予剂量很大时。高浓度可以结合过剩的 TNF-α，但接下来降低器官的防御感染的潜在能力；与之相反，低谷则使药物浓度只能达到亚治疗剂量。

英夫利昔单抗第 0、2 和 6 周静脉注射，每次持续静脉滴注 2 小时，4 ～ 8 周可以在体内达到一个均衡的药物浓度。强直性脊柱炎患者接受 5mg/kg 剂量的英夫利昔单抗，第二次静脉滴注后血药浓度最高达到 165 ± 42 mg/mL。在第一个 26 周内的给药方案每 0、2 和 6 周静脉注射 5mg/kg，强直性脊柱炎患者的平均药物浓度为 27 mg/mL。按以上的给药方案报道的最低血药浓度为 8.3 ± 11.9 mg/mL。尽管对于稳态药物动力学来说资料有限，但一些文献数据表明在 0、2 和 6 周静脉注射 3 ～ 10 mg/kg 剂量的英夫利昔单抗，没有更多的累积作用。

对于一个 70kg 的成人来说，6 周内 630 ～ 2100mg 的负荷剂量和相对较高的维持剂量 210 ～ 700mg，可以出现急性高峰低谷的药—时曲线。药物浓度过高可能会使患者容易感染，浓度过低又有可能达不到治疗的效果。

依那西普和阿达木单抗都是皮下注射，因此吸收较缓慢，但其药—时曲线比较均衡，尤其是当药物清除缓慢，有中等的维持剂量时。依那西普一周两次或一周一次重复给药；阿达木单抗每周或每两周重复给药。

皮下注射给药，药物分子既可以通过血管又可以通过淋巴管进入系统循环中。由淋巴管吸收的比例跟药物的分子量呈线性相关。分子量大于 16 kDa 的大分子药物基本上进入淋巴管道，而分子量在 1 kDa 以下的药物大多经血管系统中吸收进来。

依那西普和阿达木单抗的分子量均在 150 kDa 左右，因此，主要通过淋巴管道吸收。淋巴管道最终也会导入血管系统中，所以药物吸收需要持续数小时。强直性脊柱炎患者每周接受两次 50 mg 的依那西普皮下注射，69±48 h 后可达到最高血药浓度 4.9±2.5 mg/mL。接受同一给药方案治疗的强直性脊柱炎患者平均血药浓度为 3.67±2.0 mg/mL，最低血药浓度为 1.21±0.7 mg/mL。

接受阿达木单抗治疗的强直性脊柱炎患者血药浓度尚无报道。但 RA 患者接受阿达木单抗治疗的血药浓度有报道，每两周接受一次 40 mg 的阿达木单抗皮下注射，90±48 h 后可达到最高血药浓度 7.7±3.4 mg/mL，平均血药浓度为 5.5±2.5 mg/mL，最低血药浓度为 3.8±2.1 mg/mL。

依那西普和阿达木单抗的药物动力学表明它们都有相同的药—时曲线。皮下注射缓慢吸收率、缓慢清除率和合适的给药频率结合在一起有助于这两种药物产生药—时曲线。

生物制剂吸收的程度取决于抗体进入系统前被蛋白水解酶降解的程度。通常，通过皮下或肌肉注射的抗体或生物制剂，其生物利用度为 50% ~ 100%。依那西普和阿达木单抗的生物利用度也在此范围内。皮下注射 40 mg 的阿达木单抗其平均绝对生物利用度为 64%，而皮下注射 10 mg 的依那西普的平均绝对生物利用度为 58%。

与传统的小分子药物不同的是，生物制剂口服效果不佳。口服后生物利用度很低，因为胃肠道里有蛋白水解酶，在胃的酸性环境中可以降解生物制剂。同时，胃肠道黏膜进一步降低生物利用度，因为它有一层主要的吸收屏障，可以屏障水溶性多肽和蛋白的吸收。

三、分布容积

药物动力学中描述药物分布特性是指稳态下的分布容积。一种药物的分布容积大部分由它的生化特性决定（如电负荷和亲油性—蛋白结合，所依赖的转运过程）。作为大分子量的结果，生物制剂表观分布容积通常较小，受限于细胞间空间是因为其通过生物膜迁移时受限。

英夫利昔单抗的分布容积为 3 ~ 5 L。稳态下的分布容积首先在血管系统中，仅有很少部分到炎症组织中。阿达木单抗的分布容积稍大一些，约为 4.7 ~ 6.0 L。相对阿达木单抗和英夫利昔单抗来说，依那西普稳态下分布容积最大，有 12±6 L。但依那西普血管外的分配体积还是很小。分析血清外 TNFi 的结合力和建立不同靶组织生物制剂浓度的数据有助于了解分布容积的不同。TNFi 血清外浓度资料很少，一项 5 例 RA 患者的临床试验表明关节滑膜液中阿达木单抗的浓度是血清中浓度的 31% ~ 96%。

四、清除

检测阿达木单抗，依那西普和英夫利昔单抗在体内清除的精确的方法还有待研究。目前，根据依那西普与 TNF-α 结合推测，复合物通过肽和氨基酸代谢通路，经氨基酸循环或胆汁和尿液清除。依那西普的清除率约为 160 ± 80 mL/h，半衰期为 4.25 ± 1.25 天。IgG1 的 Fc 段可以稳定依那西普，使它的半衰期延长 3 倍。

虽然还没有一个正式的研究去检测阿达木单抗的代谢及排泄，但一般认为阿达木单抗的代谢及排泄和其他的 IgG 分子一样，因为阿达木单抗是抗完全人序列的 IgG1 抗体。英夫利昔单抗的代谢和清除模式应该也与之类似，虽然英夫利昔单抗含有鼠源的可变区。

大部分免疫球蛋白被认为是通过分解代谢清除的。理论上免疫球蛋白主要在与血浆快速平衡的部位进行代谢，但代谢所在的具体解剖部位还有待论证。

虽然阿达木单抗和英夫利昔单抗的清除模式还不十分明了，但它们的半衰期已被检测到并报道。静脉注射阿达木单抗个体剂量 $0.25 \sim 10.0$ mg/kg，半衰期为 $10 \sim 20$ 天，终末平均半衰期约为 14 天。阿达木单抗的系统清除率为 12mL/h。当患者有抗抗体存在时阿达木单抗的清除率会增加，而 $40 \sim 75$ 岁的患者清除率会下降。

在接受 $3 \sim 10$ mg/kg 剂量的 RA 患者和 5 mg/kg 的 CD 患者，英夫利昔单抗的终末平均半衰期为 $8.0 \sim 9.5$ 天，比阿达木单抗短。而抗抗体的产生会减少英夫利昔单抗的半衰期。对于接受英夫利昔单抗治疗 $1 \sim 6$ 个月的 RA 患者，抗抗体阳性的终末半衰期为 48h，而抗抗体阴性的为 190h。尽管英夫利昔单抗的清除途径不清楚，但每隔 $4 \sim 8$ 周的 $3 \sim 10$ mg/kg 剂量的重复治疗未出现系统累积。

单克隆抗体制剂阿达木单抗和英夫利昔单抗具有相对较长的半衰期可能因为其结构与人 IgG 类似；免疫球蛋白具有较长的半衰期。人 IgG

的长半衰期是由于新生 Fc 受体（neonatal Fc receptor，FcRn）的代谢保护作用，它可以促进 IgG 的吸收，阻止 IgG 的被清除。FcRn 在肝细胞，内皮细胞和网状内皮系统中的吞噬细胞中表达。当 IgG 内吞时，内涵体里的低 pH 值可以促进 IgG 的 Fc 片段与 FcRn 结合，使 IgG 环绕在细胞表面，避免被溶酶体降解，而未结合的 IgG 则被导入溶酶体被酶分解代谢。

五、药效学

（一）可溶性 TNF 受体（依那西普）

TNF-α 作为一个三聚体结构，与 TNFR1 和 TNFR2 结合，并使它们多聚化，通过受体的胞内段介导信号传导。LT-α 也可以与 TNFR1 和 TNFR2 结合，与 TNF-α 一样能启动炎症过程。TNFR1 和 TNFR2 的可溶形式天然存在，比如 p75，是一种单体分子，可以完全阻断 LT-α 和 TNF-α 与细胞表面受体的结合。然而，这些游离的可溶性受体因含量太低还不足以阻断高水平的 TNF-α 的活性。

依那西普可通过竞争性地结合游离的及膜结合形式的 TNF-α 来阻止 TNF-α 与细胞表面受体的相互作用，从而阻断 TNF-α 介导的细胞反应，并调节由 TNF-α 调控的其他炎症因子的活性。通过其对 TNF-α 的效应，依那西普抑制一些与炎症反应有关的细胞因子的表达，如白细胞迁移相关的黏附因子 E 选择素和细胞内黏附因子 -1（intercellular adhesion molecule-1，ICAM-1），IL-6 和基质金属蛋白酶 -3（matrix metalloproeinase-3，MMP-3）。IgG1 的 Fc 片段可以诱导补体的产生，尽管依那西普也有 Fc 片段，但在体外细胞培养中依那西普不会促进补体介导的细胞溶解。

依那西普的双聚体结构允许依那西普一次结合两个 TNF-α 分子，因此它的亲和力是 p75 的 50 ～ 1000 倍，比天然可溶性受体有更高的阻断效应。依那西普还可以阻断 LT-α 与其受体的结合，进一步削弱了炎症反应。依那西普能与 LT-α 结合是它与阿达木单抗和英夫利昔单抗关键的不同之处。

（二）TNF 结合的单克隆抗体

单克隆抗体发挥药理学效应有多种机制，包括直接中和靶抗原，抗体依赖的细胞介导的细胞毒作用（ADCC）和补体依赖的细胞毒作用（CDC）。通常，单克隆抗体通过多种协同机制进行协同治疗。阿达木单抗和英夫利昔单抗除了能中和 TNF-α 阻断其下游通路之外，还都具有 CDC 和 ADCC 效应来。

阿达木单抗和 TNF-α

阿达木单抗既可与可溶性 TNF-α 结合，又可与膜结合的 TNF-α 结合。通过特异性地与可溶性 TNF-α 结合阻止其与 TNFR1 和 TNFR2 结合来发挥它的药理学效应。阻止 TNF-α 与 TNFR1 和 TNFR2 结合后，炎性反应被削弱，导致炎症急性时相反应物（如 C 反应蛋白，红细胞沉降率和 IL-6）水平降低。另外，类风湿关节炎患者应用阿达木单抗治疗后，血清中的 MMPs 水平和导致关节损害的炎症介质都有 50% 的减少。

（三）英夫利昔单抗

英夫利昔单抗可以与可溶性和膜结合型 TNF-α 结合阻止 TNF-α 与 TNFR1 或 TNFR2 之间的相互作用。英夫利昔单抗和 TNF-α 结合比较持续稳固，降低了 TNF-α 的解离及接下来的生物活性。因此由 TNF-α 与 TNFR 结合而产生的炎症细胞因子也减少。

英夫利昔单抗不仅可以结合三聚体形式的 TNF-α，还可以结合单体的可溶性和膜结合 TNF-α。通过结合单体 TNF-α，英夫利昔单抗减慢甚至阻止单体亚单位之间的形成有活性的三聚体 TNF-α，使得英夫利昔单抗的疗效得到潜在的增强。

RA 和 CD 患者接受英夫利昔单抗治疗后白细胞迁移速率下降，NFκB 活性降低，骨髓 CD3 产生以及在肠或滑膜组织的浸润减少。同时，E 选择素，ICAM-1，MMP-3，化学吸引有关分子［IL-8 和单核细胞趋化蛋白 -1（MCP-1）］的表达下降。

（四）阿达木单抗和英夫利昔单抗的 CDC 和 ADCC 作用

单克隆抗体的 Fc 片段介导 ADCC 和 CDC 作用。ADCC 是指具有杀伤活性的细胞通过其表面表达的 Fc 受体（FcR）识别包被于靶抗原上的

Fc 段，直接杀伤靶细胞。CDC 指的是补体参与的细胞毒作用，即特异性抗体与细胞膜表面相应抗原结合，形成复合物而激活补体经典途径，所形成的攻膜复合物对靶细胞发挥裂解效应。同型 IgG1 的单克隆抗体有很高的 CDC 活性。实验表明阿达木单抗和英夫利昔单抗都可以在 TNF 存在的情况下与 Fc 受体和 C1q 结合，而依那西普没有这个特性。因此，有理由相信阿达木单抗和英夫利昔单抗能对产生 TNF 的细胞发生 ADCC 和 CDC 效应。

单克隆抗体细胞毒作用的发挥与否是单克隆抗体能否成功应用于临床的关键环节。与依那西普不同，英夫利昔单抗可以诱导活化 T 细胞的凋亡和细胞周期的停滞。英夫利昔单抗与膜结合型 TNF-α 结合导致凋亡，在 CD 患者应用英夫利昔单抗治疗后，凋亡和 caspase-3 活性增高呈剂量依赖性，caspase-3 是在单核细胞中发现的一种蛋白水解酶。尽管依那西普和英夫利昔单抗都能与可溶性 TNF-α 结合，但只有英夫利昔单抗在 CD 病中有作用，提示在 CD 中英夫利昔单抗的功能部分归因于 Fc 片段介导 ADCC 和 CDC 作用。

第四节　小结

TNFi 已被证实是治疗炎症性疾病的有效手段，通过研究 TNFi 的效应和活性有助于了解炎症性疾病的发病机制。在 TNFi 药物动力学领域有一些很重要的发现，已在表 4–2 中列出。对这些生物制剂药物动力学的持续研究有助于增强我们对其效应、耐受性及安全性的了解。对 TNFi 的结构和药理学的进一步研究有助于深入了解炎症性疾病的发病机理，或许在不远的将来可以治愈这些疾病。

表 4–2　阿达木单抗、依那西普和英夫利昔单抗的药理学特点总结

变量	阿达木单抗	依那西普	英夫利昔单抗
组成	人 TNF 单克隆 IgG1 抗体	人 p75 TNF 受体和 IgG1 的 Fc 片段的融合蛋白	人鼠嵌合的 TNF 单克隆 IgG1 抗体

续表

变量	阿达木单抗	依那西普	英夫利昔单抗
分子量（kDa）	148	150	149
结合特异性	与可溶性和膜结合型 TNF 结合	与可溶性和膜结合型 TNF，LT 结合	与可溶性和膜结合型 TNF 结合
结合力，KD(M)	7.05×10^{-11}	A Ⅰ . 1.15×10^{-9} B Ⅱ . 2.35×10^{-11}	Ⅰ . 4.5×10^{-10} Ⅱ . 1.17×10^{-10}
峰值血清浓度 /（mcg/mL）	C 7.7 ± 3.4 at $90 \pm 48h$	D 4.9 ± 2.5 at $69 \pm 48h$	E 165 ± 42
平均血清浓度 /（mcg/mL）	C 5.5 ± 2.5	D 3.67 ± 0.7	F 27.0
最低血清浓度 /（mcg/mL）	C 3.8 ± 2.1	3.10 ± 1.6	G 8.3 ± 11.9
免疫原性 / 抗抗体形成百分率	$6\% \sim 12\%$	$0 \sim 2\%$	$8\% \sim 68\%$
用药方式	皮下注射	皮下注射	静脉滴注
生物利用度 /%	64	58	–
表观分布体积 /L	$4.7 \sim 6.0$	12 ± 6	$3.0 \sim 5.0$
半衰期 / 天	14.0	4.25 ± 1.25	$8.0 \sim 9.5$
作用机制	结合和中和可溶性 TNF-α ADCC 和 CDC 介导 TNF 的裂解	a. 结合和中和可溶性和膜结合型 TNF 及 LT	a. 结合和中和可溶性和膜结合型 TNF b. 在 CD 病中诱导单核细胞和 T 细胞凋亡 c. ADCC 和 CDC 介导 TNF 的裂解
清除	与其他 IgG 分子类似	通过肽和氨基酸途径经胆汁和尿或再循环或清除	与其他 IgG 分子类似
清除率 /（mL/h）	12	160 ± 80	–

注：SC = 皮下注射；IV= 静脉注射；h = 小时

　　A，B　不同文献报道依那西普和英夫利昔单抗的 KD 值不同，提交相冲突的数据。

　　C　RA 患者，稳态下，隔周 40 mg。强直性脊柱炎的数据未能获得。强直性脊柱炎患者的药物代谢可能不同于 RA 患者。

　　D　银屑病患者，稳态下，每 2 周用药量为 50 mg。

　　E　银屑病患者，5 mg/kg，第 2 次滴注后。

　　F　银屑病患者，在前 26 周内，0、2、6 周用药量为 5 mg/kg。

　　G　银屑病患者，在 14 周时，0、2、6 周用药量为 5 mg/kg

（袁敏）

第五章 依那西普治疗强直性脊柱炎

第一节 简介

强直性脊柱炎（ankylosingspondylitis，AS）是一种常见的慢性炎症性风湿性疾病，以骶髂关节炎、肌腱端炎和脊柱炎为特点，是其他脊柱关节炎（spondyloarthritis，SpA）的原型，病情严重时可导致患者功能丧失和残疾。目前脊柱关节炎协会（ASAS）已将 AS 与脊柱关节炎（SpA）视为同一种疾病家族，无论是否存在影像学改变，同时在全球批准首选使用 TNFi 依那西普来治疗该类疾病。

依那西普是一种利用基因工程技术设计的，由人 TNF-α 受体 P75 的细胞外部分（即可溶性 TNF-α 受体 P75）二聚体与人的 IgG1 的 Fc 段构成的融合蛋白。其中 Fc 段仅含有铰链区、CH2 区及 CH3 区、而无 CH1 区，由于不含有鼠源部分，所以依那西普表现出了更好的耐受性和非免疫原性的特点。另外，由于其在结构上含有 2 个可溶性 TNF-α 受体 P75，所以其与 TNF-α 的结合作用更强、更特异。加入人 IgG1 的 Fc 段可以使其半衰期延长 5 ~ 8 倍。

第二节 药效学及药物代谢动力学

依那西普在体内不但可以与 TNF-α 高效结合，还可以与 TNF-β 高效结合，通过阻断它们与各自的天然配体（即膜结合型受体）的结合，最终抑制它们的作用。除此之外，依那西普还可以调节 E 选择素、细胞间黏附分子 –1（ICAM-1）、白细胞介素 –6（IL-6）及基质金属蛋白酶 –3（MMP-3）的表达。

有研究发现，在以 25mg 的剂量单次使用后，依那西普从注射部位被缓慢吸收，48h 后达到血浆峰值浓度，然后在体内被缓慢清除，半衰期约为 70h，生物利用度约为 76%。依那西普在 RA 患者中的清除率低于正常人（0.066L/h vs 0.11L/h）男女之间的药物代谢动力学结果无显著差异，但是依那西普的清除率在 4 ~ 8 岁的儿童有轻微降低。研究结果显示 25mg 每周 2 次使用依那西普即可使其血药浓度稳定在有效治疗所需水平。与其他蛋白一样，依那西普在体内与 TNF-α 结合后形成的复合物也是通过肽和氨基酸途径被代谢，产生的氨基酸被循环利用或者由尿或粪便排出体外。在伴有肾脏及肝脏损伤时不需要调整依那西普的剂量，依那西普与其他药物相互作用情况的正式的研究报道较为少见，不过有研究发现依那西普与阿那白滞素联用会引起严重感染机会增加。

第三节　临床应用

一、依那西普可缓解炎症

依那西普可缓解中轴型脊柱关节病患者炎症。一项随机对照实验，研究依那西普（n = 163）或阿达木单抗（n = 82）生物制剂初始治疗的 AS 患者。采用强直性脊柱炎疾病活动评分（ASDAS-CRP）评估评估疾病活动度。中度疾病活动定义为 ASDAS-CRP < 2.1。结果用阿达木单抗治疗的 27 名患者（32.9%）和依那西普治疗的 30 名患者（18.4%）终止治疗。Cox 回归分析显示，与依那西普组相比，阿达木单抗组停药的生存率存在显著差异（HR 2.1，95% CI 1.3-4.5，P = 0.005；校正混杂因素：HR 2.5，95% CI 1.3-4.5，P = 0.006）。阿达木单抗治疗组和依那西普治疗组在平均 ASDAS-CRP 平均值和 2 年随访期间差异无统计学意义，而 117 例患者中有 71 例（60.7%）达到 ASDAS-CRP 中度疾病活动（OR 0.738，95% CI 0.329-1.657，P = 0.530）。结论提示在依那西普治疗的 AS

患者与阿达木单抗治疗的 AS 患者平均 ASDAS-CRP 之间没有显著差异，并且在 2 年随访中达到 ASDAS-CRP 最小疾病活动度。与阿达木单抗治疗的患者相比，依那西普的生存率更高。

依那西普可改善在非放射性轴位 SpA 患者的炎症。一项研究对 106 名患者随机分配到依那西普组，109 名患者分配到安慰剂组。在 215 例患者中，基线时平均年龄为 32.0 ± 7.8 岁，HLA-B27 阳性 154 例（72%），MRI 证实的骶髂关节炎 174 例（81%）。在 12 周时，依那西普组达到 ASAS40 患者（32%）比例显著高于安慰剂组（16%），$P = 0.006$）。在第 12 周，依那西普组骶髂关节炎症和脊柱炎症改善的比例均高于安慰剂组。在第 24 周，安慰剂组在 12 周时转换为依那西普的患者显示出与在接受依那西普 24 周的患者类似的改善。同时依那西普可改善关节外症状，研究发现依那西普可以减少前葡萄膜炎的发生率，但其疗效不及单抗类肿瘤坏死因子抑制剂。

依那西普减量方案治疗仍有理想疗效。一项回顾性队列研究，纳入接受标准剂量依那西普治疗后达到临床缓解至少 6 个月的中轴型 SpA 患者。比较了不同的逐渐减量或中断策略。停药组 6 个月内复发率（19%）明显多于减量组（5.4%，$P < 0.001$）。几乎所有减量 25% 组的患者和减量 50% 组患者中 80.7% 的患者维持低疾病活动度（LDA）或临床缓解 1 年。在 2 年随访结束时，维持 LDA 或缓解的患者比例分别为 28.6%（停药），55.7%（减量 50%），84.1%（减量 25%）。与其他两组相比，减量 25% 组的活动指数显著降低。因此，缓解或 LDA 患者缓慢增加给药间隔并转至最低有效给药间隔是可行的。同时发现每 3 个月减量 25% 的依那西普剂量可能是更具成本效益的药物使用的实用方法。

二、依那西普可改善患者功能

依那西普可改善 AS 患者功能。一项 Meta 分析探讨肿瘤坏死因子抑制剂对 AS 患者功能影响，纳入了 3096 例患者，发现对于 AS 患者，TNF-α 抑制剂对 Bath 强直性脊柱炎病情活动指数调查表（BASDAI）、

Bath 强直性脊柱炎功能指数（BASFI）和 ASAS40 反应率均好于安慰剂，对于 nr-axSpA 患者，差异较小。在调整疾病严重程度、病程后，没有观察到 AS 和 nr-axSpA 之间的差异。因此，TNF-α 抑制剂可改善 AS 和 nr-axSpA 患者功能。

三、依那西普可延缓强直性脊柱炎患者脊柱影像学变化

一项前瞻性研究比较接受依那西普的早期发作的中轴性脊柱关节炎患者的 2 年放射学骶髂关节（SIJ）变化，研究终点指标为第 104 周时改良纽约（mNY）分级系统在总 SIJ 评分和进展的患者比例，在对基线协变量进行调整和未调整的情况下分析治疗效果。结果提示在 104 周时，依那西普组的总 SIJ 评分改善，而在对照组中进展。依那西普与对照组相比，依那西普治疗组患者的进展百分比明显低于对照组，虽然在 2 年内 X 线评估的 SIJ 进展均有进展，但这项研究表明，用依那西普治疗 SIJ 的进展速度低于无抗肿瘤坏死因子抑制剂患者。

一项采用 MRI 评估依那西普疗效研究将患者随机分配依那西普（n = 40）或柳氮磺胺吡啶（n = 36）治疗。所有患者均在骶髂关节或脊柱 MRI 上显示活动性炎性病变（骨髓水肿）。在第 0，24 和 48 周进行 MRI 检查，对骶髂关节活动性炎症病变进行评分。结果提示在依那西普组中，骶髂关节评分从基线时的 7.7 降至 48 周时的 5.4，第 48 周时降至 3.5，与柳氮磺胺吡啶组相比显著增加（$P = 0.02$）。依那西普组中的骨化点数目从 26 个明显减少为 11 个，而在柳氮磺吡啶组中为 24 个至 26 个（$P = 0.04$）。同时在 48 周时，依那西普组有 50% 的患者达到临床缓解高于柳氮磺胺吡啶组。因此，在早期中轴性脊柱关节炎的患者中，依那西普可改善骶髂关节骨髓水肿及骨化。

第四节　安全注意事项

经过多年的临床使用和观察研究，依那西普治疗不但疗效显著，而

且安全、耐受性好。但依那西普相关的严重不良反应包括：感染、肝胆疾病、过敏反应、神经系统疾病、影响妊娠等。

一、感染

相关研究数据显示抗肿瘤坏死因子治疗导致结核感染的风险增加。因此，在开始治疗之前，所有患者必须进行活动性和非活动性（隐性的）结核感染的风险评估。无论是隐性的（或活动性）结核感染都必须考虑适当的预防或治疗措施。

慢性乙型肝炎和慢性丙型肝炎患者使用TNF-α拮抗剂的长期安全性和有效性目前还不清楚，有研究显示，丙型肝炎患者使用TNF-α拮抗剂不影响病毒载量，也不增加不良反应发生率，甚至可以改善症状和肝功能。但一部分使用依那西普的乙型肝炎患者可出现病毒血症恶化，谷丙转氨酶和谷草转氨酶等肝酶升高、黄疸等不良反应，而且有些病例出现致命的后果。因此在依那西普治疗前就必须对乙肝病毒感染的风险进行充分评估。使用过程中严密监测患者的症状和体征，密切随访，必要时行有效的抗病毒治疗及咨询专科医师。

最近一篇关于脊柱关节病和强直性脊柱炎患者使用TNFi后感染情况的Meta分析，总共纳入25项随机对照试验，用TNFi治疗的SpA患者（RR，1.03；95% CI，0.92-1.15）和AS（RR，1.06；95% CI，0.91-1.24）总体感染的风险相似。接受TNFi治疗的SpA或AS患者与安慰剂相比，严重感染的RR分别为1.27（95% CI，0.67-2.38）和1.57（95% CI，0.63-3.91）。在接受TNFi药物治疗的SpA患者中发现了4例结核患者。因此，在接受TNFi治疗的患者应关注感染的风险，尤其是结核感染。

二、恶性肿瘤

肿瘤坏死因子主要是炎症因子，越来越多的真实世界研究发现TNFi并不增加肿瘤风险。最近一项研究，从瑞典抗风湿治疗（ARTIS）

和丹麦（DANBIO）生物制剂注册研究中，8703 名（ARTIS = 5448，DANBIO = 3255）SpA 患者使用 TNFi 治疗。同时与年龄匹配和性别匹配的瑞典 131687 例及丹麦 28164 例没有使用 TNFi 的 SpA 患者作为比较队列。通过瑞典和丹麦全国范围的癌症登记，并计算了年龄和性别标准化癌症发病率相对风险度量（RR）。结果提示 TNFi 初治 SpA 患者的 1188 例癌症，总体癌症的 RR 为 1.1（95% CI 1.0，1.2）。使用 TNFi 的 SpA 患有癌症 147 例，与不使用 TNFi 的比值为 0.8（95% CI，0.7-1.0），不增加癌症风险。分析了癌症部位 RR 发现前列腺、肺、结肠直肠癌、乳房、淋巴瘤和黑素瘤风险不增加。因此，研究者提出在患有 SpA 的患者中，TNFi 治疗与癌症风险增加无关。

三、注射部位反应

注射部位反应是依那西普最常见的不良反应之一，约见于三分之一的使用者。注射部位反应大多表现为注射部位及周围的隆起的红斑，在注射后早期出现，在继续治疗后大多会逐渐好转及消失，只有不到 1% 的患者因为注射部位反应而停止治疗。

四、神经系统

在临床试验中，并未发现依那西普可以引起脱髓鞘病变。但在 FDA 的药物不良反应报告系统中及在依那西普的上市会调查中，均已发现有 RA 患者在使用依那西普后出现了脱髓鞘病变。迄今为止，研究发现依那西普导致的多发性硬化的概率为 3.2/100000。依那西普引起神经病变的机制目前尚不完全明确。

五、妊娠与哺乳

目前也尚未发现依那西普具有致畸作用，但总的来说，依那西普对妊娠及哺乳的影响尚待进一步的研究。

第五节　小结

　　TNFi 的问世改变了强直性脊柱炎的整个治疗模式。依那西普的疗效和安全性在临床试验以及使用过程中得到认可，对各阶段的 AS 患者都能有效的缓解临床症状及延缓甚至逆转病情进展，但在用药时要严格掌握适应证，在用药过程中严格监测输液反应、感染等不良反应。但是，直至今日有关肿瘤坏死因子抑制剂的研究仍在进行，不仅是肿瘤坏死因子抑制剂，也包括其他生物制剂。相信随着各种生物制剂在中国的应用，将会大大充实这一类药物的临床用药经验，从而使得临床应用更加成熟并不断完善。

（贾二涛，张剑勇）

第六章 英夫利昔单抗治疗强直性脊柱炎

第一节 简介

强直性脊柱炎（ankylosingspondylitis，AS）是以骶髂关节和脊柱附着点炎症为主要症状的自身免疫性疾病。AS 是一种多因素疾病，由易感基因参与、感染因子及自身免疫反应介导的免疫损伤及修复是发病及病情演变的基础。发病过程中涉及多种促炎性细胞因子参与，其中肿瘤坏死因子 -α(TNF-α) 是最重要的细胞因子之一，参与 AS 的发生和发展。因此抑制 TNF-α 的作用对控制 AS 的病情和改善预后至关重要。

英夫利昔单抗 (Infliximab, 商品名类克) 作为中国最早上市的 TNF-α 单克隆抗体至今已经上市十余年，大量的临床证据表明英夫利昔单抗可有效治疗 AS 的症状和体征，大部分患者在注射一次后即获得临床症状的显著改善，关节活动、关节功能、疼痛、关节肿胀评分均得到改善，并具有较高的安全性。此外，在最近的研究中，研究人员观察到部分患者可以达到停药后病情持续缓解。虽然存在一些毒副作用限制了它的使用，但毋庸置疑，英夫利昔单抗已成为我们治疗强直性脊柱炎的一种有力武器。

第二节 药效学及药物代谢动力学

TNF-α 在免疫反应中具有介导炎症和免疫调节作用，在许多自身免疫性疾病患者的血液和组织中的高表达，使得 TNF-α 重要性受到广泛关注。近年来，国外使用 TNF-α 拮抗剂治疗包括 RA 和克罗恩病（Corhn's disease，CD）在内的自身免疫性疾病，取得了很好的疗效。研究显示 TNF-α 参与了 AS 的发病机制，AS 患者血清中 TNF-α 水平高于非炎性腰背痛的患者，AS 患者骶髂关节活检组织中发现大量 TNF-α mRNA 表达，在此基础上，国外尝试使用 TNF-α 拮抗剂治疗包括 AS 在内的脊柱关节病 (Spondyloarthropathy，SpA)，取得了令人瞩目的疗效。Infliximab 是一种人 / 鼠嵌合的 IgG1 同型链单克隆抗体，国外随机双盲安慰剂对照研究显示，该药可以显著改善 AS 患者的脊柱和关节外的症状。

Infliximab 的单次静脉输注用量从 3mg/kg 至 20mg/kg，最大血清药物浓度与剂量呈线性关系。稳态时的分布容积与剂量无关，说明本药主要分布于血管腔隙内。强直性脊柱炎治疗剂量为 3mg/kg 至 5mg/kg，药动学结果显示本药半衰期为 8.0 ~ 9.5 日。

第三节   临床应用

一、对中轴型脊柱关节病的治疗

英夫利昔单抗可快速缓解炎症。在日本一项多中心开放性研究中，33 例活动性 AS 患者使用 IFX 治疗三年（平均：149.5 周）。发现第 24 周 ASAS20 反应评估结果为 97.0%（32/33），随后在三年研究期间维持在约 90%。运动范围、身体机能、炎症参数和生活质量（QOL）的改善在三年的研究期间都保持不变。在 6 周使用间隔内，血清 IFX 水平维持 ≥ 5 μg/mL，只有 2 例患者（6.1%）发现 IFX 抗体。没有观察到 AS 患者的严重不良事件。这些研究结果表明 IFX 是安全有效，并可以提供长期治疗益处。一项采用磁共振评估英夫利昔单抗治疗活动期脊柱关节病疗效的研究，将 158 例活动性中轴型 SpA 的患者随机分配（2:1），试验组接受英夫利昔单抗联合萘普生，安慰剂组采用安慰剂加萘普生治疗 28 周。在基线和第 28 周进行骶髂关节和脊柱的 MRI 检查。对活动性炎症和脂肪损伤评分。结果提示 28 周后，两个治疗组的脊柱和骶髂关节的炎症均显著减少，但英夫利西单抗联合萘普生组更为显著；英夫利西单抗联合萘普生组的骶髂关节骨炎发生率为 -4.3 ± 5.2，安慰剂加萘普生组为 -3.9 ± 3.7（P = 0.003）。同样，两组在 28 周后的脂肪损伤评分均有显著增加，两组之间没有显著差异（试验组的脊柱脂肪病变改变评分为 0.8 ± 1.7，安慰剂组为 1.0 ± 1.8；试验组骶髂关节脂肪病变改变评分为 1.7 ± 2.7，安慰剂加萘普生组为 1.4 ± 2.6）。

英夫利昔单抗可改善患者功能。303 例早期 AS 患者或先前接受生物治疗 < 6 个月且符合加拿大生物治疗注册（BioTRAC）采用英利昔单抗治疗的患者。在 303 名患者中，2005 ~ 2007 年入组占 44.6%，2008 ~ 2013 年入组占 55.4%。英夫利昔治疗显著改善了两组患者的所有疾病活动及功能指数（P < 0.001）。在 6 个月时，56% 和 31% 的患者分别达到 ASDAS 的临床重要改善（改变 ≥ 1.1）和主要改善（改变 ≥ 2.0）；在 48 个月时，这些比例分别增加到 75% 和 50%。在基线时因残疾而失业的患者中，12.1% 重新开始工作。不良事件的概况和发生率与之前报道的 TNF-α 抑制剂的数据相当。

英夫利昔单抗可延缓强直性脊柱炎患者脊柱影像学变化。2 项 TNF-α 抑制剂治疗 AS 患者的长期开放性研究（43 名接受英夫利西单抗和 17 名接受依那西普），根据改良的斯托克强直性脊柱炎脊柱评分（mSASSS）对脊柱 X 光片进行评分。通过 Bath 强直性脊柱炎功能指数（BASFI）、Bath 强直性脊柱炎测量指数（BASMI）的脊柱活动度以及 Bath 强直性脊柱炎疾病活动指数（BASDAI）的疾病活动评估功能。结果发现尽管影像学脊柱进展，但 BASFI 和 BASMI 在低至 10 年内保持稳定。在广义混合效应模型分析中，mSASSS 与 BASFI 变化之间无相关性，而 mSASSS 变化对 BASMI 随时间的变化有一定影响（β = 0.05，95% CI 0.01-0.09）。BASDAI 与功能（β = 0.64，95% CI 0.54-0.73）有较强的相关性，与脊柱活动度有较低相关性（β = 0.14，95% CI 0.01-0.26）。尽管放射学进展，但在长期抗 TNF-α 治疗期间，AS 的患者的功能状态和脊柱活动性保持稳定。

二、对炎性肠病的治疗

英夫利昔单抗可控制炎性肠病（IBD）。炎性肠病是 AS 常出现的关节外表现。一项关于 IBD 患者填写 SpA 问卷调查的研究，收集的数据包括 SpA 和 IBD 变量、人口统计学、合并用药和自身免疫血清学。结果提示 140 名患者队列包括 96 名克罗恩病患者和 44 名溃疡性结肠炎患者。平均发病年龄为 29.3 岁，男性为 45%，29% 的受试者报告了同时或过去的炎性背痛病史。使用 ASAS 标准的影像和临床评估，30% 和 14% 的受试者诊断 SpA。关节炎报告 34%，17% 的附着点炎，4% 的指关节炎，6% 的葡萄膜炎，6% 的银屑病和 39% 的 SpA 家族史。克罗恩病和溃疡性结肠炎的频率没有差异。在 TNFi 治疗前 19% 发现抗核抗体阳性（ > 1:80 ），治疗后增加至 78%。临床药物性红斑狼疮并不常见（ 4% ），其特征为新的临床体征和症状，包括关节痛，双链 DNA 滴度升高的皮疹和抗核抗体阳性。TNFi 的炎症性肠病患者经常报告肌肉骨骼症状。

一项纳入 59 名炎性肠病患者研究中，27 名和 32 名患者分别用英夫利昔单抗和维多珠单抗（VDZ）诱导治疗。采用 IFX 诱导的临床应答为 18/27（66.7%）患者，VDZ 诱导的临床应答为 24/32（78.1%）。每 100 人周的响应率（PW）相似，分别为 VDZ（5.21）和 IFX（5.38）。5 名患者在 IFX 诱导期间出现严重感染或不良反应，而 VDZ 没有患者因此被排除。研究显示，对 VDZ 和 IFX 有反应的患者比例较高；这项研究加强了其作为 TNFi 作为治疗炎性肠病的一线药物的地位。

英夫利昔单抗对激素反应不佳的溃疡性结肠炎治疗失败的原因与英夫利昔单抗快速清除有关。第 14 周的临床反应和第 54 周的皮质类固醇缓解率分别为 78% 和 53%。估计有效的 IFX 半衰期和清除率分别为 8.42 天和 0.50 天。更长的 IFX 半衰期和更低清除率与第 14 周临床反应（ $P = 0.005$ ）和第 54 周无皮质类固醇缓解率（ $P = 0.007$ ）相关。

三、对脊柱关节病相关葡萄膜炎的治疗

英夫利昔单抗可改善脊柱关节病相关葡萄膜炎。我国的一项研究评估中国南方人群中脊柱关节炎（SpA）相关葡萄膜炎的临床特征，并评估基于 TNF 阻断剂治疗的有效性和安全性。入选华南医院的 SpA 葡萄膜炎患者，记录人口统计信息、临床特征、实验室检查结果、眼内炎症、

视力、黄斑厚度和治疗。在复查的 1036 例 SpA 患者中，有 182 例患有葡萄膜炎。强直性脊柱炎（AS）是最常见的亚型。单侧葡萄膜炎 51 例（51/182，28.0%），单侧交替葡萄膜炎 75 例（75/182，41.2%）。其中一半病例是复发性葡萄膜炎（52.2%），急性起病常见（76.4%）。最严重的并发症是视力下降（0.5%）。在有或没有葡萄膜炎的 SpA 患者中发现疾病活性没有显著差异。在用所有使用 TNFi（英夫利昔单抗，阿达木单抗和依那西普）和 TNFi 联合甲氨蝶呤（MTX）治疗的病例中均发现显著改善。单用依那西普不如阿达木单抗和英夫利昔单抗有效，主要用于预防复发。如果加入 MTX，则在三种 TNFi 之间没有发现有效性的差异。依那西普加 MTX 耐受性良好。英夫利昔单抗和阿达木单抗与更多的肺结核和 / 或肝炎相关。葡萄膜炎在 SpA 患者中很常见。在长期和难治的病例中可能会出现严重并发症。

但局部生物制剂治疗仍值得商榷。一项采用生物制剂玻璃体注射的 Meta 分析中，所有研究均为开放性，单中心，前瞻性，非随机，随访 4 至 26 周，在两项研究中使用阿达木单抗，三项使用英夫利昔单抗。三项研究显示了 TNFi 玻璃体内注射的治疗效果，而一项研究显示短期改善，一项研究显示 TNFi 玻璃体内治疗无效。没有研究报道眼部不良反应，但只有两项研究包括安全性分析中的电生理评估。现有的证据不足以推断玻璃体内 TNFi 的临床有效性。但玻璃体内注射 TNFi 仍然是一个可能的治疗选择，需要通过大样本的临床研究来探索。

四、对脊柱型关节型病银屑病的治疗

英夫利昔单抗可改善银屑病皮损。一项多中心、前瞻性研究发现，用于成人中度至重度斑块型银屑病患者入组前 2 周内开始用英夫利西单抗治疗。在 14±4，30±4 和 54±4 周评估疗效，结果提示 21 个公立 / 私立皮肤科医院招募了 136 名符合条件的患者（男性为 62.5%），平均年龄为 48.6 岁，所有患者都曾接受过银屑病治疗，62.5% 未使用生物制剂。平均基线银屑病面积严重性指数（PASI）和皮肤病学生活质量指数（DLQI）评分分别为 23.4±13.6 和 15.0±8.3。在英夫利西单抗暴露中位数为 48.4 周时，89.3% 达到了 PASI 75 应答。在 14，30 和 54 时，PASI

75 达标率分别为 66.4%，74.8% 和 76.6%；临床上有意义的 DLQI 改善
（≥ 5 分降低）率分别为 68.9%，75.7% 和 69.8%。

英夫利昔单抗与其他 TNFi 比较更能改善皮损。一项比较不同生物制
剂治疗银屑病疗效的 Meta 分析，主要结果是银屑病面积和严重程度指数
有 75% 的应答率。该研究还对安慰剂响应进行了网络 Meta 分析。结果
发现在网络 Meta 分析中，相对于安慰剂，通过相对风险（显示更大可能
性）分析实现银屑病面积和严重程度指数改善 75%，发现英夫利昔单抗
相关风险度量（RR）为 16.2，在统计学上优于阿达木单抗、依那西普；
该结论与其他报道的头对头研究结果类似。

第四节　安全注意事项

经过十多年的临床使用和观察研究，总体上讲，英夫利昔单抗治疗
不但疗效显著，而且安全，耐受性好。一项纳入 340 例患者的英夫利昔
单抗治疗安全性的研究结果显示，治疗 1 年期间，大概 7% 的患者出现
不良反应，严重的不良事件发生率与安慰剂对照组相似，且其中多为轻
至中度不良反应，包括头痛、局部反应、红斑等。目前认为，英夫利昔
单抗相关的严重不良反应包括：激活病毒、真菌或细菌等感染性疾病
（如肺结核、李斯特菌、隐球菌、曲霉属和耶氏肺孢子菌等机会性感染，
乙肝肝炎病毒的再活，丙型肝炎的进展等）；肝胆疾病（如胆囊胆石症，
罕见的黄疸和非传染性肝炎的恶化）；过敏性 / 输液相关性反应（如过敏
症）；恶性肿瘤（如淋巴瘤、非黑色素瘤皮肤癌）；自身抗体的形成（如
狼疮样综合征）；血液病（如溶血性贫血、再生障碍性贫血）；神经系统
疾病（如视神经炎、癫痫、多发性硬化症等脱髓鞘病变）和充血性心功
能不全的恶化等。

一、感染

相关研究数据显示英夫利昔单抗及其他抗肿瘤坏死因子治疗导致结
核感染的风险增加。因此，在开始治疗之前，所有患者必须根据当地的
标准进行活动性和非活动性（隐性的）结核感染的风险评估。不管是活

动性还是非活动性结核感染都必须考虑适当的预防或治疗措施。

慢性乙型肝炎和慢性丙型肝炎患者使用 TNF-α 拮抗剂的长期安全性和有效性目前还不清楚。有研究显示，丙型肝炎患者使用 TNF-α 拮抗剂不影响病毒载量，也不增加不良反应发生率，甚至可以改善症状和肝功能。但也有研究发现，一部分使用 IFX 的乙型肝炎患者可出现病毒血症恶化，谷丙转氨酶和谷草转氨酶等肝酶升高、黄疸等不良反应，而且有些病例出现致命的后果。因此在英利昔单抗治疗前就必须对乙肝病毒感染的风险进行充分评估。使用过程中严密监测患者的症状和体征，密切随访，必要时行有效的抗病毒治疗及咨询肝病专科医师。

最近一篇关于脊柱关节病和强直性脊柱炎患者使用 TNFi 后感染情况的 Meta 分析，总共纳入 25 项随机对照试验，用 TNFi 治疗的 SpA 患者（RR，1.03；95% CI，0.92-1.15）和 AS（RR，1.06；95% CI，0.91-1.24）总体感染的风险相似。接受 TNFi 治疗的 SpA 或 AS 患者与安慰剂相比，严重感染的 RR 分别为 1.27（95% CI，0.67-2.38）和 1.57（95% CI，0.63-3.91）。此外，在接受抗 TNF 药物治疗的 SpA 患者中发现了 4 例结核病感染结果，所有患者均为英夫利昔单抗治疗组（RR 2.52，95% CI 0.53-12.09）。

感染风险可能与血清英夫利昔单抗浓度相关。一项研究发现最后 3 次 IFX 浓度平均值低于中位数（< 11.3mg/L）的患者的无感染存活率显著高于对照组（$P = 0.048$）。使用糖皮质激素和 IFX 浓度与多变量分析中第一次感染发作的风险显著相关（$P = 0.004$）。最后 3 次 IFX 浓度大于 20.3mg/L 的患者中，感染发作的风险显著增加。

二、恶性肿瘤

肿瘤坏死因子主要是炎症因子，越来越多的真实世界研究发现 TNFi 并不增加肿瘤风险。最近一项研究从瑞典生物制剂患者注册数据库（ARTIS）和丹麦（DANBIO）生物制剂注册数据库中，选取 8703 名（ARTIS = 5448，DANBIO = 3255）SpA 患者使用 TNFi 治疗。同时与年龄匹配和性别匹配的瑞典 131687 例及丹麦 28164 例没有使用 TNFi 的 SpA 患者作为比较队列。通过全国范围的瑞典和丹麦登记癌症，并计算了年龄和性别标准化癌症发病率 RR。结果提示 TNFi 初治 SpA 患者的 1188 例癌症，总体癌症的 RR 为 1.1（95% CI 1.0，1.2）。使用 TNFi 的 SpA 患有癌症 147 例，与不使用 TNFi 的比值为 0.8（95% CI，0.7-1.0），不增加癌症风险。分析了癌症部位 RR 发现前列腺癌、肺癌、结肠直肠癌、乳腺癌、淋巴瘤和黑素瘤风险不增加。因此，提出在 SpA 患者中，TNFi 治疗与癌症风险增加无关。

三、注射部位或输液反应

注射部位过敏反应或输液反应有可能发生在所有的 TNFi 治疗过程中。但从分子结构上说，英夫利昔单抗是一种人/鼠源性（也就是嵌合）抗体，出现过敏反应的可能性更大，而且可能出现严重的致命性的过敏性休克。但是接受英夫利昔单抗的患者出现过敏反应并不多见。有一项研究对药物注射进行统计分析，一组 5706 例患者接受 36485 次英夫利昔单抗注射，每例患者平均接受 6.4 次注射，另一组 3722 例患者接受了 15379 次安慰剂注射，每例患者平均接受 4.1 次注射。结果显示，英夫利昔单抗的输液反应发生率为 4%，而安慰剂组为 1.6%。且大多数的输液反应为轻至中度（如恶心，头痛，出汗，面色潮红）。严重的输液反应发生率在英夫利昔单抗为 0.2%，而安慰剂组为 0。自身免疫抗原性也可以出现，如狼疮样综合征，大概发生率为 9%～17%。虽然自身免疫抗原性的具体影响目前还不十分清楚，但研究表明，出现自身免疫抗原性的患者出现输液反应的风险更高。而 Lee 等报道皮质类固醇的术前用药对输液反应发生率没有影响。

四、血液病

如出现罕见全血细胞减少和再生障碍性贫血，应停用抗 TNF-α 治疗，并对可能的情况进行评估。

五、心血管疾病

高剂量的英夫利昔单抗与充血性心力衰竭死亡风险增高相关，特别是纽约心脏协会（NYHA）分级在Ⅲ～Ⅳ级的患者，目前建议英夫利昔单抗禁止用于NYHA分级在Ⅲ～Ⅳ级的患者，在心功能Ⅰ～Ⅱ级的患者中使用则应充分衡量患者的风险/效益。一项包括508例RA患者的针对英夫利昔单抗治疗与高血压的相关性研究，结果显示疾病活动度低的患者血压相对较低，而英夫利昔单抗治疗的患者血压进一步降低。对这一反应在输液过程须引起重视，但具体的影响及相关机制需要进一步的研究。

六、神经系统疾病

有使用英夫利昔单抗治疗出现中枢神经和腓总神经损害的个案报道，但数据统计表明脱髓鞘综合征、视神经炎、横断性脊髓炎、多发性硬化及帕金森病发生率并不高于一般人群。如果出现上述情况时就停用TNFi治疗，停药后有所改善或消失，若无改善则需要进行治疗。如有明确的脱髓鞘病变或视神经炎的患者则不应使用TNFi。

七、妊娠

全球使用英夫利昔单抗的患者中，约有300例在用药前后，以及用药过程中受孕，其正常胎儿存活率、流产率，以及病情需要终止妊娠的比例，和健康人群差异无统计学意义。一项前瞻性研究发现，在孕期用抗TNF-α（阿达木单抗/英夫利昔单抗）治疗炎症性肠病母亲所生的婴儿，在出生时以及在3，6，12和18个月时，进行临床和免疫学监测，包括7名患者和8名健康对照者。暴露在抗TNF-α的婴儿直到6月龄才具有可检测水平的抗TNF-α，研究人员观察到婴儿出生时调节性细胞（Regulatory Cells，简称Tregs）频率降低，与母亲的围产期抗TNF-α水平呈负相关。另外，注意到分枝杆菌攻击后反应降低。临床上，随访期间未发生严重感染。这项研究揭示了妊娠期间暴露于抗TNF-α的婴儿的免疫系统的变化，推测Tregs减少可能促进超敏反应，并且IL-12/IFN-γ途径中的缺陷可能使婴儿处于细胞内感染的风险。虽然需要新的研究来证实这些结果，但英夫利昔单抗可能会影响胎儿和婴儿的正常免疫反应。儿科医生应该意识到这些问题。由于现有的临床经验也仅限于排除风险，故英夫利昔单抗不推荐在妊娠期间使用。

第五节　小结

如同其他任何药物一样，患者对英夫利昔单抗的反应也不尽相同，占一定比例的患者对治疗没有任何反应，或没有充分反应，或作为一个经典的 TNF-α 拮抗剂该有初步良好反应。在这些患者中，转换使用为其他的 TNFi，包括依那西普、阿达木单抗。相信随着各种生物制剂在中国的应用，将会大大充实这一类药物的临床用药经验，从而使得临床应用更加成熟并不断完善。

（贾二涛，张剑勇）

第七章 阿达木单抗治疗强直性脊柱炎

第一节 简介

阿达木单抗（adalimumab，商品名修美乐）是全人源性单克隆抗肿瘤坏死因子 - α（TNF-α）抗体，由英国剑桥抗体技术公司（Cambridge Antibody Technology, CAT）与美国雅培公司（Abbott Laboratories, ABT）联合研制。2003 年 1 月首次在美国上市，随后相继在德国、英国和爱尔兰获准上市。2010 年 8 月初在中国正式上市。修美乐从 1997 年第一例患者入组开始，至今已经进入全球应用的第 24 年。目前修美乐上市的国家有 83 个，使用经验也超过了 42 万例。在美国和欧盟获批了 6 个适应证，分别是类风湿关节炎（RA）、银屑病关节炎（PsA）、强直性脊柱炎（AS）、克罗恩氏病（CD）、银屑病（Ps）以及幼年型类风湿关节炎（JIA）。临床研究表明，阿达木单抗每周或间隔一周用药，无论单药或与甲氨蝶呤（MTX）联合使用，对传统慢作用抗风湿病药物（DMARDs）无效的患者疗效显著。

阿达木单抗是人单克隆 D2E7 重链和轻链经二硫键结合的二聚物。作为一个全人源性单克隆抗 TNF-α 抗体，具备以下特性：仅对 TNF-α 的高度选择性和亲和力；免疫源性低，适合慢性病长期应用，可单用或与其他免疫抑制剂（如 MTX）同时使用；过敏反应发生率低；半衰期较长，用药间隔时间较长。

一、阿达木单抗导向选择技术的工程学研究

阿达木单抗是基于对一个全人源的抗体——MAK195 的人源等价物的工程学改良产生的，后者是一个鼠源的单克隆抗体，对人 TNF-α 有

高度亲和力，可在体内外有效地中和 TNF-α。构建人源抗体的第一个步骤是通过导向选择技术对人源的候选抗体进行筛选。首先，MAK195 的重链被克隆并与人源抗体的轻链文库进行配对，以保证每个抗体由同一鼠源重链和不同的人源轻链组成。然后，鼠/人的重轻链对通过选择与 TNF-α 结合。与鼠源重链配对的人源轻链对 TNF-α 有高度的亲和力，因此，当它们再与人源重链文库结合时，就产生了对 TNF-α 有高度特异性的全人源的抗体。早期产生的人源 TNF-α 抗体对 TNF-α 的亲和力显著低于 MAK195，但它并不显著地拮抗 TNF-α 与其细胞内受体的结合。

进一步对早期的人源 TNF-α 抗体的改良必须通过"链回避"技术在抗体链上的一个限制域引入随机点突变，使一条备选的轻链与多条不同的重链重组或使一条备选的重链与多条不同的轻链重组。通过多次的点突变和链回避，最终产生了对 TNF-α 具有选择亲和力的抗体。这种抗体具有低脱落率（从 TNF-α 上脱落的概率），是中和能力判定的最重要的决定因素。在这个过程中，分别通过低脱落率验证的具备 TNF-α 高亲和力的重链和轻链突变体进一步重组形成一个单一的超抗体。这个抗体，也就是阿达木单抗，与最初的鼠源抗体 MAK195 相比，显示出相当或更优越的受体结合拮抗能力。不同于检测的全人源抗 TNF-α 抗体前体，阿达木单抗对细胞毒性的保护效应突出。阿达木单抗最后通过工程学修饰成为全长的 IgG1 分子。

二、阿达木单抗的临床前药理学研究

阿达木单抗是一个 148 千道尔顿（kDa）的 IgG1 抗体，由两条分别为 50.6kDa 的重链和两条分别为 23.4kDa 的轻链组成。阿达木单抗在体内外可与 TNF-α 结合，使 MAK195 灭活，由于它不存在鼠源序列，更适于慢性风湿性疾病的长期治疗。在人 U937 细胞中的研究表明，阿达木单抗拮抗受体结合的能力是通过剂量依赖的形式实现的（$IC50 = 1.56 \pm 0.12 \times 10^{-10}M$），对 TNF 的 p55 和 p75 受体作用相当。另外，阿达木单抗在体外能够中和 TNF-α：在鼠源细胞系中抑制 TNF-α 诱导的毒性；在人脐静脉内皮细胞中阻断 TNF-α 诱导的内皮白细胞黏附分子的表达。体内研究证实，阿达木单抗预处理能够抑制兔对人源

TNF-α 的致热应答。

另有研究证实阿达木单抗仅特异性地与 TNF-α 而不与其他细胞因子结合。在一个竞争性结合实验中，阿达木单抗和 TNF-α 的结合并不被 8 个不同的重组细胞因子抑制，包括 IL-1α、IL-1β、IL-2、IL-4、IL-6、IL-8、干扰素 γ 以及淋巴毒素（TNF-β）。

三、药物动力学和药效学

药物动力学参数与阿达木单抗剂量成比例，阿达木单抗的血浆平均最大浓度范围在 25μg/mL ~ 284μg/mL 之间，时间—浓度曲线下平均面积范围在 2729 ~ 67115μg·h/mL 之间。总平均血清清除率 0.012 ~ 0.017L/h，分布体积 0.068 ~ 0.082L/kg，表明阿达木单抗主要分布在血管内。平均终末半衰期 10.0 ~ 13.6 天。阿达木单抗每周 0.5mg/kg 皮下注射，血浆浓度与静脉注射应用所达水平相当。

研究也评估了阿达木单抗与 MTX 同时应用的药物动力学，对对 MTX 部分有效的患者用 5 种不同剂量的阿达木单抗（0.25 ~ 5mg/kg）静脉注射，与 MTX 同时使用。二者同时应用时，终末半衰期增加大约 40%，增至 14.7 ~ 19.3 天，血清清除率轻微下降至 0.009 ~ 0.012l/h。两个参数的变化与 MTX 剂量无关，且同时应用阿达木单抗仅轻微增加 MTX 的清除率。

第二节　阿达木单抗的临床研究

一、阿达木单抗可快速缓解炎症

阿达木单抗可缓解早期 SpA 炎症。一项前瞻性、多中心、观察性队列研究，纳入了 708 名患有早期（＜3 年）持续炎性背痛的中轴型 SpA 患者。通过生存分析评估在接下来的两年接受 TNF-α 抑制剂的患者百分比。为了评估有效性，比较接受 TNF-α 抑制剂的患者与接受任何其他治疗（常规护理）的对照患者的主要结果〔根据评估脊柱关节炎国际协会标准（ASAS40），疾病活动度提高40%]。结果提示随访24个月期间共有30.2%[95%置信区间（95% CI）26.7-33.7]患者接受至少1种TNF-α抑制剂。在接受TNF-α抑制剂的组中，ASAS40应答者的百分比为31.5%（197名患者中的62名），对照组为13.2%（26名，197名）[OR 2.99（95% CI 1.80-4.99），$P = 0.0002$]。磁共振成像鉴定的骶髂关节炎患者中，这种效果更加明显，ASAS40应答者接受TNF-α阻断剂的比例为46%，接受常规护理的ASAS40应答者为15%[OR = 4.99（95% CI 2.17-11.51）]。因此，TNF-α抑制剂剂在日常实践中经常用于治疗具有早期中轴型SpA的患者。

阿达木单抗可治疗影像学变化的脊柱关节病。一项随机、双盲、安慰剂对照研究，在最初的12周双盲期间，活动性AS患者每隔一周接受40mg阿达木单抗（n = 26）或安慰剂（n = 20），并且所有患者均转换为阿达木单抗治疗另外12周。测量Bath强直性脊柱炎疾病活动指数（BASDAI），Bath强直性脊柱炎功能指数（BASFI），C-反应蛋白（CRP），强直性脊柱炎疾病活动评分（ASDAS）和血清DKK-1，使用加拿大脊柱关节炎研究联盟（SPARCC）MRI指数评估脊柱和骶髂关节炎症。结果提示治疗12周后，接受阿达木单抗治疗的活动性AS患者的临床评估显著改善（BASDAI，BASFI，CRP和ASDAS降低，所有$P < 0.05$），以及MRI炎症指标（腰椎和骶髂关节SPARCC评分均下降，均$P < 0.05$），血清DKK-1水平降低（$P < 0.05$）。因此作者提出阿达木单抗在降低活动性AS患者的炎症方面非常有效，但伴随血清DKK-1水平的降低。

阿达木单抗可治疗非影像学的脊柱关节病。患者被随机分配到阿达木单抗（n = 91）或安慰剂（n = 94）。主要终点是第12周达到ASAS40的患者百分比。疗效评估包括BASDAI和强直性脊柱炎疾病活动评分（ASDAS）。在基线和第12周进行MRI并使用加拿大脊柱关节炎研究联盟（SPARCC）指数进行评分。结果提示与安慰剂组患者相比，阿达木单抗组ASAS40明显多于安慰剂组（36% vs 15%，$P < 0.001$）。阿达木单抗组在其他ASAS应答率，ASDAS和BASDAI也显著改善。在阿达木单抗治疗12周后，MRI上脊柱和骶髂关节炎症显著降低。更短的疾

病持续时间，更年轻的年龄，基线 CRP 升高或更高的 SPARCC MRI 骶髂关节评分与更好的第 12 周对阿达木单抗的反应相关联。安全性与已知的强直性脊柱炎和其他疾病中一致。在 nr-axSpA 患者中，与安慰剂相比，阿达木单抗治疗有效，炎症减轻和生活质量改善。来自 ABILITY-1 的结果表明，阿达木单抗在 NSAIDs 反应不足的活动性 nr-axSpA 患者中具有积极的益处。

外周关节炎的 SpA 患者中，阿达木单抗有效且耐受性良好。40 名具有活动性外周 SpA 的患者的随机、双盲、安慰剂对照临床试验。患者采用阿达木单抗或安慰剂 1:1 治疗 12 周，然后开放延长至 24 周。每 6 周进行一次安全性和有效性测量，患者在第 12 周作为疾病活动总体评估的主要终点。结果发现在第 12 周，与基线相比，阿达木单抗组患者的疾病活动度、肿胀关节数、Bath 强直性脊柱炎疾病活动指数（BASDAI）、强直性脊柱炎疾病活动评分（ASDAS）和红细胞沉降率的患者和医生的整体评估显著改善。在最初随机接受安慰剂的患者中，从第 12 周至第 24 周的阿达木单抗治疗中观察到类似的改善，而从开始接受阿达木单抗的患者在 24 周时临床反应维持甚至增强。不良事件在阿达木单抗组和安慰剂组之间没有差异。因此，在有外周关节炎的 SpA 患者中，阿达木单抗似乎是有效且耐受性良好的。阿达木单抗疗效反应无人种差异。另外，阿达木单抗换药率较低。

二、阿达木单抗可改善患者功能

长期使用阿达木单抗可改善患者功能。一项长期随机对照研究让患者每隔一周接受盲法阿达木单抗 40 mg 或安慰剂治疗 24 周，然后开放阿达木单抗达 5 年。使用线性 BASMI 评估脊柱功能，也评估了 BASDAI、总背痛、CRP、BASFI、Short Form-36 和 AS 生活质量（ASQoL）。结果提示 311 名患者接受 ≥ 1 剂阿达木单抗；最初随机分配至阿达木单抗的 208 名患者中的 125 名接受了 5 年的治疗。BASMI 5 年中持续改善，完成 5 年阿达木单抗治疗的患者基线平均改变 –0.6。疾病活动，功能指数和 ASQOL 的改善也持续了 5 年。BASMI 与所有评估的临床结果显著相关（$P < 0.001$）。BASFI 在 12 周（r = 0.52）和 5 年（r = 0.65）的相关性最

高。多因素回归分析证实了这种关联（$P < 0.001$）。因此，接受阿达木单抗治疗 AS 患者可长期获益。另外一项相似研究——阿达木单抗持续 5 年的长期疗效和安全性的试验（ATLAS），包括最初的 24 周，随机、安慰剂对照、双盲期、随后用阿达木单抗开放、延长治疗。分析使用了从 ATLAS 收集长达三年的临床和 HRQOL 数据。参加 ATLAS 的 315 例患者中，288 例（91%）参与了开放性阿达木单抗治疗延长，82% 提供了三年结局数据。在 24 周的双盲阶段，阿达木单抗治疗的患者与安慰剂治疗的患者相比 BASDAI（$P < 0.001$），BASFI（$P < 0.001$），ASQOL（$P < 0.001$）和 SF -36 PCS（$P < 0.001$）和功能评分（$P < 0.001$），而 SF-36 心理评分（$P = 0.181$）和心理健康分量表评分（$P = 0.551$）无差异。在第三年与基线比较，BASDAI（变化评分：-3.9，$P < 0.001$），BASFI（改变评分：-29.6，$P < 0.001$），SF-36 PCS（改变评分：11.6），在统计学上有显著差异。

三、阿达木单抗可延缓强直性脊柱炎患者脊柱影像学变化

阿达木单抗可延缓强直性脊柱炎患者脊柱影像学变化。在一项为期 48 周的双盲安慰剂对照试验中，52 例脊柱关节炎患者随机接受皮下注射阿达木单抗 40 mg（n = 25）或安慰剂（n = 27），持续 12 周。12 周后，阿达木单抗组患者继续接受治疗，安慰剂组患者每隔一周换用阿达木单抗 40 mg，再使用 12 周。骶髂关节的 MRI 在第 0、12、24 和 48 周进行，并且使用修改的柏林和加拿大脊柱关节炎研究联盟（SPARCC）的 MRI 评分以不知情的方式独立评估图像，以评估骶髂关节炎症和结构病变。发现在基线时，56% 的阿达木单抗组和 72% 的安慰剂组 MRI 评估的炎症评分 $\geqslant 1$。与安慰剂组相比，阿达木单抗组的炎症从 0 到 12 周的 MRI 评分的平均减少百分比更大。此外，从第 0 周至第 12 周，阿达木单抗组的平均 SPARCC 侵蚀评分降低（-0.6），SPARCC 评分增加（+0.8）。从第 12 周至第 24 周，阿达木单抗组柏林 /SPARCC 炎症评分的绝对降低更多，安慰剂组柏林 /SPARCC 脂肪沉积评分的 SPARCC 侵蚀评分更大。在单因素回归分析（协方差分析）和多变量逐步回归分析中，阿达木单抗治疗与 SPARCC 侵蚀评分从 0 到 12 周的消退相关，但与其他类型 MRI 病变的改变无关。

四、安全性

阿达木单抗安全性良好。部分患者已连续使用超过 10 年。总体而言，资料显示阿达木单抗治疗在大部分患者中安全，耐受性好，因不良反应停药发生率低（阿达木单抗 6.6%，安慰剂 4.2%），鼻炎（15.6% vs 13.5%），注射部位疼痛（11.2% vs 12.3%），头痛（13.8% vs 7.7%）和皮疹（11.18% vs 6.2%）。总体停药率阿达木单抗治疗组 12.7%，安慰剂组 16.8%。6.6% 患者因不良反应停药，2.4% 患者因无效停药。

所有 TNFi 的罕见但重要的不良反应包括机会性和严重感染，如结核（TB）、恶性肿瘤（如淋巴瘤）、脱髓鞘疾病、给药反应、抗抗体形成和狼疮样综合征。相当多的证据表明，TNF 是结核肉芽肿的稳定所必需的，因此所有 TNFi 都有原发 TB 和潜在 TB 再燃的病例报道不足为怪。推荐患者治疗前进行潜在 TB 的筛查和预防，这一举措在临床试验中减少了潜在 TB 再激活。

第三节　小结

阿达木单抗是第一个全人源的单克隆 TNF-α 抗体，不含非人源或人工蛋白序列。阿达木单抗在体内外高亲和力、高选择性与 TNF-α 结合并中和 TNF 活性。半衰期大约 2 周，伴随 IgG1 抗体的产生。阿达木单抗可快速缓解强直性脊柱炎患者炎症、改善功能，并且安全性好。

（贾二涛，谢静静）

第八章　塞妥珠单抗治疗强直性脊柱炎

第一节　简介

　　塞妥珠单抗（Certolizumab pegol，CZP）是一种新型的聚乙二醇（PEG）化的肿瘤坏死因子-α（TNF-α）拮抗剂，其分子包含有TNF-α单克隆抗体的Fab片段及一个40-KD的PEG部分。研究表明，将Fab片段附着于PEG可以将药物在血中的半衰期增加至2周左右，还可以使药物选择性分布到炎症组织，以发挥更好的治疗作用。由于其分子缺乏Fc部分，因此CZP不会引起抗体依赖补体介导的细胞毒（ADCC）作用。CZP目前在美国被批准用于强直性脊柱炎（AS）的治疗，在欧洲和一些拉丁美洲国家被批准用于AS和放射学阴性中轴型脊柱关节炎（nr-axSpA）。而在美国、欧洲及加拿大，CZP均被批准治疗中重度的类风湿关节炎（RA）。此外，在美国及瑞士，CZP还被批准治疗克罗恩病。

第二节　CZP治疗AS的疗效

一、临床疗效

　　CZP治疗AS和nr-axSpA患者的疗效通过一个随机对照试验验证：RAPID-axSpA试验。RAPID-axSpA（NCT01087762）是一个为期4年的Ⅲ期随机试验，双盲、安慰剂对照至第24周，剂量盲至第48周，开放标签于至第204周，目的是研究CZP治疗axSpA的有效性和安全性。患者从东欧、西欧、北美洲和拉丁美洲等83个不同的中心招募。为了纳入这项研究，患者需要符合国际脊柱关节炎协会（ASAS）的脊柱关节炎诊断标准，并有疾病活动，定义为 AS 活动指数（BASDAI）≥ 4 和脊椎疼痛 ≥ 4，数字疼痛分级法为 0 ~ 10；对至少一种非甾体抗炎药（NSAID）不耐受或反应不佳。共招募 325 名患者。107 名患者被随机分配到安慰剂组，218 名患者被随机分配到 CZP 组（111 名使用 CZP 200mg Q2W 和 107 名使用 CZP 400mg Q4W）。在使用 CZP 治疗的患者组中，121 例患有 AS，97 例患有 nr-axSpA。不同组的患者和 AS 及 nr-axSpA 患者之间的基线疾病活动是相似的。CZP 治疗组［63%（199/315）］中有一半以上的患者在第 204 周完成了研究。CZP 组和 AS 及 nr-axSpA 患者的完成率相似。AS 疾病活动评分持续缓解，三分之一患者获得 ASAS 部分缓解率，AS 和 nr-axSpA 有相似的应答率。

二、患者报告结果

患者报告结果（PROs）是广泛使用的测量，允许收集与特定疾病方面有关的信息，通常不由医生评分，而由患者直接评分。其中，使用 CZP 治疗 24 周后，在背痛、疲劳、睡眠（医学结果研究睡眠量表）、SF-36（生理和心理结果）和 AS 生活质量方面均有改善，并且这些结果一直持续到 204 周。AS 组和 nr-axSpA 组在背痛、疲劳和 AS 生活质量方面有相当的改善。从第 2 天起，使用 CZP 治疗患者的临床相关疼痛迅速改善。

三、外周关节炎和附着点炎

到第 24 周，AS 和 nr-axSpA 患者关节炎和附着点炎的改善相似，疗效持续到 204 周。附着点炎是由 MASES 评分评定的。AS 和 nr-axSpA 患者的平均 MASES 评分有相似的改善，尽管 nr-axSpA 患者的基线评分较高（AS：4.7 和 nr-axSpA：5.6）。

四、磁共振成像结果

在基线和 12、48 和 96 周，对骶髂（SI）关节和脊柱进行磁共振成像（MRI）检查。对 SI 关节和脊柱的 MRI 病变，分别使用加拿大脊椎关节炎研究联合会（SPARCC）评分方法和柏林（Berlin）AS 改良的脊柱 MRI 疾病活动评分系统。只有 MRI 有炎症迹象的患者才进行 MRI 缓解分析。CZP 治疗组的 axSpA 患者 12 周后 SI 关节和脊柱 MRI 炎症明显减轻，在 96 周中 CZP 治疗组的 AS 和 nr-axSpA 患者 MRI 炎症明显改善。

第三节　CZP 治疗 AS 的安全性

在银屑病和类风湿关节炎患者中进行的不同临床试验表明了这些 TNFi 的安全性。最初的 RAPID axSpA 试验报告了 CZP 组和安慰剂组轻至中度不良事件（AE）。在 24 周的研究中，安慰剂组和 CZP 组分别发生 62.6% 和 76% 的总 AE。第一组和第二组分别发生 4.7% 和 3.6% 严重 AE，0% 和 1.8% 严重感染。在安慰剂组，总 AE、严重 AE、严重感染分别是 74.8%，6.5% 和 0%。没有观察到死亡、恶性肿瘤或结核事件，也没有观察到 AS 中 CZP 的新的安全信号。

Sieper 等人描述了在 96 周 RAPID axSpA 试验中 315 名 AS 患者的效果。AE 发生在 279 名患者（88.6%）（总暴露期 486 / 患者年）。这些副作用大多为轻度（74.9%）或中度（59.4%）。研究者报告 41 例（13.0%）患者有严重的 AE，主要为感染（3.8%），其中 1 例为活动性肺结核。在 96 周的试验期内，没有死亡、恶性肿瘤或药物引起的脱髓鞘疾病。在 96 周时，315 名患者中共有 215 名进行了抗 CZP 抗体检测，9 名患者检测抗体呈阳性。研究者没有调查 CZP 在具有抗 CZP 抗体的患者中的疗效，因为抗体阳性的患者人数较少。

美国处方信息中包括关于严重感染和潜在结核病风险增加的黑框警告。在欧盟（EU），CZP 在活动性结核病或其他严重感染如败血症或机会性感染和中度至重度心脏衰竭（NYHA 分级 III/IV）是禁用的。

虽然没有关于 CZP 在 AS 中的长期安全性的数据，但是来自其他疾病的治疗的数据是有用的。Loftus 等人收集了 5 项安慰剂对照试验、9 项开放标签研究和一项克罗恩病剂量方案研究的数据，发现严重 AE 的发生率为 31.35/100 患者年，与安慰剂（24.33/100 患者年）非常相似。严重感染或恶性肿瘤的发生率没有随着长期治疗而增加（在所有研究组中分别是 6.47/100 患者年和 0.80/100 患者年）。以可比方式，银屑病或银屑病样皮炎的发生率没有随着长期治疗而增加（在所有研究组中分别是 0.93/100 患者年和 0.09/100 患者年）。

药物生存期是观察研究的有效性和安全性的替代品。最近，英国发表了 TNFi（阿达木单抗：n = 332，依那西普：n = 205，英夫利昔：n = 51，戈利木单抗：n = 40，CZP：n = 23）治疗 AS 患者的双中心队列结果。第一个 TNFi 的中位药物生存期为 10.2 年，优于第二个 TNFi 中位药物生存期 5.5 年（P = 0.05）。没有观察到 TNFi 生存期药物特异性的差异（P = 0.45），虽然对 CZP 患者的随访是短的。

所有数据表明，CZP 安全性非常类似于其他已经在上市更久的 TNFi。

第四节　小结

CZP 是最新的原研 TNFi，在 axSpA 的几种表现（包括外周关节炎、附着点炎和患者报告结果）中显示出非常好的效果并长期持续。CZP 是一种新的 TNFi，它具有新的组成，它正在世界各地获得经验并按照预期进行。总的来说，CZP 治疗 AS 的安全性较好。但应注意的是，由于 CZP 上市时间尚较短，CZP 对 AS 的临床疗效与安全性尚需进一步的临床验证。

（谭锦辉）

第九章 戈利木单抗治疗强直性脊柱炎

第一节 简介

戈利木单抗（Golimumab，GLM）是一种新型全人源化抗肿瘤坏死因子 -α（TNF-α）单克隆抗体，分子量为 150 kDa，是由重组人 TNF-α（hTNF）免疫的转基因小鼠产生，能与可溶性和跨膜活性形式的 TNF-α 结合，阻止其与受体结合，从而抑制 TNF-α 的生物活性。这种药物被批准用于治疗多种风湿性疾病，如：类风湿关节炎（RA），强直性脊柱炎（AS），和放射学阴性中轴型脊柱关节炎（nr-axSpA）。使用方法：每 4 周皮下注射一次，通常剂量是 50mg（0.5mL），但大于 100 公斤的患者对上述剂量无效，需要使用 100mg（1mL）。实际上，在体重较高的患者中，药物的血药浓度可以更低。GLM 也可用于溃疡性结肠炎（UC）的治疗。在这种情况下，起始剂量为 200mg，接着在第 2 周为 100mg，然后每 4 周为 50/100mg（根据在不同国家遵循的指南）。GLM 的生物利用度为 50% 左右（与注射部位无关），在健康及风湿病患者体内的半衰期为 10 ～ 15 天，12 周左右达到稳定状态，平均血药浓度为 1.15 ～ 1.24μg/mL。然而，使用 50mg 剂量后的 2 ～ 6 天，可达到最大血清浓度：2.5μg/mL。2009 年 GLM 在美国被批准上市，FDA 推荐其和甲氨蝶呤（MTX）联用治疗中重度 RA，单用或和 MTX 联用治疗 AS 和银屑病关节炎（PsA）。2018 年 1 月 GLM 在中国被批准上市，CFDA 推荐用于治疗活性 AS 成年患者，以及联合 MTX 治疗对 MTX 在内的改善病情抗风湿药物疗效不佳的中到重度活动性 RA 成年患者。

第二节　GLM 治疗 AS 的疗效

有 3 篇已经发表的关于 AS 患者使用 GLM 的文章报告了 GO-RAISE 研究（1 个多中心、随机、双盲、安慰剂对照的试验）在第 24 周、第 104 周和第 5 年分别获得的临床结果（疗效和安全性）。在基线水平，356 名活动性 AS 受试者被随机分为安慰剂（组 1）、GLM 50mg（组 2）或 GLM 100mg（组 3）。16 周后，第 1 组和第 2 组的受试者总背痛和晨僵改善 < 20%，分别改为 50 或 100mg。在第 24 周，仍用安慰剂治疗的患者切换到 GLM 50mg。

在第 14 周，59%（组 2）和 60%（组 3）的受试者分别达到 ASAS20 改善。与安慰剂组（22%）相比，上述两组受试者达到 ASAS20 改善有统计学意义（$P < 0.001$）。104 周后，第 1、2、3 组的受试者达到 ASAS20 改善分别为 38.5%、60.1% 和 71.4%，同时达到 ASAS40 的受试者比例分别为 38.5%、55.8% 和 54.3%，达到 ASAS 部分缓解率分别为 21.8%、31.9% 和 30.7%。

使用 GLM 50mg 或 100mg 双盲治疗一直持续到第 104 周。在此之后，可以调整 GLM 给药剂量。对意向治疗和观察疗效数据通过随机治疗组进行评估。治疗 256 周后，66% 和 57% 的受试者分别达到 ASAS20 和 ASAS40 改善。此外，达到 BASDAI 50 改善为 55.9%。从 50mg 切换至 100mg 的受试者，达到 ASAS20 和 40 改善分别为 60.6% 和 44.7%。5 年后，只有 28.4% 的患者离开了这项研究（9.0% 患者因疗效不佳），显示出 GLM 的高保留率。

戈利木单抗在一篇关于活动性 AS 患者的中国研究中也表现得很好。在纳入研究的 213 例患者中，GLM 50mg 比安慰剂更有效：在第 14 周，达到 ASAS20 改善为 49.1% vs 24.8%（$P < 0.001$）；在第 24 周，达到 ASAS20 改善为 50% vs 22.9%（$P < 0.001$）。14 周后，BASFI 评分（$P < 0.001$）和 BASMI 评分（$P < 0.021$）也明显改善。在第 24 周，GLM 组和安慰剂组均报告了类似的不良事件发生率。

在最近的一个研究中, 20 例 AS 患者每 4 周使用 GLM 50mg 治疗, 10 例 AS 患者每 4 周使用帕米膦酸 60mg 治疗。使用帕米膦酸是因为它在以前的研究中提示对 AS 有一定治疗作用。48 周时, 两组之间达到 ASAS20 改善无显著差异 (65% vs 56%, $P = 0.69$), BASDAI 和脊柱疼痛也无显著差异。然而, GLM 组的 AS 疾病活动评分 (ASDAS), BASFI, CRP 和 ESR 改善更显著。用加拿大脊柱关节炎研究联合会 (SPARCC) 评分系统对脊柱和骶髂关节 MRI 的炎症进行评价。仅在 GLM 治疗的患者中 SPARCC 评分显著降低。两组不良事件发生率相似。

第三节 GLM 治疗 AS 的安全性

有研究发现在 268 周中, 报告了 72 例 (20.4%) 使用 GLM 治疗的患者出现严重的 AE, 最常见的是需要住院的骨关节炎 (2.0%)、肺炎 (1.1%)、AS 恶化 (1.1%) 和抑郁症 (1.1%)。GLM 治疗的连续年未见严重 AE 增加。一名患者 (0.3%) 随机接受 GLM 50mg 治疗, 死于胰腺癌。该患者在研究 3 年后发展为淋巴瘤, 在发现胰腺癌时正在接受化疗。用 GLM 治疗的患者的总死亡率为 0.07/100 患者年 (95%CI 0.00 至 0.38), 在剂量之间没有观察到差异。除了上述一个患者患有恶性肿瘤外, 使用 GLM 治疗的两个患者在 268 周中患有非黑色素瘤皮肤癌 (NMSC), 包括一个 (1.3%) 接受 GLM 50mg 和 100mg 以及仅接受 GLM 100mg 的患者。对于淋巴瘤, NMSC, 其他恶性肿瘤和所有恶性肿瘤, 每 100 个患者年的发病率似乎与剂量无关。类似地, 除了 NMSC (从监测、流行病学和最终结果数据库中排除) 之外的恶性肿瘤的发病率没有高于美国人口的预期发病率。在连续多年的 GLM 治疗中, 没有观察到恶性肿瘤发病率的总体增加。

在接受 GLM 治疗的 268 周中, 5.9% (21/353) 患者报告严重感染。肺炎 [4 例 (1.1%)] 是超过一个患者报告的唯一严重感染。接受 GLM 100mg 的患者严重感染的发生率明显高于仅接受 GLM 50mg 的患者。然而, 在连续数年的 GLM 治疗过程中, 没有观察到严重感染的增加。

GLM 抗体在 6.4% 的 GLM 治疗受试者中检测到，其中 70% 为中和作用。然而，在抗 GLM 抗体和未达到 ASAS20 改善之间没有联系。此外，在一些患者中，这些抗体在随访过程中消失。

第四节 小结

戈利木单抗是抗 TNF-α 的人源化单克隆抗体，50mg 剂量已被批准治疗 RA，强直性脊柱炎和银屑病关节炎的所有适应证。

戈利木单抗的临床实验中，随访 24 周时发现戈利木单抗组在达到 ASAS20 改善时显著优于安慰剂组，这种疗效一直持续至 256 周。其显著的优势在于每月只需皮下注射一次，允许患者自己给药。戈利木单抗的不良反应和其他生物制剂相似。但是，仍需要进行长期的研究以确定戈利木单抗治疗后病情缓解的持久性及延迟或累积的不良反应。

（谭锦辉）

第十章　TNFi治疗强直性脊柱炎过程中的不良反应

第一节　治疗过程中感染的发生情况

近几年来，治疗AS的生物制剂不断涌现，TNFi是目前临床最常用的生物制剂，其对AS良好的效果已得到肯定，但其引起的感染情况却常常困扰着风湿科医师。

TNF-α是一种细胞因子，主要由单核细胞和巨噬细胞产生。其主要生物学活性为：杀伤或抑制肿瘤细胞、介导炎症反应、抗感染、引起发热（内源性热原质）、促进细胞增殖和分化。

TNF-α与AS的关联：TNF-α作为一种炎症介质，可以通过上调内皮细胞对各种黏附因子的表达，促进淋巴细胞、中性粒细胞、单核细胞在炎症部位的聚集，并且可以诱导多种促炎反应细胞因子（如IL-1、IL-6、GM-CSF），以及其他炎症介质的合成，还可以刺激巨噬细胞和成纤维细胞产生基质金属蛋白酶，从而引起关节炎症、骨与软骨的破坏。因此TNF-α在AS的发病与进展的过程中起着重要的推动作用，抑制TNF-α的活性可以改善关节炎的症状，使关节免于被破坏。

TNF-α与感染的关联：炎症反应是把双刃剑。在AS患者体内，过度的炎症反应可以导致病情的进展，适度炎症反应也是机体抵御感染的入侵及消除异常细胞所必需的。由于TNF-α是炎症反应的重要介质，且具有抗感染的作用（如抑制疟原虫生长，抑制病毒复制，抑制病毒蛋白合成、病毒颗粒的产生和感染性，并可杀伤病毒感染细胞等）。TNFi

的使用必然导致机体对细菌、病毒、真菌等感染源产生炎症反应的能力下降，增加了感染的潜在危险性。动物实验研究与临床观察研究中也发现拮抗剂的使用可以损害机体对多种细菌、病毒的抵抗力。

一、TNFi 引起的病毒感染

（一）乙型肝炎病毒（HBV）

乙型肝炎病毒感染是最常见的一种慢性病毒感染，全世界大约有 3.5 亿人感染。感染 HBV 以后，患者体内针对 HBV 的细胞毒 T 淋巴细胞（CTL）所分泌的 TNF-α 呈高表达。动物实验发现，TNF-α 敲除后小鼠的体内产生针对 HBV 的 CTL 能力明显减弱，提示 TNF-α 具有清除和控制 HBV 复制的作用。因此，TNFi 的使用可使 HBV 重新活跃，加重病毒感染。

Sanz SJ 发现一例 AS 合并 HBV 表面抗原阳性的患者使用英夫利昔单抗和拉米夫定治疗，临床反应良好，但停止拉米夫定治疗时，病毒复制的再激活发生，再次使用拉米夫定治疗后，病毒复制受到控制，肝功能检查正常。Zingarelli 也发现 27 位感染 HBV 的风湿病患者使用 TNFi 后，73% 的患者出现了病毒的重新活跃，而联合拉米夫定使用仅有 14% 患者出现病毒的重新活跃。

目前研究发现，TNF-α 具有清除和控制 HBV 复制的作用。TNF-α 抑制剂的使用可使 HBV 重新活跃起来，因此对于感染 HBV 的风湿病患者使用 TNFi 时应注意检测病毒的复制情况，临床观察发现联合抗病毒药物的使用有助于使血清转氨酶和病毒的复制水平恢复正常。针对慢性乙肝病毒携带者给予免疫抑制剂的临床实践指南指出：使用 TNFi 前应全面评估病情，包括检测 HBsAg 和 HBcAb 的。若 HBsAg 阳性，且 HBV DNA 水平大于 2000 IU/ ml 的患者需要联合抗病毒治疗。这些患者在停用抗病毒药物后发生病毒感染加重的概率很大，应密切监测体内病毒复制的情况。

（二）丙型肝炎病毒（HCV）

HCV 感染在世界范围内呈地方性流行，全球将近有 200 万人感染。

越来越多临床证据表明丙型肝炎患者血清中谷丙转氨酶（ALT）水平的升高与 TNF-α 的高表达有关。这些结果表明，TNF-α 可能参与了慢性丙型肝炎肝细胞的破坏。

Aslanidis 观察了感染 HCV 的 AS 和银屑病性关节炎患者各 1 例使用TNF-α 抑制剂长期有效地治疗他们的风湿病，没有任何证据表明他们的丙型肝炎感染重新激活或爆发或肝功能恶化。Zein NN 把 TNF-α 抑制剂作为一种辅助药物联合干扰素和利巴韦林治疗 HCV 感染，经过六个月的治疗，研究者发现使用 TNF-α 抑制剂的患者 HCV 的 RNA 量明显低于对照组。

其他临床观察也支持慢性丙肝患者使用 TNF-α 抑制剂的安全性，而且甚至对慢性丙型肝炎具有治疗的作用。不过也有学者指出 TNF-α 抑制剂的安全性仍需要更长时间的随访和更加详细的指标检测来确定。

（三）艾滋病病毒（HIV）

临床上许多风湿类疾病都会出现在艾滋病患者身上，如类风湿关节炎，反应性关节炎，银屑病关节炎，肌炎，血管炎等。长期以来对于这些合并风湿类疾病的患者的治疗是非常棘手的。因为艾滋病毒感染的原因，患者的免疫力本来就处于比较低的水平，很难再承受针对风湿病所采用的免疫抑制治疗。而今，随着高效抗逆转录病毒治疗（HAART）方法的使用，患者体内的艾滋病病毒复制明显受到抑制，免疫系统得以重建。因此病情比较稳定、病毒量控制较好的艾滋病患者也可以承受一定剂量的免疫抑制剂治疗。

在艾滋病患者的各个阶段均可以检测到 TNF-α 的高表达，研究表明 TNF-α 可以促进体内 CD4 细胞的凋亡。Walker 对 6 位 CD4 细胞数低于 200/mm^3 艾滋病患者使用了 TNFi，使用两周后，观察发现患者在 42 周的观察期内 CD4 细胞数以及血清中艾滋病病毒 RNA 水平没有发生改变。Sha 对 11 位 HIV RNA 低于 5000cp/mL 的艾滋病患者使用 TNFi，随访 60 周发现患者 HIV RNA 水平未发生明显变化，但出现一例患者的血肌酐水平升高，可能与 TNFi 的使用有关。而 Aboulafia DM 在使用 TNFi 治疗艾滋病患者时，出现了一例严重的全身感染导致了患者的死亡。

目前对于艾滋病患者使用 TNF-α 拮抗性的安全性仍有争论，因此在使用时应加倍小心，预防感染的发生。

（四）疱疹病毒（HHV）

人疱疹病毒家族包括单纯疱疹病毒（HSV）、水痘带状疱疹病毒（VZV）、巨细胞病毒（CMV）和 EB 病毒，这些病毒无处不在，分布广泛。其中一些在成人中多见，而一些在儿童中多见。TNF-α 可以调控人疱疹病毒复制与传播。

单纯疱疹病毒（herpes simplex virus, HSV）：HSV 的重新激活在TNFi 的治疗过程中经常可见，针对这种感染可予以口服抗病毒药物治疗，效果较好。

水痘带状疱疹病毒（Varicella-herpes zoster virus, VZV）：TNF-α可以阻断水痘带状疱疹病毒的复制与转录，因而 TNFi 的使用将会加大病毒感染的概率。在临床上因为 TNFi 和其他免疫抑制剂的使用而出现VZV 的感染比较常见。德国学者观察了 5040 例风湿病患者，其中有 82名患者因为使用了 TNFi 而出现了 VZV 感染。

Wendling D 观察发现 300 名患者使用了 TNFi 治疗后，有 9 位出现了 VZV 感染。

巨细胞病毒（Cytomegalovirus, CMV）：有研究发现使用 TNFi 治疗后出现了巨细胞病毒重新活跃。

EB 病毒：EB 病毒常常存在人体内的特定的位置内，最近的几例临床观察发现使用 TNFi 治疗后，EB 病毒的病毒量未发生明显的变化，这些临床观察随访时间从 3 个月到 5 年不等。提示使用 TNFi 治疗引起 EB病毒的感染概率不大。

二、TNFi 引起的细菌感染

TNFi 治疗 AS 时发生细菌感染可能导致患者的预后不佳，严重的细菌感染甚至危及生命，临床上有必要对这种严重感染进行观察研究，并制定相应的预防方案。Zeren Ma 等通过对纳入的 2049 名强直性脊柱炎患者进行 Meta 分析发现，与安慰剂相比，TNF-α 抑制剂在细菌感染、严重感染的发生率方面没有显著差异。Damjanov 进行的为期 16 周的随机双盲对照临床观察发现，柳氮磺吡啶肠溶片、依那西普治疗组未发生细菌感染。Arentz-Hansen 等研究发现 TNFi 治疗与感染风险增加相关。

因此，使用时应注意预防细菌感染。在选用 TNFi 治疗 AS 时应对患者的一般情况进行评价，如性别、体重、年龄、免疫球蛋白水平、用药情况等。如果使用过激素或既往有感染情况的患者发生细菌感染的风险也明显升高。对免疫功能低下或有其他感染风险的患者应慎用或选择安全性较好的生物制剂，且在使用过程中要监控严重感染的发生。另外，在有效控制病情的情况下，宜尽量选用低剂量长间隔的用药法。使用 TNFi 治疗 AS 时，一旦患者出现细菌感染及严重细菌感染的情况，应立即停用 TNFi，积极治疗感染，防止感染的扩散和加重。

三、TNFi 引起的真菌感染

研究表明，TNF-α 在宿主防御中起着重要的作用，具有抗胞内感染的作用。动物模型研究表明，TNF-α 的分泌在组织细胞抵御组织浆菌、隐球菌、球孢子菌、念珠菌、曲霉菌和肺囊虫感染起着至关重要的作用。因此 TNFi 的使用有可能导致患者感染真菌的概率升高。

研究人员检测组织胞浆菌感染的患者的血液样本后发现，TNFi 的使用会干扰体内 T 细胞对组织胞浆菌的抗原反应。虽然抗 TNF 治疗后真菌感染的发病率非常低，并且没有清楚地证明这些真菌感染是否与 TNFi 的使用有关。但是美国食品和药物管理局已经收到一些相关感染病例的报道。在临床使用 TNFi 的过程中也发现了一些真菌感染的情况。

总之，虽然 TNFi 的使用真菌感染的发病率是非常低，但其导致真菌感染的可能性不能被忽视。基于目前的研究情况，给出以下几点建议：

1. 开始使用 TNFi 之前，应告知患者真菌感染的风险。

2. 如果病人在使用 TNFi 治疗时出现发热，应考虑真菌感染的可能。

3. 应劝告患者户外运动时应注意避免真菌感染，如不去洞穴或者鸟类栖息地。

四、TNFi引起的结核感染

由于TNF-α在机体对感染的免疫应答及免疫监视过程中具有重要作用，所以TNFi的应用在理论上会引起感染机会的增加，在TNFi应用于患者后的临床观察也证实了这一点。在与TNFi的使用相关的感染中，结核感染越来越引起重视。结核病是人类最古老的传染病之一，在TNFi的使用以前，结核病在发达国家已不多见，甚至有人一度认为结核在发达国家已被消灭。新中国成立前结核病死亡率达200～300人/10万，居各种疾病死亡原因之首。新中国成立后人民的生活水平提高，卫生状态改善，特别是开展了群防群治，儿童普遍接种卡介苗，结核病的发病率和死亡率大为降低。近年来随着诸多因素的出现及改变，例如人口密度的最大、人口的大流动、结核杆菌耐药现象的出现、HIV的大流行以及TNFi与免疫抑制剂等药物的使用等，结核感染变得日益多见，再次引起了人们的警惕与重视。

结核分枝杆菌简称结核杆菌，是一种抗酸染色阳性的棒状杆菌，主要包括人型和牛型结核分枝杆菌，其中对人致病的主要是人型结核菌。机体感染了结核杆菌后的结果与机体的免疫活性有关，仅有不到10%的少部分免疫活性低的人会发展成有症状的活动性结核，其中大部分表现为肺结核，但在合并HIV感染的个体，约三分之二会出现肺外累及。与以上情况相反，大部分免疫活性正常的个体在感染了结核杆菌后，机体的免疫细胞可以将结核杆菌吞噬形成肉芽肿。虽然被吞噬后结核杆菌的生长受到抑制，但很难一下子被机体完全清除，从而在人体潜伏下来。在机体免疫活性低下时，这部分潜伏的结核杆菌就有可能再活动，引起明显的结核感染症状。有研究表明，在结核发病率较低的国家与地区，大部分结核活动都是由原先潜伏在机体内的结核杆菌再次活动引起，与TNFi的应用相关的结核感染很多也是由潜伏的结核杆菌再次活动导致。

有研究通过咨询问卷、病人日记和英国死亡患者数据库，来发现结核病患者。结果发现所有抗TNF-α治疗的患者中，共报告35例结核，其中16例最近使用药物是阿达木单抗（ADL），12例为英夫利昔单抗（IFX），7例为依那西普（ETN）。9例结核是在停药之后诊断的，其中 2 例是在停药超过 1 年以后发生的。所有 35 例结核中有 21 例（57%）肺外结核：ETN 组的 7 例中有 3 例，IFX 组的 12 例中有 8 例，ADL 组的 16 例中有 10 例。播散型结核病只见于 IFX 组（2 例）和 ADL 组（5 例）。ADL 相关的结核发生率为 196/100000PY，IFX 为 131/100000PY，ETN 为 50/100000PY。其研究结论为在 BSRBR 数据库中，结核病仅见于抗 TNF-α 治疗的患者，ADL 和 IFX 的结核发生率显著高于 ETN，在停用 TNFi 后仍应提防结核的发生。与总人群相比，抗 TNF 治疗的肺外结核发生率较高，尤其是 IFX 和 ADL 治疗的患者。要提出的是，新发的结核病例并不是来自临床试验，而是来自药物上市后的临床观察。以上观察发现的结果导致了 TNFi 产品包装说明书上出现了感染警示，提醒患者感染风险的增加。

另有研究表明结核的发病与 IFX 的使用最为相关，尽管 IFX 上市前仅 1 例被报道发生结核，但自从 FDA 批准其上市后已有超过 300 例的报道。来自瑞典的报道说明与 TNF 拮抗剂相关的结核不仅会发生在治疗开始后不久，甚至可以是多年以后。国外上市后临床观察中发现，IFX 可增加 AS 患者对结核的易感性，并增加激活潜伏结核病灶的危险，从而可能引发播散性的结核病。Keane 等总结了 70 例接受 IFX 治疗的患者发生结核的情况，发现其中超过 50% 的患者发生了肺外结核，以淋巴结结核最多见，其次为结核性腹膜炎和胸膜炎，尤其值得注意的是，其中 31 例（44.3%）患者是通过活检才明确诊断的。这提示我们接受抗 TNF-α 治疗的患者发生结核的临床表现常不典型、部位多样，在临床中需提高警惕，避免漏诊。研究还提及接受 IFX 治疗的患者结核患病率显著增加，潜在的结核感染者应用 IFX 治疗后，活动性肺结核的发生率增加 4 ~ 5 倍，其中约 98% 的患者在应用 IFX 治疗 6 个月内发病，平均发病时间在 12 周。接受 IFX 治疗的患者更易发生肺外结核和播散性结核。Wallis 等研究认为 IFX 与 ETN 导致新发结核感染的风险相似，但前者引起潜伏结核感染的风险明显高于后者（$P < 0.01$）。

至于不同的 TNFi 为什么会导致不同的结核感染率，有研究者认为可能与以下几点因素相关：

1. 各种 TNFi 结构、免疫原性及作用机制不同。IFX 和 ADL 均为作用于 TNF-α 的单克隆抗体，ETN 是一种完全人源化的重组 TNF p75 受体与 IgG1 Fc 片段融合的二聚体可溶性蛋白，三种生物制剂在作用机制上有明显差别。IFX 和 ADL 对 TNF-α 具有更大的亲和力和持续作用时间，IFX 与 TNF-α 的结合是不可逆的，其半衰期大约是 12～14 天和 8～10 天，其生物学效应可以持续长达 2 个月。ETN 可以高亲合力的与可溶性的 TNF-α 结合，但与 TNF-α 结合是可逆的，解离的 TNF-α 依然具有生物活性，而且 ETN 的半衰期只有 3 天，因而对 TNF-α 的抑制时间也相对短暂。另外，ETN 除了抑制 TNF-α，还可以同时抑制 TNF-β，表现为独特的双相抑制。

2. IFX 和 ADL 引起的抗体依赖补体介导的细胞毒（ADCC）作用比 ETN 更为多见。

3. IFX 和 ADL 对跨膜 TNF-α 具有更高的亲和力，而跨膜 TNF-α 在炎症肉芽肿的形成过程中具有重要作用。这一点似乎也解释了为什么 IFX 和 ADL 与 ETN 对克罗恩病、结节病与韦格纳肉芽肿等肉芽肿性疾病，甚至脊柱关节病相关的葡萄膜炎及银屑病，具有不同的疗效，即单抗类药物对以上疾病具有较好疗效，而 ETN 的疗效则不尽如人意。

4. IFX、ADL 和 ETN 均与记忆性 T 淋巴细胞对结核杆菌正常的反应有关，可以引起 γ-干扰素的产生下降。但体外细胞研究表明 IFX 和 ADL 对结核杆菌引起的 T 淋巴细胞的活化的抑制强度比 ETN 大。Wallis 等报道了相似的研究结果，并且发现 IFX 和 ADL 可以明显抑制 γ-干扰素的产生，而 ETN 即使在较大剂量时抑制 γ-干扰素的产生的作用仍不及 IFX 和 ADL。

在明确了 TNFi 可以使接受治疗的患者的结核易感性提高，并且会造成既往感染过结核的患者结核复发这一点后，针对性的预防措施也很快出现。常用的方法包括详细询问病史、胸部 X 线片检查及旧结核菌素试验（Tuberculin Skin Test，TST）或结核菌素纯蛋白衍化物（PPD）皮试等。

值得注意的是，TST 存在一定缺陷。

（1）特异性差，假阳性结果非常普遍的出现于卡介苗接种者中。对于呈现"假阳性"结果的患者，一方面有可能误用抗结核预防性治疗，另一方面也可能会使 AS 患者失去应用 TNFi 治疗的机会，因此在临床中一定要仔细鉴别。

（2）灵敏度低。相对于健康人群，TST 在免疫抑制患者中的检测灵敏度更低，导致它在部分卡介苗接种者的 TST 检测里出现假阴性的结果。

（3）重复性差。TST 需要进行两次随访工作，一次做 TST 实验，一次观察结果，容易存在主观上的结果判断误差。

由于上述的诸多问题，最终使 TST 的阳性结果难以判断，特别针对那些 LTBI 的阳性结果。另外，TST 的应用在不同国家和各指南中都不统一。近年来研究表明，两种 γ- 干扰素释放实验，即 Quantiferon-TB Gold 和 T 细胞酶联免疫斑点法（T-SPOT），因为不受卡介苗接种与否及患者免疫功能是否抑制的影响，因此在免疫低下患者（尤其是老年人和 AIDS 患者）中相对于 TST 法有更好的敏感性及特异性，对提高 LTBI 患者的诊断率很有帮助。虽然假阴性和不确定因素也存在，但是其发生率远低于 TST 方法。有多名研究者对该方法和 TST 进行了对比研究，结果显示该方法的敏感性更高，特异性更强。但也有研究发现，患者长期服用糖皮质激素后，该方法阳性率会下降。

已经有证据表明，在应用 TNFi 前筛选排除潜在的结核患者可以降低结核发生的风险（详见表10-1）。因此在应用 TNFi 治疗时，进行全方位的结核筛查非常重要。中国作为结核高感染地区，采用敏感性高、特异性强的结核检测方法意义重大，通过有效的检测手段，对风湿病患者 LTBI 进行基线评估，并判断糖皮质激素、免疫抑制剂、TNFi 等生物制剂对结核活动的影响，制定适合我国国情的 LTBI 评判标准、干预措施等相关的临床指南，将大大提高风湿病患者药物治疗的安全性，最大限度地预防结核相关的不良反应。

表 10-1　筛选患者可以降低结核发生风险

起始治疗	TNF 抑制剂治疗（患者年）	病例	结核发生率（10 万患者年）	发生率比 a（IRR）	发生率比 b（IRR）
2002 年 3 月前★	8671	41	472	19	5.8

续表

2002 年 3 月后	8717	15	172	7	2.4
完全服从推荐治疗	4576	2	43	1.8	未确定
未完全服从推荐治疗	4170	13	311	1.3	4.8

注：★ 2002 年 3 月推广预防潜伏结核感染建议；a：和普通人群比；b：和未经 TNF
治疗人群比。

第二节　充血性心力衰竭

近 20 年来，TNF-α 在充血性心力衰竭（Congestive Heart Failure，
CHF）中的作用引起了越来越多的关注。在 20 世纪 90 年代 Levine 等发
现 CHF 患者血液中 TNF-α 水平增高。后来又有研究者报道发现 CHF 患
者血液中增高的 TNF-α 水平可能会导致患者的心功能恶化、病情加重
并导致住院率及死亡率增加。动物试验研究结果亦证实高水平的 TNF-α
会影响左心室的功能。有研究发现 TNF-α 通过影响心肌收缩力、介导
细胞凋亡、参与心室重构、促进心源性恶病质发生发展等多种途径对心
力衰竭的进程起作用。这几个方面相互作用，构成了心力衰竭复杂的病
理生理机制。

以上研究结果提示抑制 CHF 患者血液中 TNF-α 水平可能对 CHF 会
有治疗作用。随后进行的有关依那西普（ENT）治疗 CHF 的前期临床试
验及公开试验也显示了令人振奋的结果，CHF 患者在接受了 ETN 治疗 3
个月后的 6 分钟步行距离、生活质量及心脏射血分数均得到显著改善。

依据以上观察结果，随后又进行了更大样本的、随机、安慰剂对
照的临床试验，以评估 ETN 对 CHF 的治疗效果。在美国进行的 ETN
的相关临床试验被称为 RENAISSANCE（Randomized Etanercept North
American Strategy to Study Antagonism of Cytokines）试验，在欧洲进行的
ETN 的相关临床试验被称为 RECOVER（Research into Etanercept：Cytokine
Antagonism in Ventricular Dysfunction）试验。在以上两个临床试验中，患
者的入选标准均为心功能美国纽约心脏病协会（NYHA）评级 Ⅱ ~ Ⅲ 级

至少 2 个月，并且左室射血分数不超过 30%。在 RENAISSANCE 试验中，共纳入了 925 例患者，分为三个治疗组，即安慰剂组、ETN 25mg 每周 2 次组及 ETN 25mg 每周 3 次组。在 RECOVER 试验中，共纳入了 1123 例患者，也分为三个治疗组，即安慰剂组、ETN 25mg 每周 1 次组及 ETN 25mg 每周 2 次组。令人意外的是，两个试验均在开始不久即因为中间统计分析显示的治疗组出现了高死亡率意外试验结果而不得不被终止。在 RENAISSANCE 试验中，以上提及的三组患者的死亡率分别为 14.2%、17.9% 及 19.8%。而在 RECOVER 试验中，以上提及的三组患者的死亡率分别为 8.8%、5.9% 及 7.2%。在两个试验中，同样剂量的 ETN 为什么会导致死亡率相差如此之大？后来的分析提示这可能与入选研究对象的基线特点有关。在 RENAISSANCE 试验中，入选研究对象病情相对较重，其罹患高血压病、室性心动过速 / 室颤及低 6 分钟步行距离的比例显著高于 RECOVER 试验组。另外，RENAISSANCE 试验的随访平均时间为 12.7 个月，而 RECOVER 试验试验的随访平均时间仅为 5.7 个月。

有关英夫利昔单抗（IFX）治疗 CHF 的相关试验被设计为 II 期临床、随机、双盲及安慰剂对照，此临床试验亦被称为 ATTACH（Anti-TNF alpha Therapy Against Chronic Heart Failure）试验。患者的入选标准为心功能 NYHA 评级 III 级或 IV 级，并且左室射血分数不超过 35%。试验共纳入了 150 例患者，分为三个治疗组，即安慰剂组、IFX 5mg/kg 组及 IFX 10mg/kg 组。IFX 的给药方法为静脉输液，给药时间分别在第 0、2 及 6 周，6 周后不再给药，随访时间为 1 年。在 1 年后的随访结果发现，以上提及的三组患者的死亡率分别为 8.2%、8% 及 15.7%。以上结果显示，IFX 并未能改善 CHF 患者的死亡率，并且随着剂量的增加，IFX 有可能会导致患者的病情加重，从而使住院率及死亡率增加。

美国食品与药品管理局（FDA）在 2002 年向药物不良反应报告系统（AERS）报告了 ETN 及 IFX 相关的 CHF 病例。在 FDA 的报告中，使用 ETN 或 IFX 的患者，共有 38 例出现了新发的 CHF，有 9 例原有的 CHF 患者出现了病情加重。在所报告的 38 例新发 CHF 患者中，有一半患者并没有明显的 CHF 的危险发病因素，例如冠心病、高血压、心梗病史及糖尿病等。38 例新发 CHF 患者中有 10 例患者的发病年龄在 50 岁以下，在停止使用 TNFi 并抗心衰治疗后，其中有 3 例心衰患者病情完全缓解，6 例有好转，1 例死亡。

Heslinga 等研究表明：第一，不能排除 TNF 阻断治疗对老年 RA 患者充血性心力衰竭发病率的潜在有害影响，但在其他患者中没有观察到 TNF 阻断治疗的有害影响；第二，我们发现 TNF 阻断治疗可能改善 RA、AS 和 PSA 患者心脏功能的几个超声心动图参数，但由于样本量小，这些结果需要在更大的研究中得到验证；第三，我们发现在使用 TNF 阻断治疗后 RA 和 AS 患者的 NT-proBNP 水平有所改善。

第三节　皮肤不良反应

皮肤不良反应的发生主要是与 TNF-α 药物本身相关。TNF-α 抑制剂的常见皮肤不良反应有：皮疹、瘙痒、荨麻疹、多汗、皮肤干燥；少见不良反应包括真菌性皮炎、甲癣、湿疹、脂溢性皮炎、睑腺炎（又称麦粒肿）、大疱疹、疖肿、眶周水肿、皮肤角化过度、红斑痤疮、疣、皮肤异常色素沉着和脱发。皮下注射的依那西普、阿达木单抗、戈利木单抗和塞妥珠单抗在注射部位可出现上述各类皮肤反应，但是极少导致治疗的中。皮肤注射局部不良反应主要是红斑疹和荨麻疹，尽管皮肤反应会从注射局部蔓延扩散开来，但通常只局限于皮肤，不会引发速发型超敏反应的其他全身表现，症状在治疗开始时立刻出现，可随用药时间的推移逐渐减轻。

出现皮肤不良反应后需要注意事项如下：

（1）询问患者以前的皮肤病史。

（2）注意是否存在发热、关节肿痛、皮肤瘙痒等症状。

（3）注意是否有使用其他导致皮肤不良反应的药物。

（4）注意用药期间皮肤不良反应的进展、药物的剂量、是否并发感染。

（5）注意皮肤不良反应的类型，是否需要皮肤科医师会诊及皮肤组织病理学检查。

（6）根据皮肤病变类型，考虑是否抗核抗体谱及 ANCA 检查，血管炎病变和嗜酸粒细胞情况。

（7）根据皮肤病变类型，给予相关治疗，银屑病病变必须给予相关治疗。

（8）少数皮肤严重病变类型，可能需要中断治疗。

（9）银屑病病变可以中断并转换另一种不会加重病变的 TNF-α 抑制剂。

（10）绝大多数情况下，根据皮肤病变类型和风险效益比，可以决定是否重新开始治疗。

第四节　注射部位反应及输液反应

注射部位反应（ISR）主要见于给药途径为皮下注射的 TNFi，例如依那西普（ETN）、阿达木单抗（ADA）等。ISR 的发生机制多被认为是 T 淋巴细胞介导的、迟发型的过敏反应。ISR 的最常见临床表现是注射部位的红斑、瘀斑、风疹、瘙痒及感觉迟钝等。ISR 常在皮下注射给药后的第一个月内出现，多数会随时间逐渐缓解。有研究发现，在下一次注射 ETN 时，约有 7% 的患者会在上次注射部位出现红斑。总的来说，ISR 可见于约三分之一的使用者，但由于其程度轻微，仅有 0.3% 的使用者是因为 ISR 而停止使用 TNFi 继续治疗。

输液反应主要见于英夫利昔单抗（IFX），指的是在输液过程中或输液结束 2 小时内发生的任何输液反应，常见表现包括皮疹、红斑、风疹、面部潮红、瘙痒、发热、寒战、恶心、头痛、心动过速及呼吸困难等，约见于 20% 的 IFX 使用者。临床试验发现，935 例使用 IFX 的患者中，有 3% 会出现非特异性的发热与寒战，仅有不到 1% 的输液反应比较严重。严重的输液反应可以表现为胸闷、支气管痉挛、出汗、过敏、低血压及濒死感。有研究表明，以上严重的输液反应并不是过敏引起，因为检测发现患者体内的类胰蛋白酶及 IgE 并无显著升高。

第五节 免疫原性

免疫原性，是指抗原能刺激特定的免疫细胞，使免疫细胞活化、增殖、分化，最后产生抗体和致敏淋巴细胞的特性。抗原的免疫原性，首先决定于其自身的化学特性，但同一种抗原，对不同动物或同种动物不同个体间的免疫原性强弱差异也很大，所以免疫原性是由抗原的化学组成、分子量、化学结构等化学性质和异种性、宿主遗传因素等宿主因素决定的。

各种 TNFi 均为大分子量的蛋白质，虽然 TNFi 的异种性、化学组成、分子量、化学结构上有一定差异性，但是必定具有一定的免疫原性。这种免疫原性，在人体主要表现在以下三个方面：

（1）诱导机体产生抗核抗体（ANA）、抗 ds-DNA 抗体及其他自身抗体。

（2）诱导机体产生抗 TNFi 的相关抗体，并可能会减少 TNFi 的药物效能。

（3）诱发药物诱导性狼疮。

另外，值得注意的是，有关 TNFi 的免疫原性的研究报道大多是有关依那西普、英夫利昔单抗及戈利木单抗的，而有关阿达木单抗及塞妥珠单抗免疫原性的研究报道较为少见。但笔者以为，这并不代表阿达木单抗及塞妥珠单抗就不具有免疫原性。

Arends 等研究发现在 20%、0% 和 30% 的 AS 患者中分别诱发了抗英夫利昔单抗、抗依那西普和抗阿达木单抗抗体。虽然在抗 TNF-α 治疗期间检测到 ANA、抗中型粒细胞抗体和抗 dsDNA 抗体，但是发现这些自身抗体的存在与 TNF-α 阻断剂抗体的形成之间没有明显的关联。与没有这些抗体的患者相比，具有抗英夫利昔单抗或抗阿达木单抗抗体的患者血清 TNF-α 阻滞剂水平显著降低。此外，血清 TNF-α 阻断剂水平与疾病活动性的评估呈显著负相关。

Gonnetgracia 等观察 229 例 AS 和 RA 患者使用 TNFi 前后抗体的变化，其中 159 例接受英夫利昔单抗治疗（98 例 RA 和 61 例 AS），125

例接受依那西普治疗（116 例 RA 和 9 例 AS）。在英夫利昔单抗组中，43.6% RA 患者和 27.1% AS 患者在基线时可检测到 ANA 阳性。这一比例在随访期间分别增加到 73% 和 52%。RA 患者抗 DNA 抗体阳性率由 0% 上升至 9.5%，AS 组为 0%～2%。在依那西普组中，58.5% 的患者在基线时 ANA 水平显著升高；在先前使用英夫利昔单抗治疗的患者中，这一比例上升到 63.3%，而在从未使用 TNF-α 阻滞剂的患者中，这一比例下降到 20.6%。依那西普组无明显的 ANA、抗 DNA 抗体和 C4 水平的变化。只有 3 例患者出现可能与这些自身抗体相关的临床表现（冻疮性狼疮），2 例患者使用英夫利昔单抗，1 例患者使用依那西普。

一项 2 年的前瞻性研究显示，英夫利昔单抗治疗 RA 和 AS 可诱导出现特异性抗核抗体和抗心磷脂抗体（ACA），但未见狼疮样临床症状。

第六节　肝损伤

有关 TNFi 导致肝损伤的报道较为少见。Leonardi 等报道 147 例接受阿达木单抗治疗的银屑病患者中有 2 例因为出现转氨酶升高而终止了阿达木单抗的治疗。一项研究还发现，依那西普可以引起肝功能的轻中度的异常，但没有患者因此而停止治疗。除此之外，还有研究发现，接受英夫利昔单抗治疗的银屑病患者中有 8% 会出现明显的转氨酶升高，但并不伴有任何临床症状。

根据临床试验的结果，有学者建议转氨酶升高达正常上限 3 倍的 AS 患者应慎用 TNFi；转氨酶升高达正常上限 5 倍的 AS 患者应禁止使用 TNFi。

第七节　神经系统不良反应

肿瘤坏死因子-α（TNF-α）拮抗剂引起的神经系统不良反应主要是脱髓鞘病变，具体包括多发性硬化症（multiple sclerosis, MS）、视神经炎、脑炎、脊髓炎、急性炎症性脱髓鞘性多发性神经病（acute inflammatory demyelinating polyneuropathy，AIDP），也称格林巴利综合征（Guillain-Barré syndrome,GBS）、慢性炎症性脱髓鞘性多发性神经病（chronic inflammatory demyelinating polyradiculopathy）、横贯性脊髓炎、中风及脑白质病等。

一、脱髓鞘病变

TNF-α在脱髓鞘疾病中的作用已经在啮齿动物模型和人类中得到证实。已有发现TNF-α水平在MS患者、27% ~ 63%的格林巴利综合征患者中、25%的慢性炎症性脱髓鞘性多发性神经病患者及神经损伤患者的血清和脑脊液中均有明显增高。在慢性进展性的MS患者中，TNF-α水平与患者的残疾程度及神经病变的严重程度明显相关。

以上研究似乎提示TNFi也许对脱髓鞘病变具有治疗效果。虽然有非对照的、回顾性研究表明依那西普对复发性慢性脱性炎症髓鞘性多发性神经病患者有效，但多数有关TNFi治疗MS的临床试验的结果却让人失望。在一项随机、双盲、安慰剂对照的Ⅱ期临床研究中，168例MS患者接受了来那西普（Lenercept）的治疗，结果发现来那西普导致MS患者病情加重及复发时间缩短。另一个公开的、Ⅰ期安全性研究中，有两例急性进展性MS患者接受了英夫利昔单抗的治疗，结果两例患者均出现病情加重。

在TNFi被批准用于治疗AS后，陆续有研究报道少数接受TNFi治疗的AS患者出现了脱髓鞘病变。Mohan等报道18例使用依那西普的患者及2例使用英夫利昔单抗的患者出现了脱髓鞘病变。以上患者出现的神经症状主要包括感觉异常（paresthesia）、视觉障碍（Visual Disturbances）、精神错乱（confusion）及步态异常（gait disturbances）等，症状出现的时间在治疗后1周至15个月不等，平均时间为5个月。以上患者在停止使用TNFi后，上述的神经症状均部分或完全缓解，其中1例出现了激发试验阳性。有病例报道研究发现1例患者在接受了阿达木单抗治疗2个月后出现了远端肢体麻木及足下垂（foot drop），以上症状在停药4周后完全缓解。一项回顾性的研究发现阿达木单抗同样可以引起 MS 及格林巴利综合征等。有研究发现阿达木单抗引起脱髓鞘病变的频率约为 0.01/100 病人年。

二、中风

TNFi 治疗引起中风的报道较为少见。有研究发现 17 万例接受英夫利昔单抗治疗的患者中有 29 例出现了中风，104000 例接受依那西普治疗的患者中有 26 例出现了中风。Khanna 等研究认为鉴于 TNFi 治疗后引起中风的情况较为罕见，并且不能肯定 TNFi 的病因作用，因此既往中风病史并不是 TNFi 使用的禁忌证。

第八节　血液病

随着 TNFi 临床上用于治疗类风湿关节炎、强直性脊柱炎、银屑病关节炎等各类疾病越来越普遍，TNFi 导致的各种不同血液病改变受到关注，一些血液病改变方面的循证医学证据和临床研究文献也逐渐发表。目前 TNFi 导致的血液病改变主要可以分为恶性血液病（如淋巴瘤、白血病）和非恶性血液病（如中性粒细胞减少、血小板减少症等）。理论上来说 TNFi 可削弱人对肿瘤细胞的免疫保护能力从而增加肿瘤的发病率，但在大多数临床试验及对长期使用 TNFi 患者回顾分析文献中并未发现恶性血液疾病总体发病率明显超出未使用 TNFi 患者人群的发病率。

有个案报道称 AS 患者应用肿瘤坏死因子拮抗剂后分别发现了淋巴瘤。但 Hellgren 等人对纳入的 18572 例的 AS 患者（n = 8707）和 PsA 患者（n = 19283）分析后发现，与一般人群相比，AS 患者淋巴瘤的发生风险为 0.9（95% 置信区间为 0.5 至 1.6）（14 个淋巴瘤患者），而 PsA 患者，淋巴瘤的发生风险为 1.2（95% 置信区间为 0.9 至 1.7）（45 个淋巴瘤）。对于甲氨蝶呤和 / 或柳氮磺吡啶治疗的 PsA 患者，淋巴瘤的发生风险为 1.7（95% 置信区间为 1.0 至 3.1）。TNFi 治疗组与非 TNF-α 治疗组的 AS 和 PsA 患者相比，淋巴瘤的数量和发病率没有显著差异，尽管淋巴瘤的数量很小。

在美国，TNFi 在青少年患者群体中应用中发生的肿瘤病例被上报给美国 FDA，上报的 48 例恶性疾病中，半数是淋巴瘤（霍奇金淋巴瘤和非霍奇金淋巴瘤），其余为白血病、黑色素瘤、实体器官肿瘤等各种肿瘤，其中，31 例使用英夫利昔单抗，15 例使用依那西普，2 例使用阿达木单抗，绝大多数病例同时使用了其他免疫抑制剂。因此鉴于目前对 TNFi 是否增加恶性血液疾病发病率存在争议，2008 年美国风湿病学会 ACR 指南建议对曾经患过恶性血液疾病或有恶性血液疾病高危因素的患者使用 TNFi 提出警告，尽量避免使用。

在 TNFi 导致的非恶性血液疾病方面，Bessissow 等对基于 MEDLINE 和 EMBASE 数据库，以下列关键字搜索：抗肿瘤坏死因子、anti-TNF、Infliximab、adalimumab、certolizumab、etanercept、血液学并发症、血小板减少症、贫血、骨髓和血栓症，获得的相关文献进行荟萃分析，认为 TNFi 导致的血小板减少症极为少见并且通常不引起严重的后果，但是一过性中性粒细胞减少可以高达 16%，既往有中性粒细胞减少或药物治疗引起中性粒细胞减少病史者发生率更高。由于影响因素较多，使用 TNFi 与血栓两者之间的联系目前尚不清楚，目前仅有一例嗜酸粒细胞增多症个案被报道。

第九节　血管炎

越来越多的临床报道发现 TNFi 可能对多种血管炎的治疗有效，例如大动脉炎、巨细胞动脉炎、结节性多动脉炎、皮肤黏膜淋巴结综合征（川崎病）、过敏性肉芽肿性动脉炎、韦格纳肉芽肿、白塞病、后葡萄膜炎、冷球蛋白血症血管炎及类风湿血管炎。但是，少数病例报道及药品上市后的调查研究发现，TNFi 在治疗强直性脊柱炎的过程中会引起血管炎病变。以上发现基于以下一点或几点观察到的现象：用药后出现血管炎临床表现、停药后血管炎表现减轻或缓解、再次用药后血管炎亦再发、用药后患者血清中出现抗核抗体、抗 ds-DNA 抗体等自身抗体阳性。

以上患者发生血管炎的机制尚不明确，但推测可能与以下因素相关：（1）TNFi 在体内与 TNF-α 结合形成复合物沉积在小血管，从而可能触发Ⅲ型过敏反应。

（2）TNFi 可以在体内引起自身抗体阳性，引起血管炎，并出现狼疮样表现。

在 TNFi 引起的血管炎中，多数表现为皮肤血管炎，其病理表现为白细胞碎裂性血管炎（LCV）。美国食品与药品管理局（FDA）曾报道了 20 例使用依那西普后发生的皮肤血管炎及 15 例使用英夫利昔单抗后发生的皮肤血管炎，以上 35 例病例中有 17 例（48.5%）是经过病理活检所证实的。以上 35 例病例中，有 22 例（62.8%）在停止使用 TNFi 后明显或完全缓解，其中有 6 例在再次使用 TNFi 治疗后引起 LCV 再发。在使用 TNFi 出现了 LCV 后，可以视具体情况做不同处理。例如停止使用 TNFi、延长给药间隔时间、降低每次用药剂量、给予激素或抗组胺药、换用另一种 TNFi 等。

还有研究报道了使用 TNFi 后出现了病理证实的肾小球肾炎、盘状红斑狼疮（DLE）、坏死性皮肤血管炎及中枢血栓性静脉炎。肾小球肾炎出现的时间在患者使用 TNFi 后的 3～30 个月不等，平均时间为 6 个月。肾小球肾炎的出现被推测与患者使用了 TNFi 诱发自身抗体并导致的自身免疫有关。多数 TNFi 诱发的肾小球肾炎在经激素及免疫抑制剂治疗后可以很快缓解。

第十节　TNFi 治疗强直性脊柱炎和
类风湿关节炎不良反应异同

尽管 TNFi 的使用可以改善 AS 和 RA 患者的体征，使症状得到有效控制，并显著提高生活质量，但这些患者中的大多数将需要长期甚至无限期治疗，特别是 AS 患者。因此，医药学专家必须意识到这种疗法的副作用。关于这个重要主题有大量的文献，我们将重点分析过去 5 年中公布的大型国家登记册的信息。

感染是迄今为止 TNFi 治疗 RA 和 AS 最常见和最重要的副作用。尽管 SpA 患者的药物存活率更高，但大多数关于使用 TNFi 的严重感染的重要出版物都与 RA 有关，并描述了细菌感染。目前的数据可以支持在治疗的第一年感染的风险更高。对英国风湿病生物学学会（BSRBR）的前瞻性观察数据的分析发现，用 TNFi 治疗的 11798 名患者在治疗的前 6 个月中，调整后的严重感染的风险比（hazard ratio，HR）为 1.2，而用非生物 DMARDs 治疗的 3598 名患者则相反。在 3 种最常见的 TNFi 中，这种风险没有显著差异。

日本 RA 长期安全注册中心（REAL）比较了在观察组的 1144 名患者第 1 年严重感染的频率，其中包括 646 名使用 TNFi 的患者和 498 名非生物 DMARDs 患者。TNFi 组的严重感染发生率为 6.42/100 患者年（patients-years，PY），非生物 DMARDs 组的严重感染发生率为 2.64/100PY。多变量分析表明，TNFi 是严重感染的独立危险因素（相对危险度 -RR = 2.37）。同一组发现严重感染的风险，虽然在治疗的第 1 年升高，但在治疗的第 2 年和第 3 年没有升高（RR = 1.38）。

通过对荷兰类风湿关节炎监测（DREAM）5 年随访注册表分析发现在 RA 中不同 TNFi 严重感染的风险：英夫利西单抗为 3.86/100PY，阿达木单抗为 2.61/100PY，依那西普为 1.66/100PY。这些数据证实，依那西普严重感染的风险比英夫利西单抗（调整后的 HR = 0.49）和阿达木单抗（调整后的 HR = 0.55）更低。

最近的一个研究分析美国 3485 例 RA 患者按年龄（< 65 岁和 ≥ 65 岁）严重感染的危险性表明，< 65 岁组严重感染的发生率为 5.4/100PY。≥ 65 岁组严重感染的发生率为 16.0/100PY。在 < 65 岁组中，与依那西普相比，治疗 3 个月后调整的 HR 值在英夫利西单抗中更高（HR = 3.01），但 ≥ 65 岁时则无明显变化（HR = 0.94）。

一项美国多机构合作研究分析了 10484 例 RA 和 3213 例 SpA 患者，使用 TNFi 组与非生物 DMARD 组相比，没有增加严重感染的住院风险。RA 严重感染住院率 TNFi 组为 8.16/100PY，非生物组为 7.78/100PY，调整后的 HR 为 1.07。对于 SpA 患者，TNFi 组的住院率为 5.41/100PY，非生物组为 5.19/100PY，调整后的 HR 为 1.10。

一、结核病

从第 1 个患者使用 TNFi（英夫利西单抗）治疗开始，即观察到结核病发病率增加。从那时起，结核病风险的增加导致有必要在开始使用 TNFi 之前，对有先前接触过结核病体征的患者进行预防。风湿病生物药物登记册的随访数据对于帮助管理 TNFi 的长期使用者，特别是对潜伏结核病患者，是非常重要的。最近对 TNFi 治疗 RA、AS 和 PsA 后结核病风险的回顾发现，4590 名使用英夫利西单抗患者中有 10 例（0.21%），7009 名使用阿达木单抗患者中有 9 例（0.12%），7741 名随机对照试验中使用依那西普的患者中有 4 例（0.05%），83% 的结核病发生在类风湿关节炎患者中。尽管 3 种常见的 TNFi 提高了结核病的风险，但是在使用单克隆抗体的患者中，这种风险是 TNFi 的 3 至 4 倍。超过 80% 的患者与推荐的结核病预防程序有偏差。

　　法国生物治疗耐受性研究中心（RATIO）在一组自身免疫性炎症性疾病中收集了 69 例结核病例，包括 40 例 RA 和 18 例 SpA。与这些病例相关的 TNFi 有英夫利昔单抗（n = 36）、阿达木单抗（n = 28）和依那西普（n = 45），重要的是，没有患者接受正确的预防治疗。根据使用 TNFi 的性别和年龄调整的结核病发病率（incidence ratio，IR）为 116.7/10 万 PY，显著高于法国普通人群中观察到的 IR。与可溶性受体相比，单克隆抗体的标准化发病率（standardized incidence ratio，SIR）显著升高：英夫利昔单抗 SIR 为 18.6、阿达木单抗 SIR 为 29.3、依那西普 SIR 为 1.8。英国生物登记册比较了用 TNFi 治疗的 10712 例类风湿性关节炎患者（3925 例用英夫利昔单抗，3913 例用依那西普，3504 例用阿达木单抗）和 3322 例用常规 DMARDs 治疗的患者的结核病率。与可溶性受体依那西普（39/10 万 PY）相比，使用英夫利昔单克隆抗体（136/10 万 PY）和阿达木单克隆抗体（144/10 万 PY）的结核率明显更高。与依那西普相比，英夫利昔单抗调整后的 IR 为 3.1，阿达木单抗为 4.2。关于种族，非白人患者与白人患者相比，肺结核患病率增加了 6 倍。

　　在明确数据显示使用 TNFi 增加了结核病的风险之后，与作为潜在结核病筛选工具的标准结核菌素皮肤试验（TST）相比，γ- 干扰素释放试验（interferon-γ release assays，IGRA）的性能之前已在使用新的单克隆抗体戈利木单抗的 RA、AS 和 PsA 患者中进行了测试。在两种方法检测的 2282 名患者中，13.8% 的潜伏结核患者至少有一项检测阳性，包括 TST 阳性结果为 9.4% 和 IGRA 阳性结果为 7%，两项检测结果均为阳性为 2.6%。在最初结果不确定的患者中重复进行 IGRA 的比先前报道更多的情况下是有效的。

在结核病流行的国家，使用 TNFi 患结核病的风险可能较高。对 15 个亚洲国家和地区（孟加拉国，柬埔寨，中国大陆、香港、台湾地区，印度，印度尼西亚，日本，韩国，马来西亚，巴基斯坦，菲律宾，新加坡，泰国和越南）的结核病风险进行了分析，结果显示，这一风险显著高于西欧和北方的风险。与阿达木单抗相比，依那西普需要治疗人数（Number Needed to Treat，NNT）以降低一次结核病事件的数量在 8 至 173 之间，依那西普需要治疗人数在 13 至 283 之间，而不是英夫利昔单抗。在巴西，巴西生物登记处（BIOBADABRASIL）的初步报告分析了 1037 名患者（69.7% 的 RA 患者和 21.2% 的 SpA 患者），其中 TNFi 总接触量为 2101PY，在使用 TNFi 时发现 3 例活动性结核。虽然结核病患者人数很少，但高于巴西人口的估计发病率（25 ~ 49/10 万）。

由于不同国家和地区的结核病发病率有显著差异，而且这种发病率可根据患者的社会阶层而有所不同，因此风湿病学家必须了解他们国家潜在的结核病检测和管理指南。

二、机会性感染

生物疗法的安全性评估（SABER）研究分析了美国 33324 名 TNFi 治疗 RA、IBD 和 AS/PsA/PS，发现 80 种非病毒性机会性感染，主要病因（占百分比 ≥ 5%）为肺孢子虫病（20%）、诺卡菌病 / 放线菌病（15%）、结核病（12.5%）、组织胞浆菌病（11.3%）、非结核分枝杆菌（11.3%）、沙门氏菌病（10%）、李斯特菌病（5%）和军团菌病（5%）。对于 TNFi，其 IR 为 2.7/1000PY，而对于非生物性 DMARD，其 IR 为 1.7/1000PY，这允许 TNFi 对于机会性感染的调整后的 HR 为 1.6。

对 3301 例主要使用 TNFi 的 RA 患者（2990 例）的西班牙 BIBADASER 队列进行了分析，发现在非 RA 组中存在更高 IR 的严重感染，调整前的 IR 为 3.15，在调整年龄、共病和皮质类固醇使用后为 1.96。指出在研究设计和解释中应仔细分析和考虑这些变量。

　　法国国家登记处（RATIO）分析了用 TNFi 治疗 RA 和 SpA 的 3 年期间所有非结核机会性感染。45 例患者中有 43 例发生机会性病变，以 RA 为主（26 例）。主要感染源有病毒（带状疱疹、水痘、巨细胞病毒，40%）、细菌（李斯特氏菌、奴卡菌病、非结核分枝杆菌，非伤寒沙门氏菌病，33%）、真菌（卡氏肺孢子虫病、曲霉病、隐球菌病，22%）及寄生虫（利什曼病，5%）；ICU 入院 10 例（23%），死亡 4 例（9%）。机会性感染的危险因素为单克隆抗体（英夫利昔单抗 OR = 17.6，阿达木单抗 OR = 10.0，与依那西普比较）和前一年口服类固醇 > 10mg（OR = 6.3）。

三、带状疱疹病毒

　　水痘 - 带状疱疹病毒（又称带状疱疹病毒，herpes zoster，HZ）的复活在 TNFi 的短期和长期使用中经常被报道。最近发表的一篇包括美国 32208 名使用 TNFi 的患者在内分析报告指出，RA 的 HZ 发病率为 12.1/1000PY，IBD 为 11.3/1000PY，AS/PsA/PS 为 4.4/1000PY。在类风湿关节炎患者中，TNFi 和非生物 DMARDs 调整后的 IR 相似，并且 3 种 TNFi 之间具有可比性。大多数发表的关于 HZ 感染风险的研究描述了 RA 队列。德国生物登记册（RABBITT）分析了 5040 例 RA 患者使用 TNFi 和常规 DMARDs，发现 HZ 感染的 IR：单克隆抗体为 11.1/1000PY，依那西普为 8.9/1000PY，常规 DMARDs 为 5.6/1000PY。对来自英国生物注册中心的大量 RA 患者（11881 名患者使用 TNFi，3673 名患者使用非生物 DMARDs）进行皮肤和软组织感染的发生情况分析。软组织感染的 IR：TNFi 为 1.6/100PY，非生物 DMARDs 为 0.7/100PY。就 HZ 而言，IR：TNFi 为 1.6/100PY 和非生物 DMARDs 为 0.8/100PY。

　　这些结果对于支持使用 TNFi 的 RA 患者的 HZ 疫苗接种评估具有重要意义。在首次报道的研究中，美国 44115 例自身免疫性疾病患者中有 551 例（1.2%）接受了 HZ 疫苗，其中有 6% 在接种时使用了 TNFi。在接种疫苗和未接种疫苗的患者中，HZ 的发病率相似，尽管极少数接种疫苗的患者不能得出明确的结论。西班牙的一项研究分析了 BIOBADASER 中

4655 名风湿病患者因 HZ 住院的风险；估计住院 IR 为 32 例 /10 万 PY，显著高于一般人群的预期住院率（3.4 例 /10 万 PY）。

四、肝炎

由于先前提到感染的患者中乙型肝炎的再激活，这是风湿病学家一直担心的一种医疗状况。最近对文献的系统回顾描述了在 9 个研究中共 122 例 HBsAg 阳性风湿病患者中 15 例（12.3%）的乙肝重新激活，39.3% 的患者被给予抗病毒预防。10 名患者有详细的信息（4 名 RA 患者，4 名 AS 患者，2 名 PsA 患者），并呈现良好的结果。对 21 例既往有乙型肝炎病史的患者进行随访分析，其中使用 TNFi 治疗风湿病平均 27 个月，但未发现乙型肝炎的再活化。希腊一项针对 14 名慢性乙型肝炎病毒（HBV）感染患者、19 名接种 HBV 疫苗的患者和 19 名长期使用与抗病毒治疗相关的 TNFi 的研究，没有发现病毒再激活，也没有出现肝失代偿。

关于慢性丙型肝炎患者中 TNFi 的安全性，文献回顾了 153 例患者，平均治疗时间为 12 个月。个体分析显示 91 例 RA 患者，22 例银屑病，6 例克罗恩病和 14 例其他慢性炎症性疾病，其中大部分使用依那西普。仅有 1 例丙型肝炎恶化，5 例疑似病例。虽然这些结果还不错，但无法明确说明 TNFi 在慢性丙型肝炎治疗中的作用。

五、疫苗

最近发表了关于使用不同生物药物的风湿病患者接种疫苗的修订。虽然许多中心习惯为 RA 和 AS 患者接种疫苗，特别是针对流感和肺炎球菌的疫苗，但在开始使用 TNFi 之前，没有关于这个主题的具体国际指南。最近的研究表明，RA 和 AS 患者接种肺炎球菌疫苗后 1.5 年抗体水平显著降低，尤其是使用甲氨蝶呤和 TNFi 的患者，在使用免疫抑制治疗的患者中需要尽早再接种。巴西最近一项评估甲型 H1N1 流感疫苗在 RA 和 SpA 中的免疫原性的研究描述了用单克隆抗体治疗但未用依那西普治疗的 SpA 患者的抗体应答减少。

六、癌症

在前瞻性研究中对 RA 中恶性肿瘤的广泛回顾的荟萃分析发现，在使用 TNFi 的患者中，黑色素瘤（1.79，95% 置信区间 0.92-2.26）和非黑色素瘤（1.45，95% 置信区间 1.15-1.76）皮肤癌是唯一增加恶性肿瘤风险的部位。在使用 TNFi 治疗 RA 时，最初描述了淋巴瘤的风险增加，但尚未完全证实。先前使用其他免疫抑制药物也可能影响这些结果，以及不同国家的癌症流行率。

瑞典生物登记处（ARTIS）和瑞典癌症登记处分析了 67526 名 RA 患者的国家队列中的癌症风险，其中包括 6366 名使用 TNFi 的患者，并与瑞典普通人群进行了比较。在 240 例癌症发生后，使用 TNFi 的患者的恶性肿瘤复发率为 1.00，与初治 RA 患者相比。恶性肿瘤的 RR 没有随着 TNFi 开始使用以来时间的增加而增加，也没有随着药物开始后最初 6 年抗 TNF 治疗的累积持续时间而增加。还分析了同一份瑞典生物登记册 66743 名 RA 患者的国家队列中淋巴瘤的风险，其中包括 6604 名使用 TNFi 的患者，并与 471024 人的一般人群进行了比较。使用 TNFi 的患者与未使用 TNF 的 RA 患者（RR = 1.35）和一般人群（RR = 2.72）相比，淋巴瘤的 RR 更高。有趣的是，在 1998 至 2006 年间登记的一个组中，从 1998 年到 2001 年间淋巴瘤风险的整体增加开始治疗，这表明选择患者进行治疗可能对观察到的恶性肿瘤风险产生影响。丹麦生物登记处（DANBIO）描述了使用 TNFi 治疗的 3347 名患者与非生物治疗组相比，总体癌症的 HR 为 1.02。与一般人群相比，类风湿性关节炎患者患癌症、淋巴造血性和非黑色素瘤皮肤癌的风险增加。

最近的研究已经分析了 RA 中不同皮肤癌的 IR 增加。英国生物登记册比较了 11881 名使用 TNFi 的患者和 3629 名使用非生物 DMARD 的患者对角质形成细胞皮肤癌（基底细胞癌和鳞状细胞癌）的随访。TNFi 的标准发病率（SIR）为 1.72，非生物 DMARDs 为 1.83，显著高于英国人群。来自同一英国队列的另一项研究比较了 11767 名接受 TNFi 治疗的患者和 3249 名使用非生物 DMARDs 的患者与英国国家癌症登记处的实体癌的 IR。据报道，多达 427 例实体癌。在调整基线特征的差异之后，两组实体癌的风险没有观察到显著差异（HR = 0.83）。

对 8707 例 AS 患者与来自瑞典的 40000 多名非 AS 患者进行淋巴瘤危险性分析，与普通人群相比，HR 为 0.9。对 23458 例风湿性自身免疫病患者（包括 1648 例 AS 患者）使用阿达木单抗的长期安全性分析表明，总体癌症发生率与一般人群相似。唯一发病率高于预期的癌症类型（在 RA、PS 和克罗恩病中）是非黑色素瘤皮肤癌。9 例使用依那西普的临床试验也没有发现恶性肿瘤的风险增加。

七、神经病学

自从 TNFi 被引入治疗自身免疫性风湿病以来，脱髓鞘疾病的发生被报道。尽管 TNFi 可能触发脱髓鞘过程，但许多时候疾病独立于生物药物的中断而发展。对 1800 名法国风湿病学家和内科医师进行长期调查，在 TNFi 治疗期间寻找脱髓鞘疾病的模式，发现 22 例中枢神经系统（CNS）和 11 例外周神经系统（PNS）受累；16 例 RA 患者，11 例 AS 患者，4 例 PsA 患者。中枢神经系统受累的特征是脑损伤（16 例）、横断性脊髓炎（8 例）和球后视神经炎（5 例）。所有患者均停用 TNFi 后，20 例开始好转，但 5 例发展为多发性硬化。慢性（9 例）或急性（2 例）炎性脱髓鞘性多发性神经病以 PNS 侵犯为特征。10 例患者必须中断 TNFi 和 8 例患者需静脉注射免疫球蛋白。

最近 1 项前瞻性研究对 77 例 TNFi（36 例 RA、24 例 PsA 和 17 例 AS）候选患者进行了脑磁共振成像（Magnetic Resonance Imaging，MRI）和神经生理学测试。由于脑 MRI 的改变，两名患者被禁用 TNFi，另外 3 名患者发展为神经障碍（脑脱髓鞘障碍、视神经炎和外周神经病变）。对 61227 例炎症性自身免疫病患者使用 TNFi 或非生物 DMARD 进行回顾性分析，发现 6 例视神经炎，每组 3 例。因此，在 TNFi（4.5/100000PY）和常规 DMARD（5.4/100000PY）中，视神经炎的发生率相似。

八、心脏

RA 与 SPA 患者中会出现早发动脉粥样硬化与心血管病发病率与死亡率均增加，这一点已成为共识。从这个角度来看，可以认为在 RA 治疗中适当控制炎症也会降低心血管疾病的发病率。在瑞典风湿病学登记处的 6000 名 RA 患者的分析中，使用 TNFi 治疗与疾病第一年内急性冠脉综合征（HR = 0.80）的风险无关。也有证据表明，TNFi 在 AS 中的应用可能减缓亚临床动脉粥样硬化。

九、肺

由于 TNFi 的出现，他们能够增加间质性肺病（Interstitial lung Disease，ILD）风险的假设被考虑。最近一项队列研究分析了来自北加州 Kaiser Permanente 的 RA、AS、PsA 和 IBD 患者，发现使用 TNFi 的 4200 名患者中有 23 例（0.5%）患有 ILD，使用非生物 DMARD 的 5423 例患者中有 15 例（0.3%）患有 ILD。在 RA 患者中，ILD 调整后的 SIR 较高（0.21/100PY），其他疾病则较低。与使用非生物 DMARD 的患者相比，使用 TNFi 的患者 ILD 的调整后 HR 为 1.03，证实了 TNFi 与 ILD 之间没有关联。

十、肾

肾功能衰竭在使用 TNFi 的患者中不是常见的发现。然而，文献查找的 26 例和单一队列分析的 3 例报告了生物制剂诱发的自身免疫性肾脏疾病，其中 22 例 RA，5 例 AS，2 例 PsA。孤立性自身免疫性肾脏疾病占 44.8%，与血管炎综合征相关的肾小球肾炎占 41.3%，狼疮样肾炎占 13.9%。51.3% 的受影响患者使用依那西普。在这些情况下，必须停止 TNFi，并根据临床表现和活检结果治疗患者。TNFi 与肾脏受累之间的直接因果关系可能受到质疑，因为肾脏疾病也可能是由于自身免疫疾病的系统性表现、非甾体抗炎药或 DMARDs 的副作用。

十一、死亡率

一项包括美国几个大型医疗保健项目的队列研究分析了自身免疫疾病中各种原因的死亡率，发现使用 TNFi 组和使用非生物 DMARD 的另一组相比没有显著差异。随访结束时，46424 例患者中有 2924 例（6.3%）死亡，其中使用 TNFi 的 28941 例中有 1754 例（6.1%）死亡，使用常规 DMARD 的 17483 例中有 1170 例（6.7%）死亡。TNFi 组与非生物制剂组相比，调整后 HR 的死亡率：RA 为 0.93，SpA 为 0.81，IBD 为 1.12，英夫利昔单抗、依那西普和阿达木单抗之间无差异。

瑞典生物登记册比较了使用 TNFi（n = 8562）和未使用生物制剂（n = 69981）的 RA 患者的死亡风险；在 TNFi 组 113 例死亡和未使用生物制剂组 256 例死亡之后，使用 TNFi 治疗后的死亡风险为 1.1，可认为无显著差异。

十二、TNFi 异常反应（paradoxical reactions）现象

许多 SpA 患者也有关节外表现（EAMs），如前葡萄膜炎、PS 和 IBD。急性前葡萄膜炎，以前称为"虹膜睫状体炎"，发生在 20% ~ 30% 的 AS 患者，并可能是疾病的第一个症状。银屑病发生在 10% ~ 25% 的 SpA 患者，而 IBD 仅发生在 5% ~ 10% 的 SpA 患者。在许多情况下，前葡萄膜炎、银屑病或 IBD 可发生在 RA 或 SpA 患者，或在已诊断 SpA 患者中加重。这种情况被称为"异常反应现象"。

十三、葡萄膜炎

急性前葡萄膜炎多为急性发作，伴有葡萄膜发炎，可能是该病的首发症状。在包括 433 例不同类型葡萄膜炎患者中进行的一项研究中，检测到 44 例（几乎 10%）SpA 患者，而其他患者则显示葡萄膜炎患者中高达 50% 的先前未确诊的 SpA 病例。HLA-B27 阳性的 SpA 患者急性前葡萄膜炎的发病率增加，一般人群的终生累积发病率为 0.2%，而 HLA-B27 阳性人群的终生累积发病率为 1%。葡萄膜炎的发作通常是复

发性的和单侧的。症状是突然的眼睛疼痛、发红和畏光。炎症可导致前房积脓，并可能导致视乳头和晶状体功能障碍，视力模糊。在某些情况下，如果适当治疗被推迟，青光眼和严重视力损害就会发生，但大多数情况下，葡萄膜炎在3个月内可自行消退。

在怀疑葡萄膜炎的情况下，建议尽快将患者交给眼科医生。大多数急性葡萄膜炎患者可成功通过局部皮质类固醇和散瞳剂治愈。有时，为了控制炎症，高剂量泼尼松（每天60mg）或眼内注射皮质类固醇也是必要的。在大多数情况下，没有残余视力损害。非甾体抗炎药对葡萄膜炎似乎未表现出功效。使用柳氮磺吡啶可降低葡萄膜炎复发率。眼科医师用于治疗难治性葡萄膜炎的其他免疫抑制药物，如硫唑嘌呤和甲氨蝶呤，对SpA的疾病活性无明显影响。

总体而言，TNFi可用于SpA和难治性葡萄膜炎的高疾病活动。英夫利昔单抗可以治疗SpA，降低葡萄膜炎复发率，对顽固性葡萄膜炎有效。与全身注射治疗相比，英夫利昔单抗的眼内注射是有毒的，可引起眼内炎症，应避免眼内注射。

依那西普治疗葡萄膜炎的疗效一直存在争议。依那西普与甲氨喋呤联合应用似乎不能预防葡萄膜炎的复发，有人认为依那西普甚至可能引起葡萄膜炎的发作。然而，三项与依那西普在AS中的随机对照研究显示，与安慰剂相比，接受依那西普治疗的患者患葡萄膜炎的病例数较少，表明依那西普确实可以抑制葡萄膜炎的复发。

阿达木单抗治疗葡萄膜炎的疗效报告主要基于对安慰剂对照试验的回顾性分析，这些试验显示出有益的结果。阿达木单抗治疗期间，急性葡萄膜炎发作率降低51%。在一项前瞻性研究中，AS患者由于具有高的疾病活性而接受阿达木单抗治疗，并由眼科医生对葡萄膜炎进行筛查。研究表明，阿达木单抗治疗期间葡萄膜炎复发率显著降低（73%）。最近的报告显示，戈利木单抗对难治性葡萄膜炎也是有效的。缺乏塞妥珠单抗在前葡萄膜炎治疗期间复发率的数据。

在用几种TNFi治疗期间，描述了一些悖论反应，如前葡萄膜炎的新表现。大部分报告报道了依那西普治疗期间葡萄膜炎的新发作（1.8/100PY）。依那西普5年的数据显示，AS患者葡萄膜炎发生率为

0.14/PY。在 AS 中使用英夫利昔单抗和阿达木单抗的大型临床试验也报告了在治疗期间葡萄膜炎的新表现。最近发表了 1 例报告，报道了一名女性 RA 患者葡萄膜炎的新近发作，该女性患者曾用塞妥珠单抗治疗。

此外，对 RA 患者的回顾性研究报告了依那西普治疗期间 43 例葡萄膜炎（400,000PY），英夫利昔单抗治疗期间 14 例（700,000PY），阿达木单抗治疗期间 2 例（160,000PY）。对 4 项安慰剂对照研究和 3 项 TNFi 在 AS 中的开放标记研究分析表明，安慰剂组前葡萄膜炎的发作频率为 15.6/100PY，而依那西普组为 7.9/100PY，英夫利昔单抗组为 3.4/100PY。在这些研究中葡萄膜炎的发作由患者报告，没有进行随访研究或眼科对照。在另一项对 266 例 SpA 患者的回顾性研究中，选择 46 例在 TNFi 开始之前已经发生至少一次葡萄膜炎的患者。葡萄膜炎复发率从治疗前的 51.8 降至抗肿瘤坏死因子治疗期间的 21.4/100PY。用英夫利昔单抗或阿达木单抗治疗的 33 例患者中，耀斑数目从 50.6 减少到 6.8，而用依那西普治疗的 13 例患者中，耀斑数目没有减少（治疗前 54.6，治疗期间为 58.5/100 PY）。在对 296 例接受 TNFi 治疗的 SpA 患者（287 例接受英夫利昔单抗治疗，290 例接受依那西普治疗，62 例接受阿达木单抗治疗）进行的回顾性分析中，发生了 3 例新起葡萄膜炎事件（1/100PY），全部发生在依那西普治疗期间。

然而，为了比较这些悖论反应的风险，没有进行几种 TNFi 之间的横向比较，因此很难估计不同药物之间的葡萄膜炎的风险。可以得出结论，在大多数情况下，前葡萄膜炎发作对眼科医生的局部治疗反应非常好。在顽固性葡萄膜炎或高葡萄膜炎复发率的情况下，使用 TNFi 治疗有效，特别是如果治疗表明 SpA 的高疾病活性。与依那西普相比，阿达木单抗和英夫利昔单抗似乎更有效地降低葡萄膜炎复发率。

十四、银屑病

中轴型病变发生在大约 5% 的银屑病（paoriasis, PS）患者中，其中三分之一的患者伴有不对称性骶髂关节炎，其余的则无骶髂关节炎。附着点炎和趾炎常见，特别是在少关节型的疾病。在 SpA 中，PsA 患者被排除在外，PS 的发生率约为 5% ~ 10%。PS 的皮肤表现对局部皮质类固醇或补骨脂素联合使用 A 波段紫外线暴露疗法（PUVA）治疗有反应。在 PsA 的病例中，NSAIDs、关节内注射皮质类固醇和多种 DMARD 是有效的，如甲氨蝶呤和来氟米特。TNFi，如英夫利昔单抗、依那西普、阿达木单抗、戈利木单抗和塞妥珠单抗，对 SpA 中 PS 的皮肤和指甲病变有效。在用 TNFi 治疗的 1.5% ~ 5% 的 SPA 患者中，出现异常反应的表现，导致 PS 的恶化或新表现，如掌跖脓疱病。使用英夫利昔单抗治疗的 SpA 患者中描述了第 1 例掌跖银屑病的发病，但后来报道其他 TNFi，包括塞妥珠单抗。在抗 TNF 治疗期间，克罗恩病也发生了同样的反常皮肤反应。在 1004 例 IBD 患者中，使用英夫利昔单抗治疗的患者中有 1.3% 出现 PS 样病变，阿达木单抗治疗为 4.1%，塞妥珠单抗治疗为 6.4%。对阿达木单抗在 RA、幼年特发性关节炎、AS、PS 和克罗恩病中的临床试验注册数据的分析表明，PS 新发或恶化的发病率 ≤ 0.1/100PY。总的来说，在抗 TNF 治疗期间，PS 的发病或加重主要发生在以掌跖脓疱病为表现的治疗的第 1 个月，占患者的 1.5% ~ 5%。

十五、炎症性肠病

炎症性肠病（IBD）包括克罗恩病和溃疡性结肠炎。大约 10% 的 IBD 患者发展为 SpA。另一方面，SpA 患者发展 IBD 的机会是 5% ~ 10%。无症状 IBD 在 SpA 患者中占很大比例（60%），可以通过结肠和回肠末端的内窥镜来检测。在随访研究中，这些患有慢性肠道炎症的 SpA 患者中多达 6% 最终发展为克罗恩病。另一个迹象表明，作为 SpA 和 IBD 的疾病表现出一些重叠是 IBD 血清学标志物的研究。在本研究中，对没有腹部症状的 AS 患者进行 pANCA、ANCA 或 Omp-C ASCA 抗体检测，有高百分比（55%）阳性结果。胃肠病学家对 IBD 治疗是基于免疫抑制剂和 TNFi 的。非甾体抗炎药的使用可使结肠炎的表现恶化；因此，建议尽量减少患有 IBD 的 SpA 患者使用这些药物（除了塞来昔布，它似乎不增加 IBD 恶化的风险）。柳氮磺胺吡啶的使用对 SpA 和 IBD 都是有益的。然而，在 IBD 中经常使用的其他免疫抑制剂大多数情况下在 SpA 的治疗中没有被证明有效。在 TNFi 中，只有英夫利昔单抗和阿达木单抗对 SpA 和 IBD 有效，戈利木单抗对溃疡性结肠炎有效，但对克罗恩病的疗效没有得到验证。塞妥珠单抗对克罗恩病也有效。依那西普对 SpA 的脊柱症状有效，但对 IBD 无效，并且在依那西普治疗期间可能出现 IBD 的新表现。IBD 的新发病表现为英夫利昔单抗 0.2/100PY、依那西普 2.2/100PY 和阿达木单抗 2.3/100PY。

（接宏宇，谭锦辉，李博）

第十一章　TNFi 对强直性脊柱炎患者生育的影响

强直性脊柱炎（AS）好发于青年，一旦明确诊断后均需要长期甚至终身使用抗风湿药治疗，育龄期 AS 患者在病情未控制的情况下进行生育易导致原发病加重和胎儿发育不良等风险。随着生物制剂的广泛使用，TNFi 作为目前最新型的抗风湿药物已被广泛应用于育龄期 AS 患者，TNFi 孕期安全问题也被普遍关注。本章将近年国内外相关文献进行回顾，将近年 TNF-α 拮抗剂对生育影响的研究进展进行综述。

第一节　TNF–α 与妊娠

TNF-α 对妊娠具有双向负调节作用，这些作用随着妊娠各时期靶细胞的类型不同甚至同一类型在不同动物体内而表现出明显的差异。动物模型已证实 TNF-α 是对胚胎早期发育具备调控作用的细胞因子之一。妊娠期间，适量的 TNF-α 可以促进分解代谢，满足胎儿能量需要，也可能参与胎儿和胎盘组织的生长分化调节，在保护胎儿作为同种异体自身宿主的复杂免疫反应中，与胎儿胎盘分泌的其他多肽性激素一起发挥作用。过量的 TNF-α 则严重影响胎儿的正常生长，甚至造成胚胎丢失及流产。TNF-α 通过诱导环氧化酶 -2 在孕早期的基因表达，控制环氧化酶从而影响胚胎植入、子宫内膜血管通透性及胎盘脱落。因其可通过协同其他炎性细胞因子引发子宫收缩而应用于引产术。TNF-α 在妊娠前三月含量较低，但随后会逐渐增加，到分娩启动时达到峰值。在分娩启动和诸如感染、胎儿生长阻滞等病理状态时，羊水和血清内的含量较高。它可导致复发性周期性流产，在无法解释的孕早期自发性流产患者血清内可检出高浓度 TNF-α 和可溶性 TNF 受体 I。胚胎死亡可能是

TNF 介导的凋亡信号传导的结果，这个过程是机体对有害基因刺激的应答。研究表明，NK 细胞在妊娠早期的 Th1 免疫应答中起了重要作用。母鼠怀孕后，其 NK 细胞数目大量增加，产生大量的 TNF 和转化生长因子 TNF-β，若此时有其他刺激因素存在，母鼠很容易发生自发性流产。另外，TNF 可能通过刺激某些保护机制来修复有害因素引起的损伤。因此，TNFi 可能对人体有潜在的不良影响，故有必要在给药的同时进行生殖和婴儿发育安全性方面的监测。

第二节　TNFi 对患者生育的影响

一、研究现状

20 世纪 90 年代末，依那西普作为第一个被批准用于治疗疼痛性关节炎的 TNFi 进入临床应用。截至目前，使用经验尚有限，关于其对 AS 患者生育影响的相关研究，尚缺乏大样本的临床试验证实。目前动物研究显示 TNFi 不存在母体毒性，胚胎毒性或致畸性，通过单克隆抗体类似物（即使剂量超过 40mg/kg）抑制小鼠的 TNF-α 均未出现母体毒性、胚胎毒性及致畸性。临床研究中，TNFi 使用经验有限，妊娠风险的相关研究因受到诸多制约因素，在受孕期间使用抗 TNF 制剂者发生先天性畸形的概率似乎与一般人群相似，结构中包含 IgG1 Fc 段的 TNFi 在妊娠 16 周后方能被胎盘转运，因此妊娠 16 周前使用 TNFi 理论上是安全的，阿达木单抗、英夫利昔单抗和依那西普允许妊娠早期少量胎盘转移，但不能排除在妊娠中晚期的胎盘转移。以往的指南或共识均由于缺乏证据（而不是出现风险）推荐妊娠期及哺乳期避免使用，2016 年英国风湿病学会和英国风湿病卫生专业人员协会妊娠期和哺乳期处方用药指南汇总了 706 例妊娠期暴露于 TNFi 的妊娠结局，未发现妊娠不良结局增加。不同 TNFi 的胎盘转运率不一样，针对 TNFi 的安全性目前尚无权威的结论。

二、TNFi 对妊娠的影响

大部分针对 TNFi 生育风险的研究集中在妊娠期，药物致畸性及胎儿出生合并症等。

英夫利昔单抗为人—鼠嵌合型单克隆抗体，可与 TNF-α 的可溶形式和跨膜形式结合，抑制 TNF-α 与受体结合而使其失去生物活性，属 B 类妊娠用药。英夫利西单抗在妊娠早期通过胎盘量很少，中晚期通过胎盘量逐渐增多。大多研究表明，妊娠前及妊娠早期使用该药没有增加流产、早产及先天畸形的发生风险，因此在围受孕期、妊娠早期可用，妊娠 16 周开始停用。

阿达木单抗为重组全人源化 TNF-α 单克隆抗体，可与 TNF 特异性结合而阻断其与细胞表面受体的结合，阿达木单抗属 B 类妊娠用药；在围受孕期、妊娠早期、中期可用，妊娠晚期不建议使用。

依那西普为重组人 II 型肿瘤坏死因子受体—抗体融合蛋白，可竞争性地与 TNF-α 结合，阻断其和细胞表面受体结合而降低活性。依那西普在妊娠早期属 C 类妊娠用药，在妊娠中晚期属 D 类用药。

三、TNFi 对哺乳的影响

哺乳期使用 TNFi，母乳中可检测到 IFX、ETA 或 ADA 等，但未发现母乳喂养的婴儿有不良反应。母乳中单抗类药物的分子量较大，可在婴儿消化道被分解，因此婴儿经母乳吸收的药物极少。即使是安全性较高的药物，仍可能对胎儿及婴幼儿存在未知风险，如果病情较轻，不建议在哺乳期用药。

四、TNFi 对男性精子的影响

关于 TNFi 对男性精子生成的影响研究资料较少，国内有研究发现 TNF-α 对精子顶体酶活性及顶体反应率有一定的抑制作用。Ann 等对来自 26 例用或未用 TNFi（英夫利昔、依那西普或阿达木单抗）的脊柱关节病患者的精液标本进行分析，并与 102 名健康志愿者的精液标本进行对比，发现健康男人的精子异常较普遍，在活动性脊柱关节病更为明显，长期使用 TNFi 的非活动性脊柱关节病患者的精子质量与健康人相似。2016 年英国风湿病学会和英国风湿病卫生专业人员协会妊娠期和哺乳期处方用药指南对 131 例父亲 IFX、ETA 或 ADA 暴露后的妊娠结局分析，未发现胎儿不良结局的风险增加，但仍需要更多的证据。

第三节 TNFi 在妊娠、哺乳情况下的治疗策略

AS 患者在妊娠过程中，免疫系统发生了翻天覆地的变化，妊娠对 AS 病情的影响是复杂的。综合分析，妊娠对 AS 的疾病活动度影响并不大，AS 疾病活动状态对妊娠影响也并不大，然而，AS 病情活动时使用的药物则对生育和妊娠影响较大。目前临床已经有 5 种 TNFi 经美国食品药品监督管理局批准，包括应用多年的英夫利昔单抗（INF）、依那西普（ETA）和阿达木单抗（ADA），以及近年上市的戈利木单抗和塞妥珠单抗。尽管动物试验已证实其安全性，但迄今为止公布的数据表明，其对妊娠妇女的安全性尚不肯定，故 TNFi 仍被美国食品和药物管理局认定为 B 类药物（见表 11-1）。

表 11-1 FDA 妊娠期药物分类标准

FDA 分类	妊娠用药风险
A	有充分、严格的人体对照研究，早期妊娠妇女用药后未发现对胎儿有危险（并在中、晚期妊娠中亦无危险的证据），可能对胎儿的伤害极小。
B	在动物生殖试验中并未显示对胎儿的危险，但无充分、严格孕妇对照研究；或动物生殖试验显示有副反应，但在充分、严格的孕妇对照研究中，并未显示妊娠早、中、晚期使用后对胎儿有危险。
C	在动物生殖试验中证实对胎儿有副反应，但没有充分、严格的人体对照研究证据，在用药对妊娠妇女利大于弊的情况下可使用。
D	有确凿的证据证实用药对人类胎儿有危险，但在用药对妊娠妇女利大于弊的情况下可使用。
X	动物或人的研究中已证实可致胎儿异常，或基于人类的经验知其对胎儿有危险，孕妇使用后危险明显高于可能带来的益处。

一、患者的妊娠指导

对于育龄期女性患者，医生应常规询问其是否有生育要求，应指导患者有计划地妊娠，尽量避免意外受孕，并有义务告知患者妊娠时机及科学避孕相关注意事项。妊娠前需达到 AS 病情的显著缓解或改善，推荐应用目前控制 AS 病情最为有效的免疫抑制剂和生物制剂联合治疗方案。一旦妊娠时机成熟，应选择已证实其妊娠安全性的药物以控制病情，并依照现有公认的临床实践指南依序调整药物治疗方案以适用于妊娠期，禁用有致畸作用的药物（见表 11-2）。若患者病情持续进展，不允许停止抗 TNF 治疗，则需酌情延迟妊娠或根据 2016 年英国风湿病学会和英国风湿病卫生专业人员协会妊娠期和哺乳期处方用药指南选择使用（见表 11-3）。

表 11-2　抗风湿药物的 FDA 分类及妊娠期、哺乳期用药建议

药物	FDA 分类	临床用药建议
NSAIDs	B（妊娠早期） C（孕 30 周后）	孕 24 周前使用时应选择半衰期短的药物小剂量间断给药。妊娠晚期避免用药，否则增加动脉导管早闭和肾功能受损的风险。NSAIDs 给药前哺乳。
肾上腺皮质激素	C	妊娠早期使用有增加新生儿唇裂、肾上腺功能不全的风险。妊娠期应给与最低有效剂量，在给药前或用药 4 小时哺乳。
DMARDs		
柳氮磺胺吡啶（SSZ）	B	可用于妊娠哺乳期，用药时应补充叶酸。但早产、高胆红素血症、葡萄糖 -6- 磷酸脱氢酶缺陷的患儿应避免暴露于母乳。
硫唑嘌呤（AZA）	D	可用于妊娠哺乳期。
环孢素（CsA）	C	可用于妊娠期，哺乳期禁用。
甲氨蝶呤（MTX）	X	妊娠哺乳期禁用，怀孕前停药 3～6 个月，妊娠前后均需补充叶酸。

续表

药物	FDA 分类	临床用药建议
来氟米特（LEF）	X	妊娠哺乳期禁用，怀孕前停药 2 年，或用消胆胺洗脱治疗，2 次检测（间隔至少 2 周）血浆药物浓度均 < 0.02 μg/ml。
抗疟药	C	可用于妊娠哺乳期，氯喹引起视网膜毒性和耳毒性的风险高于 HCQ。
双磷酸盐	C	妊娠前口服给药相对安全，发现怀孕后即停药。

表 11-3　TNFi 妊娠及哺乳期用药安全性总结

TNFi	围受孕期可用	妊娠早期可用	妊娠中期/晚期可用	哺乳期可用	父亲可用
英夫利昔单抗	是	是	16 周起停用	是	是
依那西普	是	是	中期可用	是	是
阿达木单抗	是	是	中期可用	是	是
塞妥珠单抗	是	是	是	是	不详
戈利木单抗	不详	不详	不详	不详	不详
托珠单抗	需停药 3 个月以上	否	否	不详	不详
阿那白滞素	否	否	否	不详	不详
阿巴西普	否	否	否	不详	不详

二、妊娠期间的患者管理

相当比例的 AS 患者在避孕方面并不具备很好的依从性，为了避免不必要的终止妊娠，对于意外致畸药物暴露下的妊娠，应当由专科医生慎重处理。对于妊娠期间仍坚持 TNF 拮抗治疗的患者，医生有义务告知患者夫妇孕期使用 TNF 拮抗剂的必要性及风险性，需要强调的是，妊娠期使用 TNFi 并非终止妊娠的指征。对于用药期间发生意外妊娠的患者，首先应停用 MTX、LEF 等具有确切致畸作用的药物，判断药物是否足量以及是否暴露于胚胎发育致畸敏感期。其次，专科医生应对 TNF 拮抗疗法风险 / 获益进行重新评估，通过现有畸形筛查手段（妊娠 11 ~ 12 周及妊娠 18 ~ 20 周超声，羊水穿刺或绒毛膜活检）评估胎儿染色体异常和胎儿畸形是否存在及严重程度，若上述检查未见异常，则可排除胎儿主要的严重先天畸形。此外，妊娠期需常规定期监测药物不良反应，若产科评估显示无异常畸形，可建议患者继续妊娠。

三、哺乳期间的患者管理

关于药物的哺乳期安全性，通常认为，胎儿自母乳摄取的药物剂量（mg）/ 孕产妇药物剂量（mg）×100% 为药物的相对剂量，若比值不超过 10% 可认为该药物是安全的。目前因缺乏可靠的临床数据，抗 TNF 治疗期间均不建议患者母乳喂养，若出现分娩后关节疼痛突发加重，应酌情终止母乳喂养，断乳后方可开始 TNF 拮抗治疗。基于药物的半衰期较长，BSR 推荐英夫利昔单抗用药期与哺乳期需有 6 个月间隔，而临床中多数患者往往在妊娠早期停止用药。新近有研究认为因分娩时药物已被人体清除，哺乳期抗 TNF 治疗将成为可能。

（王浩）

第十二章　在有感染相关情况下使用 TNFi

第一节　有细菌、真菌、机会性感染

一、治疗前注意事项

在开始对 RA 患者使用 TNFi 治疗前，应仔细询问患者的病史，特别是感染史、手术史（尤其要注意有无关节、瓣膜或其他假体）、热带地区旅游史及预防接种史。

已经确诊合并有急性 / 慢性感染时，应禁止使用 TNFi。

合并有可能引起感染的高危因素时，例如皮肤溃疡、在刚过去的 1 年内有过置入的假体感染史及留置导尿管，应禁用或慎用使用 TNFi。

对具有尿路感染史的患者，在决定使用 TNFi 前应对患者再次进行尿液标本镜检和尿培养以排除感染。

应记录患者有无合并有糖尿病、酗酒、服用糖皮质激素或免疫抑制剂等情况，并在使用 TNFi 治疗的过程中加强监测以期可以早期发现可能出现的感染。

具有损伤性的口腔科治疗最好在使用 TNFi 前进行。

在决定使用 TNFi 前，建议提前接种肺炎球菌疫苗及每年一次的流感疫苗。

在决定使用 TNFi 前对患者进行体格检查时，一定要细致全面，尤其要注意量体温、仔细检查有无局部感染表现、皮肤有无溃疡及念珠菌等真菌感染、对口腔与牙齿进行仔细检查。

二、治疗中注意事项及应对措施

对使用 TNFi 治疗中的患者，应密切监测患者有无以下提示感染的临床表现：发热、寒战、衰弱、皮疹、咳嗽、呼吸困难、可能与阑尾炎相关的腹痛、排尿时灼痛感、可能与肾盂肾炎及椎间盘炎相关的腰痛、突然出现的关节痛或具有明显局部炎症表现的少 / 寡关节炎、炎症方面的实验室检查结果恶化（如白细胞增多、C 反应蛋白增高等）。值得注意的是，对使用 TNFi 治疗中的患者，在缺乏发热及白细胞增多时并不能完全排除感染。

在疑诊细菌感染或机会性感染时，应立即停用 TNFi。

具有败血症表现（例如高热、寒战、休克）的患者，应立即住院治疗。

对所有疑诊感染的患者，均应在抗感染治疗前按相关规定留取标本进行细菌学检查，接着应立即进行抗感染治疗。抗感染药物的选择由医生根据患者的病史、局部体征、系统体征及合并出现的其他疾病等情况综合决定。在做细菌培养时，应注意必要时加做结核分枝杆菌培养，特别是对有结核病史的患者。

在患者有咳嗽时，应常规拍 X 线胸片检查。对有呼吸困难的患者，必要时要进行血气分析检查。对社区获得性呼吸道感染的患者，抗感染治疗宜选择阿莫西林克拉维酸钾、三代头孢（头孢噻肟及头孢曲松）或氟喹诺酮（左氧氟沙星）。也有学者建议在一开始即联合使用一种 β - 内酰胺类抗生素及大环内酯类或喹诺酮类抗感染药物以保证对军团杆菌的疗效，因为军团杆菌感染在使用 TNFi 治疗的患者中非常多见。对经过抗感染治疗 48 小时无明显改善的门诊患者，宜立即住院治疗。

对合并有间质性肺病的患者，应注意进行肺炎支原体抗体、肺炎衣原体抗体及可溶性军团杆菌尿抗原等检查以除外非典型肺炎（肺炎支原体或肺炎衣原体感染），必要时通过支气管镜收集支气管肺泡灌洗液进行相关检查。在确诊肺炎支原体、肺炎衣原体或军团杆菌感染后，宜使用大环内酯类抗生素进行抗感染治疗。对出现军团杆菌感染的患者应住院治疗。在怀疑肺炎感染时，应注意进行病原学检查，并使用大剂量的磺胺甲基异恶唑进行治疗。

对怀疑近端尿路感染的患者，建议开始使用三代头孢进行治疗。必要时可以换用氟喹诺酮（左氧氟沙星）。

对出现胃肠道感染的患者，建议选用三代头孢进行治疗，联用或不用甲硝唑。

抗感染治疗的疗程应根据临床感染状况、感染部位及病原体而定，抗感染治疗应至少持续至临床症状完全缓解。

对出现真菌感染的患者应立即进行抗真菌治疗。对深部的或复发性黏膜或皮肤部位的真菌感染应给以系统用药，应在感染性疾病治疗专家的建议下用药。

对因为使用 TNFi 治疗而导致的严重感染，应上报药物不良反应监测系统。

三、TNFi 的恢复使用

因使用 TNFi 而发生感染的患者，只有在完全康复且在停止抗感染治疗至少 8 天后，并通过了再次评估后，才可以再次使用 TNFi，并且在使用后应密切监测病情变化。对于因使用 TNFi 而很快再次发生感染的患者，以后不宜再用 TNFi。

减少感染发生的方法如下：

（1）治疗前仔细查体，以期能发现隐蔽的局部慢性感染，并在使用 TNFi 前将以上感染治愈。

（2）及时接种更新流感疫苗及肺炎球菌疫苗。

（3）提醒患者及社区基层医生注意使用 TNFi 的患者具有较易感染的风险，建议患者加强锻炼及营养，避免过度疲劳。

（4）早期发现感染苗头，争取在感染发生早期进行治疗。

四、小结

已经确诊合并有急性 / 慢性感染时，应禁止使用 TNFi。

对使用 TNFi 治疗中的患者，应密切监测患者有无感染的临床表现。对因使用 TNFi 而发生感染的患者，只有在完全康复且在停止抗感染治疗至少 8 天并通过了再次评估后，才可以再次使用 TNFi，并且在使用后应密切监测病情变化。因再使用 TNFi 而很快再次发生感染的患者，以后不宜再用 TNFi。

第二节　有急性或慢性的病毒感染

一、治疗前注意事项

详细询问病史。询问患者有无可能的复发性疱疹病毒感染、水痘、带状疱疹、病毒性肝炎（甲型、乙型或丙型）及 HIV 感染（具有高危险性行为、血清学检查结果异常）。

告知患者使用 TNFi 治疗可能会导致病毒感染机会增高，并告诉患者一些病毒接触传播的方式，例如肝炎病毒、流感病毒、HIV 及疱疹病毒。向患者强调在出现病毒感染的临床表现时及时就诊的必要性。

在获得患者的书面知情同意书后，开始使用 TNFi 治疗前应常规对乙肝、丙肝及 HIV 进行筛查排除。针对乙肝病毒筛查的不同结果，选择针对性措施决定是否可以使用 TNFi 治疗。

1. HBsAg 阳性。一些专家认为，只有在肝功中的谷丙转氨酶（ALT）处于正常范围，HBV DNA 定量处于低活动水平，HBsAg 阴性，即病情处于非活动期时，才可以使用 TNF-α 拮抗剂。相反，处于活动期的患者应先给予抗病毒治疗，将病情控制至非活动期后，才可以考虑使用 TNF-α 拮抗剂。而美国肝病研究协会（AASLD）和欧洲肝脏研究协会（EASL）建议，HBsAg 阳性的患者应该在使用 TNF-α 拮抗剂前 6 个月开始使用抗病毒药物，并在停药后持续 12 个月。

2. HBsAg 阴性。对于非活动期的 HBV 感染患者在使用 TNF-α 拮抗剂时，是否应该联合应用抗病毒药物治疗，专家们意见不一。一些专家认为 HBsAg 阴性的 RA 患者使用 TNF-α 拮抗剂时，不需要联合应用抗病毒药物。因为在治疗过程中，仅有很少部分患者会出现血清 HBV DNA 水平轻度升高，而这部分患者中只有少数会发生 HBV 重新激活。广泛使用的抗病毒的药物可能会产生耐药的 HBV 毒株及药物的副作用，会对患者造成不必要的躯体损害和经济负担。因此，建议给予非活动期的 HBV 感染患者早期监测和干预，而不联合抗病毒药物治疗。当血清 DNA 病毒载量明显升高，并出现肝功能异常时，再开始使用抗病毒药物。另一些专家认为 HBsAg 阴性的 RA 患者使用 TNF-α 拮抗剂时，需要联合应用抗病毒药物。因为在治疗过程中，部分患者 HBV 可重新激活，对肝脏造成损伤，可引起重度肝坏死，甚至危及生命。同时，临床研究表明抗病毒药物可以预防 HBV 激活，显著降低 HBV 重新激活率。尤其是危重患者，更应该预防性联合使用抗病毒药物。

Lok 等根据美国肝脏病协会提出的乙型肝炎指南和欧洲肝脏研究协会提出的慢性乙型肝炎管理临床指南，制定了筛选患者在使用 TNF-α 拮抗剂前，是否需要预防性使用抗病毒药物的流程。它的筛选对象是所有使用 TNF-α 拮抗剂的 RA 患者。在使用 TNF-α 拮抗剂前，首先筛选 HBsAg 和 HBcAb 均阳性的患者。HBsAg 阳性的 RA 患者在使用 TNF-α 拮抗剂时较易发生 HBV 重新激活，因此需要进一步检测 HBeAg、HbeAb 和 HBV DNA，以了解患者使用前的情况，同时预防性使用抗病毒药物，并在使用过程中监测 ALT 水平和 HBV DNA 水平。其次筛选 HBsAg 阴性的患者，如果 HBcAb 阳性，就要观察 HBsAb 和 HBV DNA。当 HBsAb 阴性、HBV DNA 阳性时，表示患者有隐匿性感染，亦需要预防性使用抗病毒药物；当 HBsAb、HBV DNA 均阴性或 HBsAb 阳性时，则不需要预防性使用抗病毒药物。但在使用 TNF-α 拮抗剂期间，均应监测 ALT 水平和 HBV DNA 水平。

荷兰专家 Jansen 等在 2012 年提出的关于感染乙型、丙型肝炎病毒患者使用 TNFi 的临床医生指南建议：

① 在开始使用 TNFi 之前，应筛选 HBV 感染患者的转氨酶，评定

患者的状态，然后根据风险因素每 3 ~ 6 个月检测一次；

② 在开始使用 TNFi 之前，筛查乙型肝炎病毒和丙型肝炎病毒，此后基于个性化的风险状况（流行地区、个体身体基本状态、行业）决定复查的频率，并由国家指导方针加以解决；

③ 在使用 TNFi 的 1 ~ 3 年间，如果 HBV/HCV 感染的 RA 患者达到低疾病活动评分（LDAS）或症状完全缓解，是可以考虑停止使用 TNF 拮抗剂的。

为患者制定适合的免疫接种方案，例如对具有危险因素的患者在使用 TNFi 治疗前应接种流感疫苗及乙肝疫苗。在使用 TNFi 治疗的过程中禁止接种活的疫苗，对需要接种活的疫苗的患者，应在使用 TNFi 前进行。鉴于黄热病疫苗同样禁用于正在接受 TNFi 治疗的患者，因此对计划去热带地区旅游而需要接种黄热病疫苗的患者，应在接受 TNFi 治疗前进行接种。还应该注意的是黄热病疫苗的接种仅限于服用甲氨蝶呤或泼尼松每次剂量不超过 10 mg 的患者。

对于 TNFi 治疗前已确诊的急性病毒感染，不论是何种病毒感染，均应在患者感染完全康复后才可以考虑使用 TNFi 治疗。

对合并有慢性病毒感染的患者，其是否适合使用 TNFi 治疗要根据所感染病毒的生物学特征、病毒复制情况及组织引起的组织损伤情况来综合确定。一般来说，合并有 HIV、HBV 或 HCV 感染的患者禁用 TNFi，但对有难治性及致残性高的关节病变的患者，为了保证最好的对关节病变的控制效果，在没有或几乎没有病毒复制的情况下，并且经感染科专家会诊同意后可以谨慎试用 TNFi，并且必须在使用后第 1、3、6 及 12 个月时密切监测病毒复制情况及肝功能。使用过程中如果出现有提示病毒感染活动再发的情况，则随时复查病毒复制情况及肝功能。对部分 HBsAg 阳性的患者，一定要先请感染科 / 肝病科专家会诊，必要时请其为患者制定合适的抗病毒治疗方案。在获得患者的书面知情同意书并按照以上的抗病毒治疗方案治疗了 2 周后，才可以谨慎使用 TNFi，同时抗病毒治疗持续使用至停用 TNFi 后 6 个月到 12 个月。对原发性乙肝及急性期乙肝患者禁用 TNFi。已有文献报道有 HBsAg 阴性及 HBsAb 阳性的患者在使用 TNFi 后出现乙肝病毒复制并重新活动。因此 HBsAg 阴性及 HBsAb 阳性的患者在使用 TNFi 后也应密切监测患者体内病毒复制情况及肝功能。

对有慢性或反复性生殖道病毒感染的患者，如子宫颈的人乳头瘤病毒（HPV）感染及生殖道的单纯疱疹病毒感染，宜慎用 TNFi。有文献报道有的患者在使用了依那西普（etanercept）或英夫利昔单抗（Infliximab）治疗后出现了 HPV 感染的再次活动或加重。虽然并不建议患者在使用 TNFi 前常规排查 HPV 感染，但在使用 TNFi 后应对患者进行标准化的妇科随诊。对有 HPV 感染的患者，应在 HPV 感染治愈后再可使用 TNFi。

迄今为止，在使用了 TNFi 后发生的与免疫抑制特殊相关的病毒感染（JC 病毒 / 多瘤病毒及乳头状瘤多型空泡形病毒 / 帕波瓦组病毒）仅有极少的报道。其中 1 例是美国北卡罗来纳州的一个 RA 患者在联合使用了甲氨蝶呤与英夫利昔单抗（Infliximab）治疗后出现了进展性的多病灶的脑白质病，这种破坏性的病毒感染多继发于 HIV 感染与某些血液病。

至今尚未见使用 TNFi 后发生严重 EB 病毒感染或细小病毒 B19 感染的报道。有研究显示在 RA 患者中使用 TNFi 没有对 EB 病毒体内复制产生影响。因此，对合并有 EB 病毒感染或细小病毒 B19 感染的患者，没有禁用 TNFi 的专家治疗建议。

二、治疗中注意事项及应对措施

对使用 TNFi 治疗中的患者，应密切监测患者有无以下提示病毒感染的典型临床表现：发热、体重下降、伴有关节痛或肌肉痛的流感样综合征、皮损、视力异常、胃肠道异常、生殖系统异常、神经系统异常、肝细胞溶解及白细胞减少

在检查结果提示患者体内有肝炎病毒复制及肝功能异常的情况下，特别是肝脏活检证实有肝脏损伤时，应立即停用 TNFi，并对患者进行抗病毒治疗。

对有眼睛累及的严重病毒感染，例如单纯疱疹病毒及水痘带状疱疹病毒感染，或者有其他脏器累及的严重病毒感染，首先应评估病毒感染

的严重性，同时停用 TNFi，并在必要时对患者进行抗病毒治疗。

对于普通的病毒感染（如胃肠道病毒感染及流感病毒感染），首先应评估病毒感染的严重性，仅在感染症状严重时停用 TNFi，特别是对老年 RA，或者对患者进行适当的对症处理即可。

对 TNFi 治疗中出现的急性病毒感染（如 Chikungunya 病毒感染及登革热），首先要评估病毒感染的严重性，对登革热患者还要评估患者出血的风险，对急性感染期的患者立即停用 TNFi，并对患者进行相应的治疗。

三、TNFi 的恢复使用

对于使用 TNFi 后引起病毒复制造成器官损伤的患者，例如严重的 HBV、HCV 及 HIV 感染，禁止其以后再次使用 TNFi。对于抗病毒治疗后已经稳定的慢性病毒感染，只要没有明显的器官损伤，可以在必要时恢复使用 TNFi。对抗病毒治疗后完全康复或者未治疗但自行完全康复的患者，可以恢复使用 TNFi。

四、小结

对于有慢性病毒感染史的患者，宜慎用 TNFi。因为 TNFi 可能导致 HBV 等病毒重新复制活动，可以在 HIV 感染的患者中引起机会性感染。

在多学科会诊评估证实风险效益比可以被接受后，可以试用 TNFi，但必须在使用前进行抗病毒治疗，而且在使用后严密监测病毒复制情况。

第三节　合并有结核或有结核既往史

一、治疗前注意事项

在开始对 RA 患者使用 TNFi 治疗前，应仔细询问患者的病史，对患者进行细致的体格检查及 X 片、旧结核菌素试验（TST）或结核菌素纯蛋白衍化物（PPD）皮试等辅助检查，以筛查排除潜伏性结核感染（latent tuberculosis infection，LTBI）或活动性结核。

病史询问时应包括卡介苗接种史、既往的 TST 或 PPD 结果、是否来自疫区、是否与活动性结核患者有过密切接触、是否接受过正规的抗结核治疗。

在 X 片检查发现可疑结核感染灶时，应请专家会诊以明确有无结核，必要时进行 CT 或支气管镜检查。

PPD 皮试须在皮试后 72h 观察结果，应注意的是，对免疫功能受损的患者，皮试阳性结果定义为直径大于等于 5mm。皮试结果阳性提示患者可能合并有 LTBI。根据法国 2005 年制定的建议，皮试结果阳性的患者即使没有发现体内有活动性结核，这些患者在使用 TNFi 前也应进行预防性的抗结核治疗。对皮试结果发泡呈强阳性的患者，应连续三天收集患者痰液或胃吸取物涂片进行抗酸杆菌检查。

因为其局限性，TST 在有些国家（例如瑞士）中已经不再被推荐用于筛查结核，有 TST 阳性史的患者应再做一次 T 细胞 γ–干扰素释放试验（interferon-γ release assays，IGRA）予以确诊。自 2006 年开始，在法国开始利用特定的血液学检测（QuantiFERON 及 T-SPOT.TB）来筛查结核。在 2001 年前，美国仅批准 TST 用于结核分枝杆菌的检测，自从疾病控制中心（CDC）于 2005 年发表了使用 QFT-G 方法（QuantiFERON Gold Test）检测的指南后，FDA 后来又批准了 2 种新的 IGRAs 方法辅助诊断潜在的和活动性的结核分枝杆菌感染：QFT-GIT（QuantiFERON-TB Gold In-Tube test）和 T-Spot（the T-SPOT.TB test）。美国 CDC 在 2010 年还更新了美国 FDA 批准的在成人和儿童使用 IGRAs 检测结核分枝杆菌感染的指南。

LTBI 的定义是未曾接受过治疗的原发性结核或具有高度再次活动风险的陈旧性结核感染，即既往接受过抗结核治疗但治疗发生在 1970 年以前或疗程不足 6 个月、联合用药不足 2 个月；与原发性肺结核患者有过密切接触、胸部 X 片有某些异常表现、PPD 皮试结果阳性或特定的血液学检测（QuantiFERON 及 T-SPOT.TB）结果阳性但没有活动性结核史及曾接受抗结核治疗史。IGRA 对于 LTBI 诊断的敏感性和特异性均高于 TST，尤其是在免疫抑制人群。目前有研究表明，IGRA 的阳性结果结合 LTBI 相关临床危险因素的共同判读，将有助于在风湿性疾病人群中诊断 LTBI。对这部分患者应考虑预防性的抗结核治疗。

预防性的抗结核治疗应在使用 TNFi 前 3 周进行，治疗方案为利福平（10 mg/kg/d）联合异烟肼（3 ~ 5 mg/kg/d），晨起顿服，疗程为 3 个月，对不能耐受利福平的患者，或者合并肝硬化的患者及年纪过大的老年患者，也可单独使用异烟肼（3 ~ 5 mg/kg/d），晨起顿服，疗程为 9 个月。

既往有结核感染病史但已经治愈的患者，不属于 LTBI，在使用 TNFi 前无须进行预防性抗结核治疗。

经过筛查证实没有 LTBI 或活动性结核感染的患者，可以直接使用 TNFi，而证实有活动性结核感染的患者则需先进行正规的抗结核治疗。抗结核治疗的疗程常为 6 ~ 18 个月，与受累的器官有关。在抗结核治疗结束前，原则上禁用 TNFi，但在特别需要使用的情况下，TNFi 可以在患者临床症状、X 线及痰涂片抗酸杆菌检查完全正常 2 个月后谨慎使用。应注意的是，在使用 TNFi 时，患者的抗结核治疗应适当延长，具体疗程应由风湿科专家及感染科专家等会诊后共同确定。

二、治疗中注意事项及应对措施

对使用 TNFi 治疗中的患者，应密切监测患者有无以下提示结核感染的典型临床表现：发热、咳嗽咳痰、呼吸困难、咯血、体重下降、盗汗、虚弱及与受累器官相关的局部体征。

对在治疗过程中出现的活动性结核患者，应立即停用 TNFi，并对患者进行正规的抗结核治疗。常用的抗结核治疗方案为"利福平（10 mg/kg/d）+ 异烟肼（3 ~ 5 mg/kg/d）+ 乙胺丁醇（20 mg/kg/d）+ 吡嗪酰胺（30 mg/kg/d），治疗 2 个月后改为利福平（10 mg/kg/d）+ 异烟肼（3 ~ 5 mg/kg/d）"，疗程常为 6 ~ 18 个月，与受累的器官有关，在肺结核时一般疗程为 6 个月，在播散型结核或淋巴结核时一般疗程为 9 ~ 12 个月，在骨结核或结核性脑膜炎时一般疗程为 12 ~ 18 个月。在抗结核治疗的过程中应密切监测可能出现的抗结核药物的不良反应。

三、TNFi 的恢复使用

鉴于缺乏前瞻性的研究数据，以下意见仅供参考。根据法国的建议，在权衡了风险效益比后确定 TNFi 值得使用的情况下，在抗结核治疗后患者的临床症状、X 线及痰涂片抗酸杆菌检查完全正常 2 个月后，可以恢复使用 TNFi。

四、我国专家组推荐标准

（1）PPD 试验硬结直径 < 10mm，且无结核感染证据，可以应用。

（2）10mm ≤ 硬结直径 < 15mm，且无其他结核感染证据，医生应该酌情应用（如需应用，建议使用同时加用预防性结核治疗）。

（3）硬结直径 ≥ 15mm 或不足 15mm 但有水泡或坏死，不宜应用，此时应给予抗结核治疗。

（4）X 线胸片证实有活动性结核，禁用。

（5）对于接受过标准治疗的陈旧性肺结核患者，如 PPD 试验 < 10mm，可结合患者病情酌情使用，同时需要密切观察，每隔 3 个月应接受肺部 X 线检查；如 PPD 试验 ≥ 10mm，经专科医师会诊，在开始抗结核治疗的同时权衡获益风险比，酌情使用；有肺外活动性结核的患者需先抗结核治疗，结核治愈后酌情使用。

五、小结

在开始对 AS 患者使用 TNFi 治疗前，应仔细询问患者的病史，对患者进行细致的体格检查及 X 片、TST 或 PPD 皮试等辅助检查，以筛查排除 LTBI 或活动性结核。

对使用 TNFi 治疗中的患者，应密切监测患者有无结核感染的典型临床表现。

在权衡了风险效益比后确定 TNFi 值得再次使用的情况下，在抗结核治疗后患者的临床症状、X 线及痰涂片抗酸杆菌检查完全正常 2 个月后，可以尝试恢复使用 TNFi。

（李博，吴系美）

第十三章　在各种特殊情况下使用 TNFi

第一节　合并系统性红斑狼疮

一、治疗前注意事项

使用 TNFi 后可以引起机体出现一些自身免疫异常，其中主要是自身抗体 [以抗核抗体及抗双链 DNA 抗体为主，主要是 IgM 亚型，与系统性红斑狼疮（SLE）患者中 IgG 亚型为主不同] 的产生，多数不会引起临床症状，然而也有引起狼疮样综合征发病的报道，一般在使用了 TNFi 16 个月左右。应注意的是，此时 SLE 的诊断依据中不应再包含抗核抗体。因此，在准备使用 TNFi 前，建议常规对抗核抗体进行检查，以明确治疗前的基线状况。

如果在准备使用 TNFi 前只是发现抗核抗体的存在，而没有自身免疫性疾病的临床表现，则可以使用 TNFi。因为没有证据表明此时使用 TNFi 会引起不良反应风险增加，或者会降低使用效果。

如果患者除了抗核抗体，还有 SLE 或其他自身免疫性疾病的临床表现，此时患者应慎用 TNFi，在使用时要密切注意病情变化。

在使用 TNFi 后，建议定期复查抗核抗体。

二、治疗中注意事项及应对措施

对使用 TNFi 治疗中的患者，应密切监测患者在治疗过程中有无出现 SLE 的相关临床表现，例如虚弱无力、发热、颧部红斑、蝶形红斑、口腔溃疡、脱发、关节炎、浆膜炎等。TNFi 引起的 SLE 一般较少累及肾脏。如果患者没有以上提及的临床表现，则无须常规进行更多的实验室检查以排除狼疮。

如果在使用过程中发现了抗核抗体阳性，不论其滴度多高，如果没有相应的临床表现，可以继续使用 TNFi。

如果患者除了抗核抗体，还有 SLE 或其他自身免疫性疾病的临床表现，此时患者应进一步检查抗核抗体、抗双链 DNA 抗体、抗心磷脂抗体、抗 ENA 抗体等实验室检查，以明确有无相关 SLE 或其他自身免疫性疾病。是否可以继续使用 TNFi 要根据患者的病情来决定。如果患者只是出现了轻度的皮肤表现，则在权衡风险效益比后可以谨慎继续使用，或者换用另一种 TNFi。以上皮肤表现常会在停止使用 TNFi 后 3 个月内自行消失。如果患者的临床表现较重，则需要停止使用 TNFi。

三、TNFi 的恢复使用

TNFi 应在患者 SLE 或其他自身免疫性疾病彻底痊愈后才可以谨慎再次使用，但建议最好更换另一种 TNFi，并在使用时密切注意病情变化。

第二节　合并脱髓鞘病变

一、治疗前注意事项

有文献报道使用 TNFi 后可以引起机体原有的多发性硬化（Multiple Sclerosis，MS）病变加重或新出现脱髓鞘病变，特别是 MS 及视神经炎，以上病变在停用 TNFi 后多数可以好转。曾有临床试验尝试使用英夫利昔单抗治疗 MS，结果或是无效，或是导致原有病变加重。因此在准备使用 TNFi 前，建议常规询问患者是否有提示 MS 的神经系统症状或 MS 的病史。如果有哪怕一丝的可疑表现，也应请神经科专家会诊以确诊或排除 MS。如果有确诊的活动期 MS，则禁止使用 TNFi。如果 MS 病情已经静止，在必要时可以谨慎使用 TNFi，但应先请神经科专家会诊权衡风险效益比。对有 MS 病史的患者使用 TNFi 时，应事先告知患者可能的风险，并密切监测病情变化。如果患者没有神经系统的临床表现，并不推荐常规对神经系统进行核磁共振检查。

二、治疗中注意事项及应对措施

对使用 TNFi 治疗中的患者，应密切监测患者在治疗过程中有无出现 MS 的相关临床表现，例如感觉异常、视力异常、高级脑功能损伤、精神错乱、膀胱或括约肌功能失调、精神性运动不能及面瘫等。如果患者出现上述临床表现，则需要立即停止使用 TNFi，还需进行相关的辅助检查以确定其他的可能原因，如药物诱导的多神经病、多神经根病及类风湿血管炎等。可以选择的辅助检查有脑部或脊髓的核磁共振、腰椎穿刺、运动 / 视觉 / 感觉诱发电位等。

三、TNFi 的恢复使用

患者 MS 病情彻底痊愈后，在十分必要的条件下、请神经科专家会诊权衡风险效益比后可以谨慎再次使用 TNFi，但建议最好更换另一种 TNFi，并在使用时密切注意病情变化。

第三节　合并其他自身免疫性疾病

除了类风湿关节炎（RA）、强直性脊柱炎（AS）、银屑病、炎性肠病等已经被批准的适应证，TNFi 还被证明对几种复发性自身免疫性疾病（如炎性疾病及系统性硬化症等）、原发性或继发性血管病、慢性炎性疾病（如结节病及成人 Still 病）、自身炎性疾病［例如 TNF-α 受体相关周期性综合征（TNF-α receptor-associated periodic syndrome, TRAPS）］及某些重叠综合征（例如 RA 与 SLE 重叠，也被称为 rhupus）亦有帮助。但以上几种疾病仅在对激素及免疫抑制剂疗效不好时才考虑使用 TNFi。研究发现 TNFi 对干燥综合征无效。

一、特发性炎性肌病

有关 TNFi 对特发性炎性肌病的疗效尚存在争议。有研究发现 TNFi 对包涵体肌炎疗效不肯定，但有几个病例报道发现多发性肌炎患者在使用了依那西普或 IFX 后有效，而皮肌炎患者在使用后可出现病情加重。研究还发现 TNFi 对多发性肌炎的疗效较局限而且短暂，平均仅能维持 3 ～ 4 个月。因此，多发性肌炎患者在使用 TNFi 时，仅建议作为诱导缓解使用，然后逐渐换用传统的免疫抑制剂。

二、系统性硬化症

有关 TNFi 治疗系统性硬化症的研究比较少见。在一个研究中发现 IFX 对系统性硬化症患者的皮肤表现疗效不好。另一个研究发现依那西普对系统性硬化症患者的关节表现有较好疗效，但对皮肤及肺脏表现疗效不好。

三、原发性血管炎

有关 TNFi 治疗巨细胞动脉炎的疗效尚存在争议。有少数病例报道 IFX、依那西普和阿达木单抗均对激素抵抗型或合并缺血性视神经病变的巨细胞动脉炎有效。但后来有随机对照研究显示 IFX 对巨细胞动脉炎及风湿性多肌痛均无效，还有随机对照研究发现依那西普有助于巨细胞动脉炎患者激素减量。综上所述，TNFi 目前仅被建议用于激素及免疫抑制剂疗效不好的巨细胞动脉炎及风湿性多肌痛患者。

有少数研究发现依那西普及 IFX 对大动脉炎有效，可以使 90% 的患者病情缓解，有助于患者激素减量及停用免疫抑制剂。但停用 TNFi 后病情容易复发。

有少数研究发现依那西普对 ANCA 相关性血管炎疗效欠佳，单抗类 TNFi 对 ANCA 相关性血管炎有一定的疗效，但尚待进一步的研究证实。应注意的是，在使用大剂量激素及免疫抑制剂时加用 TNFi 容易发生严重感染及恶性肿瘤。

许多研究已经发现 IFX（5mg/kg）对白塞病，尤其是白塞病的眼部、胃肠道及神经系统表现，具有较好的疗效，可以使 90% 的患者缓解，可以使 75% 的患者完全缓解，部分患者在停药后可以获得很久的疗效。因此，有学者建议将 IFX 作为治疗白塞病眼部病变的一线药物，对其他的白塞病表现，则作为传统治疗失败后的选择。还有随机对照研究发现依那西普对白塞病的口腔溃疡及关节表现有效。

TNFi 还被发现对中性粒细胞介导的疾病具有较好疗效，如坏疽性脓皮病及 Sweet 综合征。

四、结节病

虽然有报道发现 TNFi（主要是依那西普）可以引起结节病，但亦有研究发现单抗类 TNFi 可以治疗复发性结节病，还有研究报道依那西普对传统治疗效果欠佳的慢性肺结节病疗效也不好。

五、成人 Still 病

有研究发现依那西普及 IFX 对激素与甲氨蝶呤治疗失败的成人 Still 病具有疗效，部分患者甚至可以获得长期缓解，但也有研究报道 TNFi 对成人 Still 病疗效有限。有研究发现白介素 -1 受体抑制剂对成人 Still 病有效。

六、TNF-α 受体相关周期性综合征（TRAPS）

有研究发现依那西普可以控制 TRAPS 的病情活动及继发性淀粉样变引起的神经系统表现，可以减少激素的用量，但也有研究报道依那西普对 TRAPS 的疗效不够稳定。还有研究报道 IFX 对 TRAPS 无效，并可以使其病情加重。

第四节　合并实体肿瘤

一、治疗前注意事项

在开始对 RA 患者使用 TNFi 治疗前，应常规对肿瘤进行排查。应仔细询问患者的病史，注意患者及其家人有无肿瘤相关的危险因素，例如结肠多发性息肉、患者家人有无乳腺癌或卵巢癌病史、食管慢性炎症伴腺上皮化生、子宫颈发育异常等。

对具有肿瘤危险因素的患者，应对其进行细致的体格检查，寻找可能的提示肿瘤存在的体征，同时进行相关实验室及器械检查。为筛查妇科方面肿瘤，女性要注意乳房及腹部触诊，必要时进行子宫颈巴氏涂片，对 50 岁以上的女性，还建议进行乳房 X 线照片。为排除消化系统肿瘤，建议检查粪便常规及隐血，必要时进行胃镜或结肠镜检查。对重度吸烟的患者应注意耳鼻喉检查及胸部 X 线照片或 CT 检查。

具有肿瘤危险因素的患者可否使用 TNFi，目前尚无令人信服的研究结论。目前通用的做法是权衡风险效益比后慎重使用，除非是在特别必要使用的情况下。使用时要先请相关方面专家会诊，且使用前应获得患者及其家人的书面知情同意书。

2006 年发表的一篇 Meta 分析指出 TNF-α 单克隆抗体会增加患者肿瘤发生的风险，但后来的来自多个中心的、包括更多患者的研究却发现除了皮肤癌，TNFi 并不增加患者实体肿瘤的发生风险。因此，TNFi 是否会增加患者肿瘤的发生风险，目前尚无肯定的结论。目前市场上在售的 5 种 TNFi 的产品特点总结（Summary of Product Characteristics，SPC）中，实体肿瘤的病史并不是 TNFi 使用的禁忌证，而只是建议慎用。

不同的组织机构在不同的时间曾多次对如何在实体肿瘤相关情况下使用 TNFi 提出了自己的建议。英国国家卫生与临床优化研究所（National Institute for Health and Clinical Excellence，NICE）在 2002 年提出既往有肿瘤病史及肿瘤前期状况是 TNFi 使用的禁忌证，除了基底细胞瘤（Basal Cell Carcinoma）或者患者病情已经痊愈 10 年以上。英国风湿病学会（BSR）在 2006 年提出有肿瘤前期状况（如结肠多发性息肉、食管慢性炎伴腺上皮化生、子宫颈发育异常等）及肿瘤病史的患者应权衡风险效益比后在慎用 TNFi，但如果患者病情已经痊愈 10 年以上则可以使用。欧洲抗风湿病联盟（EULAR）在 2009 年指出，并没有证据说明使用 TNFi 在最初的 5 年内会使肿瘤发生风险增加。因此 EULAR 并未就这方面做出特别的推荐，只是建议密切监测。

目前被较多接受的观点是对过去 5 年内有非黏膜基底细胞癌（Non-mucosal Basal Carcinoma）或鳞状细胞癌以外的肿瘤病史的患者禁止使用 TNFi，但如果患者肿瘤已经痊愈 5 年以上，则可以使用 TNFi，但要获得肿瘤专家的同意，并在使用后应密切监测病情。

以下四种特殊情况值得特别注意：

（1）皮肤基底细胞癌或皮肤鳞状细胞癌。有研究显示接受免疫抑制剂治疗，包括 TNFi，会使皮肤基底细胞癌及皮肤鳞状细胞癌快速进展恶化。因此，皮肤基底细胞癌及皮肤鳞状细胞癌患者应禁止使用 TNFi。

（2）黑色素瘤。虽然目前已有的研究数据并未发现使用 TNFi 会使黑色素瘤发病风险增加，但鉴于黑色素瘤非常容易转移，因此除非有明确的证据证明黑色素瘤已经痊愈，TNFi 方可慎用，并应在使用后密切监测患者病情。

（3）人乳头瘤病毒（HPV）引起的子宫颈发育异常。在出现癌前病变时应禁止使用 TNFi，但癌前病变痊愈后在必要时可以考虑再次使用 TNFi。

（4）乳腺癌。对 5 年以内发生的乳腺癌，在治愈后如果没有发现肿瘤进展或复发的证据，则在必要时可以使用 TNFi，但要获得肿瘤专家的同意。

二、治疗中注意事项及应对措施

对使用 TNFi 的患者，应密切监测患者在治疗过程中有无出现肿瘤的相关临床表现，特别是在有肿瘤发生危险因素的患者。应定期进行体检及相关肿瘤筛查。鉴于使用 TNFi 会使皮肤癌发生风险增加，因此应与皮肤科专家一起，至少每年一次对皮肤进行的全面的检查。一旦发现肿瘤发生，应立即停止使用 TNFi 及甲氨蝶呤、来氟米特等免疫抑制剂，并请肿瘤专家会诊协助诊断与治疗，同时应向药物检测系统报告。在使用 TNFi 数周或数月之内发生的肿瘤，应注意有无类癌综合征。

三、TNFi 的恢复使用

理论上，TNFi 应在肿瘤彻底根除至少 5 年后才可以再次使用。当有证据提示肿瘤有扩散或转移时，应禁止再次使用 TNFi。

第五节　合并全身性过敏或皮肤反应相关情况

一、全身性过敏

（一）治疗前注意事项

有文献报道使用 TNFi 可以引起严重的全身性过敏反应，其中主要以英夫利昔单抗多见，其他 TNFi 则相对少见。全身性过敏反应在临床上常表现为速发型反应与迟发型反应两种形式。

速发型反应常发生在用药前 3～4h 以内，见于约 3%～6% 的使用英夫利昔单抗的患者，常表现为发热、寒战、恶心、呕吐、头痛、瘙痒、皮疹、面红、风团、胸痛、心悸、呼吸困难、血压升高等，严重者也可出现危及生命的低血压或休克，值得庆幸的是严重的反应仅见于不到 1% 的患者。速发型反应与血液中出现抗英夫利昔单抗的抗体有关。

迟发型反应相对少见，见于约 1%～2% 的使用英夫利昔单抗的患者，多发生在再次用药 3～12 天以后，常表现为关节痛、肌痛、发热、瘙痒、皮疹、风团、头痛、面部或手水肿、吞咽时不适或疼痛等。迟发型反应也与血液中出现抗英夫利昔单抗的抗体有关。

在开始对 RA 患者使用 TNFi 治疗前，应常规询问患者的药物及食物过敏史。对没有过敏史的患者在使用 TNFi 治疗前无须预防性抗过敏治疗。

（二）治疗中注意事项及应对措施

使用 TNFi 治疗后出现的轻度速发型反应在降低输液速度或暂停输液数分钟至 1～2h 后常可缓解。较严重的速发型反应需立即停用TNFi，必要时给予抗组胺药物、糖皮质激素，甚至生命支持治疗。

使用 TNFi 治疗后出现的较严重的迟发型反应也需立即停用 TNFi，将患者收住院，必要时给予抗组胺药物、糖皮质激素，甚至生命支持治疗。病情稳定后需检查抗核抗体、抗中性粒细胞胞浆抗体、补体、冷球蛋白等检查。

（三）TNFi 的恢复使用

曾有轻度速发型反应的患者可以再次使用 TNFi，注意在使用时降低输液速度，也可以给予抗组胺药物、糖皮质激素、对乙酰氨基酚等进行预防性治疗。只有不到 5% 的这类患者不能耐受再次使用 TNFi。曾出现严重的速发型反应（如低血压、休克及支气管痉挛等）的患者禁止再次使用 TNFi。在特别需要使用的情况下可以尝试在密切监测的条件下换用其他 TNFi。

鉴于迟发型反应可能会较严重，因此曾有迟发型反应的患者原则上禁止再次使用 TNFi，在特别需要使用的情况下可以尝试在密切监测的条件下（常需将患者收住院）换用其他 TNFi。

二、合并皮肤反应相关情况

（一）治疗前注意事项

有文献报道使用 TNFi 可以引起注射部位反应（ISR）、银屑病或银屑病样皮损、皮炎、苔藓样变、结节病、环状肉芽肿（granuloma annulare）、间质肉芽肿性皮炎、类风湿结节、皮肤血管炎、自身免疫性大疱皮肤病及脱发等。ISR 多发生在使用皮下注射药物的患者，见于约 10% ~ 20% 的患者，常在注射部位出现红斑、疼痛、瘙痒等表现，多发生在治疗开始后的数周内，多持续数天，可自行消退。银屑病或银屑病样皮损多发生在使用 TNFi 后的前 3 个月内，但也有数年后甚至停药后才发生的报道。发生银屑病或银屑病样皮损的多数为女性患者。值得注意的是，有的 TNFi 也被批准用于治疗斑块型银屑病及银屑病性关节炎，这是临床上遇到的一个异常反应（paradoxical reactions）现象。

在开始对 RA 患者使用 TNFi 治疗前，应常规询问患者有无以上提及的皮肤病病史。具有轻度以上提及的皮肤病病史并不是使用 TNFi 的绝对禁忌证，但是对这部分患者需要在使用 TNFi 前事先检查有无活动性皮肤病及病变的范围与严重度。

（二）治疗中注意事项及应对措施

对使用 TNFi 治疗中的患者，应密切监测患者在治疗过程中有无出现皮肤反应的相关临床表现，例如 ISR、发热、关节痛、瘙痒、皮疹等。出现相关皮肤反应后，应记录皮肤病变的出现时间、类型、特点、部位，记录患者有无与感染病人密切接触史、有无同时存在的其他症状（如发热、关节痛、瘙痒等）。应及时请皮肤科专家会诊，必要时进行皮肤活检以明确诊断。怀疑系统性疾病时应进行血常规（尤其要注意嗜酸粒细胞是否增多）、抗核抗体、抗中性粒细胞胞浆抗体、补体、冷球蛋白等检查。

使用 TNFi 治疗后出现 ISR 时多数不需要停用 TNFi，必要时给予抗组胺药物或外用糖皮质激素治疗。在接下来的使用过程中，可以提前 1 h 使药物达到室温后再缓慢注射，这样可以会降低 ISR 发生的机会。

对使用 TNFi 时出现的确诊的银屑病，要评估病变的范围、严重度及对患者生活质量的影响，同时还要注意评估 RA 患者关节病变的严重程度。多数患者可以继续使用 TNFi。可以使用同一种，也可以换用另一种。对出现银屑病的患者，鉴于在停用 TNFi 或换用另一种 TNFi 后皮疹多不能自行好转，常需要使用外用药物或系统用药治疗皮肤病变，尤其是银屑病皮肤病变较严重时。

多数的皮肤反应不需要停用 TNFi，仅在少数严重、较广泛病变的情况下才需要停用 TNFi。

（三）TNFi 的恢复使用

仅有 ISR 的患者可以再次使用 TNFi。多数曾有皮肤反应的患者可以再次使用 TNFi。鉴于有再次使用同种 TNFi 后引起银屑病复发的文献报道，因此对曾出现银屑病的患者应在权衡风险效益比后才可谨慎再次使用同种 TNFi。曾因使用 TNFi 引起严重、较广泛病变的患者禁止再次使用。

三、合并皮肤血管炎

（一）治疗前注意事项

有文献报道使用 TNFi 可以引起皮肤血管炎，但也有报道称 TNFi 可以用于治疗 RA 引起的继发性皮肤血管炎。TNFi 引起的皮肤血管炎出现时间跨度较大，从数天到 2 年不等。

在开始对 RA 患者使用 TNFi 治疗前，应常规询问患者有无皮肤血管炎病史，并对皮肤进行仔细检查。皮肤血管炎病史并不是 TNFi 使用的禁忌证。

（二）治疗中注意事项及应对措施

对使用 TNFi 治疗中的患者，应密切监测患者在治疗过程中有无出现皮肤血管炎的相关临床表现，例如皮肤溃疡、血管性紫癜等，多不伴有全身表现。在出现相关皮肤血管炎表现后，应及时请皮肤科专家会诊，必要时进行皮肤活检以明确诊断。还要注意病变的范围与严重程度，评估其是否与使用 TNFi 相关。要注意皮肤血管炎的出现与使用 TNFi 之间的时间关联，在停止使用 TNFi 后皮肤血管炎是否会好转。要注意有无感染引起的可能，注意有无合并服用其他可能引起皮肤血管炎的药物。怀疑系统性疾病等其他原因时，应进行抗核抗体、抗中性粒细胞胞浆抗体、补体、冷球蛋白血症、肾脏功能、尿常规、肝炎病毒免疫学检查及胸部 X 线片等检查。

对确定为使用 TNFi 治疗后引起的皮肤血管炎，为慎重起见，需立即停止使用 TNFi，然后根据皮肤血管炎病变的范围及严重程度决定如何治疗。对病变仅限于皮肤的白细胞碎裂性皮肤血管炎，在停止使用 TNFi 后皮肤血管炎多会自行明显好转。如果出现系统性血管炎，常需使用大剂量糖皮质激素及免疫抑制剂等治疗，此时还需要向药物检测系统上报药物不良反应情况。

（三）TNFi 的恢复使用

在皮肤血管炎痊愈后可以再次使用同种 TNFi，但常会引起皮肤血管炎复发。然而换用另一种 TNFi 同样可能会引起皮肤血管炎。因此，对曾有因使用 TNFi 引起皮肤血管炎的患者，再次使用时一定要格外小心，要密切观察病情。

第六节　有透析相关情况

透析不是 TNFi 使用的禁忌证，但应注意以下几点：

（1）鉴于 TNFi 会引起感染机会增加及伤口愈合延迟，因此在使用 TNFi 前要确认动静脉瘘已造好，以保证无需在 TNFi 使用后再进行手术。

（2）透析本身及 TNFi 的使用均会引起感染机会增加，因此在透析过程中使用 TNFi 时应密切观察病情，并与肾脏科专家密切合作。

（3）由于英夫利昔单抗（IFX）要通过静脉输入，因此要考虑到患者的容量负荷及心脏功能。

（4）有关 IFX 是否具有可透析性的资料较少，因此使用 IFX 最好在刚刚结束透析时。通过皮下注射使用的药物受透析影响不大。

（5）透析的患者需要使用 TNFi 时，首选可以通过皮下注射使用的药物。

（6）要注意调整联合使用的药物的剂量，例如甲氨蝶呤（MTX）等。

第七节　有手术、牙科治疗、烧伤及外伤等相关情况

一、在有手术相关情况下

有研究报道使用 TNFi 可以使类风湿关节炎（RA）患者及克罗恩病患者术中及术后感染风险增加，增加程度与患者的一般情况及手术类型有关。因此，正在使用 TNFi 的患者在遇到手术相关情况时要特别小心。

对于择期手术，法国风湿病学会建议在没有其他感染风险因素存在的情况下，应在术前至少 2 周停用依那西普（ETN）、至少 4 周停用英夫利昔单抗（IFX）及阿达木单抗（ADA）。对于存在其他感染风险因素的条件下，例如下消化道的污染手术、假体植入手术、患者有感染病史、皮肤有开放性伤口、合并有糖尿病、正在使用糖皮质激素治疗等，建议停用 TNFi 更长的时间，至少要 4 ~ 5 个药物半衰期，具体可以参考表

13-1。TNFi 在术后没有感染的情况下，手术伤口完全愈合后才可以继续使用，一般建议至少要 2 周。如果是假体植入手术，更应格外谨慎。

表 13-1 术中污染风险的高低与 TNFi 应该停用的时间

| 药物 | 半衰期 | 术中污染风险的高低 | | | |
		低（2个半衰期）	中等（3个半衰期）	高（4个半衰期）	极高（5个半衰期）
依那西普	70 h	约 7d ~ 10d	约 14d ~ 15d	约 20d ~ 21d	约 25d ~ 28d
英夫利昔单抗	10 d	约 20d ~ 21d	约 28d ~ 30d	约 40d ~ 42d	约 50d ~ 56d
阿达木单抗	15 d	约 20d ~ 30d	约 24d ~ 45d	约 56d ~ 60d	约 70d ~ 75d
戈利木单抗	10 ~ 15 d	约 28d ~ 30d	约 24d ~ 45d	约 56d ~ 60d	约 70d ~ 75d
塞妥珠单抗	10 ~ 15 d	约 28d ~ 30d	约 24d ~ 45d	约 56d ~ 60d	约 70d ~ 75d

对于急诊手术，术前应立即停用 TNFi。在合并有其他感染风险因素存在的情况下（如下消化道污染手术等），建议预防性使用抗感染药物，并在术后密切观察病情。术后在没有感染的情况下，在手术伤口完全愈合且停用抗感染药物后才可以继续使用 TNFi。

应该特别注意的是，脾脏切除手术或功能性无脾均会引起患者感染机会增加。这部分患者在使用 TNFi 时感染机会更高，因此建议患者长期使用苄星青霉素预防感染，但要注意不能使用磺胺甲基异恶唑预防感染，特别是联合使用了甲氨蝶呤的患者，因为磺胺甲基异恶唑会增加甲氨蝶呤的血液毒性。脾脏切除还会损伤机体接种疫苗的效果，因此这部分患者在使用疫苗时，建议使用结合型疫苗（Conjugated Vaccines）预防肺炎、脑膜炎及流感，建议每年均进行一次流感疫苗接种。

脾脏切除后的患者必要时仍可在术后使用 TNFi，但必须是在手术伤口完全愈合以后，而且在使用 TNFi 后，要长期使用苄星青霉素预防感染。

二、在牙科治疗、烧伤及外伤等相关情况下

有多个研究发现，牙周组织疾病的及时治疗有助于类风湿关节炎（RA）患者病情的控制。还有研究报道使用 TNFi 会增加 RA 的牙龈炎症。因此，患有口腔及牙科疾病时，特别是牙周组织疾病，应在使用 TNFi 前找口腔科医生处理。在使用 TNFi 后，具有口腔及牙科疾病病史的患者应注意口腔卫生，定期去口腔科检查，在发现可疑情况时应尽快拍摄牙片。在使用 TNFi 治疗过程中进行龋齿修复或去除牙结石时，建议最好预防性使用抗感染药物。在进行可能引起感染的牙科治疗时，例如拔牙、根尖肉芽肿或牙周组织脓肿治疗等，应停止使用 TNFi，并同时预防性使用抗感染药物。做种植牙时一般不需要停止使用 TNFi。

对使用 TNFi 治疗过程中出现的严重及广泛的烧伤，应立即停止使用 TNFi，直至烧伤部位痊愈。对骨折的患者，仅在需要手术治疗时才需要停用 TNFi。对严重创伤，特别是有开放性皮肤伤口的情况下，需立即停止使用 TNFi。

（李博，佘若男）

第十四章 特殊人群使用 TNFi

第一节 妊娠及哺乳相关情况

一、怀孕前注意事项

甲氨蝶呤（MTX）常与 TNFi 一起联合使用，鉴于 MTX 有致畸作用，因此计划妊娠的患者应首先停止使用 MTX。MTX 在人体血浆中的半衰期为 3 ~ 4 h，离开血浆间隙的时间约为 20 h。因此，从理论上说，停止使用 MTX 一天后就可怀孕。但鉴于 MTX 的致畸性，而且有诸多尚未明确的因素（如 MTX 在血液中的半衰期并不能完全反映其在组织中的清除情况），为慎重起见，女性患者应在停止使用 MTX 至少一个月后，才可以考虑怀孕。由于精子发生周期持续约 71 ~ 72 天，因此有研究建议对于男性患者，应在停止使用 MTX 至少三个月后，才可以考虑生育。

在灵长类动物中进行的研究显示，依那西普（ETN）、英夫利昔单抗（IFX）及阿达木单抗（ADA）并不具有致畸性及致突变性。在啮齿类动物中进行的研究显示，塞妥珠单抗对雌性小鼠无致畸性及致突变性，但可使雄性小鼠精子数目减少。戈利木单抗对生育影响方面的研究目前非常少见。有关 ETN 及 ADA 的胎盘转移方面的数据很少，有研究显示 ETN 及 ADA 的脐血浓度仅为母体血液中浓度的 4%。有关 ETN 及 ADA 在妊娠前三个月及中后期使用对胎儿发育影响方面的报道虽然也很少，但目前尚未见 ETN 及 ADA 引起胎儿缺陷的报道。IFX 可以通过胎盘，在胎儿及母体血液中的浓度完全相同。有研究还发现甚至在胎儿出生半年后，其血液中仍可测到 IFX 的存在。很多研究显示在妊娠前三个月及中晚期使用 IFX 并不会对胎儿产生特殊的不良影响。目前已有越来越多的数据显示在妊娠期间使用 TNFi 不影响正常的怀孕过程。但是，鉴于目前缺乏足够的数据证明其安全性，不建议在妊娠及哺乳期间使用 TNFi。因此一旦开始使用 TNFi 后，应注意采取有效避孕措施。

在开始对育龄期的 RA 患者使用 TNFi 治疗前，应常规询问患者有无近期生育要求。如果患者在近几个月内有生育计划，则禁止使用 TNFi。但如果控制病情确实需要使用，最好推迟生育计划。

在四种 TNFi 的产品特点总结（SPC）中，列出了停止使用 TNFi 多久以后才可以生育的时间，其中 IFX 建议为 6 个月，ADA 建议为 5 个月，CZP 建议为 5 个月，GLM 建议为 6 个月。应注意的是，以上建议的时间并不是建立的科学的基础上，而只是为了谨慎起见。一般来说，经过 5 个半衰期后药物绝大部分已经从血浆容积完全清除。因此，即使是按照最长的半衰期计算，停药两个半月后怀孕在理论上就足够了。以上建议的停药时间在临床上不利于 RA 病情的控制。临床上来自于无对照的病例观察、多个生物制剂使用登记中心及荟萃分析的数据显示，暴露于 TNFi 的妊娠结果与未暴露于 TNFi 的妊娠结果无明显差异，特别是使用 IFX 的患者更显得相对安全。多个研究的结果也提示在妊娠前三个月使用 TNFi 是安全的。因此，有学者建议在妊娠早期，在控制病情需要时可以谨慎使用 TNFi。综合考虑以上因素，一个明智的建议是在控制病情需要时可以继续使用 TNFi，但不能联合使用 MTX。一旦妊娠被确认，则最好停用。

目前有关 TNFi 对精子形成的影响方面的研究很少，鉴于尚未发现 TNFi 具有致突变及致畸性，因此法国有专家建议男性患者在有生育计划时无须停用 TNFi。但对联合使用 MTX 的患者，还是建议停药至少三个月，才可以考虑生育。

二、TNFi 治疗过程中的妊娠

虽然尚未发现使用 TNFi 治疗过程中怀孕会导致胎儿缺陷，但遇到使用 TNFi 治疗过程中怀孕这种情况时仍应注意以下几点：

（1）如果有联合使用 MTX，应立即停止使用 MTX，并向患者及家属交代可能的致畸风险。

（2）重新评估 TNFi 治疗的风险效益比。

（3）向患者及其家属交代已有研究尚未发现使用 TNFi 治疗过程中怀孕会导致胎儿缺陷，这种情况一般是安全的，在产科检查没有发现胎儿异常的情况下，可以考虑继续妊娠。

（4）定期对胎儿进行超声检查。

（5）向药物检测系统报告。

三、哺乳期

虽然有研究显示乳汁中仅有较少的 TNFi，但是目前尚无足够的证据能证明在哺乳期使用 TNFi 是安全的，因此不建议在哺乳期使用 TNFi。英国风湿病学会甚至建议最后一次使用 IFX 至少 6 个月后才可以哺乳。如果患者病情控制确实需要使用 TNFi，则最好在断奶后再用。

第二节　儿童及青少年患者

TNFi 不但在成年人患者中使用，在儿童及青少年患者中同样也可以使用，这要归功于美国食品与药品管理局（FDA）于 1999 年即要求药厂在进行生物制剂临床试验时必须同时提供其在儿童中的数据。

由于儿童并不是"小号的成年人"，很多药物在儿童中的药物效应动力学及药物代谢动力学可能与其在成年人中有着较大的差异。因此在儿童用药的药物选择及使用上并不是单纯按照体重减少剂量那样简单，而是有一些特殊的因素需要考虑。一般来说，儿童风湿病患者在使用药物时要综合考虑到以下因素：药物在儿童中的药物效应动力学及药物代谢动力学、儿童的营养需求、生长发育、对免疫系统与预防接种的影响及服药的依从性。药物效应动力学及药物代谢动力学对儿童风湿病患者选择及使用抗风湿药物虽然很重要，但是多数抗风湿药物目前在儿童中还缺乏的这方面的资料。

在给儿童患者使用抗风湿药物时，一定要注意患儿有无厌食、体重下降等热量及营养摄入不足的表现。如有存在，应及时请有经验的营养师会诊予以纠正，必要时可通过鼻胃管或静脉补充营养成分。除了疾病本身，一些抗风湿药物也会影响到患儿的生长发育：例如甲氨喋呤（MTX）在儿童肿瘤患者中可以引起骨量减少；激素除了会引起骨量减少，还会引起生长延缓。风湿病患儿在使用抗风湿药物时尤其要注意对免疫系统的影响。部分患儿尚处在计划免疫期，在使用抗风湿药物时更应注意。较小的患儿多不愿意服药，这也给患儿的父母增加了不少麻烦。在给这些较小的患儿使用抗风湿药物时，宜选择液体剂型，并且口感较好的药物。对于学龄期患儿，所使用的抗风湿药物最好每天服药次数不超过两次。对处于青春期的患儿，还要考虑到其特有的逆反心理，在选择药物时要有利于患者的服药依从性。

一、TNFi在幼年特发性关节炎中的适应证

关节炎是儿童时期最常见的一类风湿性疾病，其起病方式、病程和转归各不相同，推测病因也不相同，严重者可致残疾。在美国这类关节炎被称为"幼年类风湿关节炎"（Juvenile Rheumatoid Arthritis，JRA），而在欧洲则被称为"幼年慢性关节炎"（Juvenile Chronic Arthritis，JCA）。美国在1977年将JRA分为全身型（Still病）、多关节型、少关节型三种类型。应注意的是，虽然名为JRA，但其中只有15%的患者中类风湿因子呈阳性，故这个命名不是特别贴切。同时这一分类也不包括幼年强直性脊柱炎中出现的关节炎。1977年欧洲幼年慢性关节炎的分类标准则包括的范围又太广，除上述的几种关节炎外，幼年强直性脊柱炎、炎性肠病性关节炎及由于其他结缔组织病所引起的关节炎均包括在内。

为了便于国际间协作组对这类疾病的免疫遗传学、流行病学、转归和治疗方案实施等方面进行研究，国际抗风湿病联盟（International League Against Rheumatism，ILAR）儿科委员会专家组经过多次讨论（1994年智利圣地亚哥，1997年南非德本和2001年8月在加拿大埃得蒙顿），将儿童时期不明原因、持续6周以上的关节肿胀统一命名为幼年特发性关节炎（Juvenile Idiopathic Arthritis，JIA）（表12-3），取代了美国的JRA和欧洲的JCA这两个概念。JIA临床表现差异较大，目前公认的儿童关节炎亚型分类是：①全身型；②少关节型；③多关节型 [类风湿

因子（RF）阴性]；④多关节型（RF 阳性）；⑤银屑病性关节炎；⑥与附着点炎症相关的关节炎；⑦未定类的 JIA。

依那西普（ETN）在 2000 年成为第一个被 FDA 批准用于治疗中重度的、有多关节累及的、对其他一种或多种改善病情抗风湿药（DMARDs）反应欠佳的 JIA 的 TNFi，后来还被批准用于治疗 8 岁以上患儿的斑块型银屑病。阿达木单抗（Adalimumab，ADA）在 2008 年亦被批准用于治疗多关节型 JIA。虽然早期有研究报道英夫利昔单抗（Infliximab，IFX）对 JIA 有效，但未能被后来的研究所证实，因此 IFX未被获准用于 JIA 的治疗。目前尚未见有关戈利木单抗及塞妥珠单抗在幼年患者中使用的研究报道。应注意的是，TNFi 并未被批准用于治疗其他类型的 JIA，例如 ILAR 分类中的①型及⑤~⑦类。另外，IFX 虽未被批准治疗 JIA，但被批准用于治疗 6 岁以上患儿的克罗恩病。对于 JIA相关的急性或慢性葡萄膜炎，ETN 的疗效尚存在争议，并不被推荐使用，而数个研究均证实 ADA 及 IFX 具有较好的疗效。在其他 TNFi 疗效不好的条件下，或者对于 JIA 相关的、有失明危险的急需治疗的葡萄膜炎，IFX 仍值得考虑。

二、TNFi 在儿童及青少年患者中的使用方法

（一）依那西普（ETN）

1. 适用年龄 2000 年，ETN 在美国被批准用于 2 岁以上的 JIA 患者。ETN 在欧洲被批准的适应症年龄是不小于 4 岁，虽然德国有研究发现 4岁以下患者使用 ETN 的安全性与较年长患儿无差异，但后来 ETN 在欧洲被批准的儿童适用年龄没有改变。

2. 剂量与用法 ETN 可单用或与 MTX 联合用药，被批准的使用方法为 0.4 mg/kg，每周 2 次，或 0.8mg/kg，每周一次，有研究显示两种使用方法效果无显著差异。还应注意，每次单个注射部位的最大剂量不超过25mg。曾有研究对全身型 JIA（即 Still 病）在使用批准剂量的 ETN 效果不好时尝试使用加倍剂量，但效果仍不好。因此，无论对哪种类型 JIA，均不建议加大 ETN 的剂量。

3. 给药途径 皮下注射。

（二）阿达木单抗（ADA）

1. 适用年龄　2008 年，ADA 在美国被批准用于 4 岁以上的 JIA 患者。ADA 在欧洲被批准的儿童 JIA 适应条件是 13 岁以上或体重 30 kg 以上患儿。

2. 剂量与用法　ADA 必须与 MTX 联合用药，被批准的使用方法为：对 30 kg 以上体重的患儿，40 mg/kg，每 2 周 1 次；对 30 kg 以下体重的患儿，20 mg/kg，每 2 周 1 次。

3. 给药途径　皮下注射。

（三）英夫利昔单抗（IFX）

1. 适用年龄　严格地说，IFX 并未被批准用于 JIA。但在前述的特殊情况下，仍可以尝试在不小于 4 岁的患儿中使用。

2. 剂量与用法　IFX 的使用方法为 6 mg/kg，首次使用后过 2 周使用第二次，再过 4 周使用第三次，以后改为每 8 周使用一次，即 0、2、6、+8 的模式。JIA 患者使用 IFX 时，强调与 10 ~ 15 mg/kg/ 周的 MTX 联合使用。为了防止过敏反应，推荐在使用前予以糖皮质激素。对于使用中出现的轻度的过敏反应，可以尝试减慢输液速度，如果没有好转，或出现比较严重的过敏反应，必须马上停止使用 IFX，必要时进行抗过敏治疗。输液结束后，推荐在医院留观 2h。值得注意的是，有研究发现，使用 3mg/kg 的 IFX 比使用 6 mg/kg 的 IFX 更容易出现过敏反应。

3. 给药途径　IFX 的给药途径是静脉输液。

三、TNFi 在儿童及青少年患者中的安全性

总体来说，TNFi 在儿童及青少年患者中的耐受性较好。TNFi 相关的不良反应多出现在开始治疗后的一年半以内，多数情况不严重，在停药后很快缓解。TNFi 相关的不良反应大体上分为两大类，即速发型不良反应和迟发型不良反应。

（一）速发型不良反应

1. 注射部位反应（ISR）ISR 在使用 TNFi 的患儿中很常见，在使

用 ETN 的患儿中发生率约为 30% ~ 40%，在使用 ADA 的患儿中还要略高。对出现了 ISR 的患儿，建议在下次注射前提前将药物从冰箱取出放在室温下 30 min，并且两次注射部位应间隔 3 cm 以上，必要时可以提前 1 h 使用利丙双卡因（EMLA）贴或膏。局部持续感觉疼痛时，可以尝试使用冰敷。具有明显局部炎症表现者应给予局部使用糖皮质激素治疗。

2. 其他。其他的速发型不良反应还有头痛（20%）、胃肠道症状（20%）、皮疹（10%）等。

（二）迟发型不良反应

1. 感染　有研究发现 TNFi 可以使患儿上呼吸道感染、结核及机会性感染、水痘带状疱疹病毒感染等发生的风险增加，还可以使普通细菌导致的严重感染增加，其中单抗类比 ETN 更多见。对患有葡萄膜炎的患儿，还应警惕眼内感染。

2. 肿瘤　有研究发现 JIA 患儿中肿瘤（主要是淋巴瘤）的发生风险高于普通患儿。德国有少数联合使用了 TNFi 及 MTX 的患儿出现了肿瘤的报道。目前尚未见肿瘤发生与使用 TNFi 之间存在肯定的关联。

3. 自身免疫性疾病　可能与使用 TNFi 相关的自身免疫性疾病主要有系统性红斑狼疮、肾小球肾炎、桥本甲状腺炎、白细胞破裂性血管炎、间质性肺病等。在一些使用 TNFi 的患儿中还会出现一些自身抗体。

4. 异常反应（paradoxical reactions）现象　有报道少数使用了 ETN 的患儿出现了葡萄膜炎及慢性炎性肠病、银屑病样病变，少数使用了 IFX 的患儿出现了结节病。

5. 脱髓鞘病变、视神经炎及其他神经系统疾病。

6. 其他　例如白细胞减少、焦虑、抑郁、疲劳、头晕等。

四、TNFi 在儿童及青少年患者中的使用注意事项

TNFi 在儿童及青少年患者中的使用前注意事项与在成年患者中大部分相同，都要在使用前详细询问病史及系统回顾、仔细进行体格检查（尤其要注意眼科检查）、进行 X 线胸片等相关辅助检查，一方面评估患

儿 JIA 的严重程度，一方面排除有无相关使用禁忌证。值得特别注意的是患儿的预防接种史。具体事宜详见本章第四节 TNFi 的使用与预防接种。为预防感染发生，使用 TNFi 的患儿还应避免进食未经过巴氏杀菌的牛奶，如果有条件，买来的熟食等食物最好重新加热后再吃。

TNFi 在儿童及青少年患者中的减药、停药方法：目前在这方面尚无获得公认的、有循证医学证据支持的推荐意见。常用的方法是在患儿 JIA 病情完全缓解后继续使用 1 年，然后尝试逐渐减量或延长用药间隔。

第三节　TNFi 在老年患者中的使用

老年患者同样可以使用 TNFi，但与年轻人相比，老年患者使用 TNFi 的风险要大，而收到的效益相对要小，尤其是 75 岁以上的患者。而且有些时候，老年患者使用 TNFi 的风险效益比甚至还大于系统使用小剂量糖皮质激素。

一、药物代谢动力学

已有研究发现，依那西普（ETN）、阿达木单抗（ADA）及塞妥珠单抗（CZP）在机体的清除与容积分布在老年患者及年轻人中均无明显差别。目前尚未见有关戈利木单抗及英夫利昔单抗（IFX）在老年患者中的药物代谢动力学方面的研究。不过，在以上几种 TNFi 的说明书中，65 岁以上患者使用时均不需要进行相应的剂量调整。

二、疗效

有研究表明，TNFi 在 65 岁以上患者中对降低疾病活动度的作用与在年轻患者中一样有效。但也有研究表明，65 岁以上患者使用 TNFi 时，疗效不好的比例高于年轻患者，在 75 岁以上的患者中，TNFi 改善功能残疾的效果相对较差。荷兰也有研究显示，年轻人使用 TNFi 的临床效果要好于老年患者，老年患者使用后残疾状况及生活质量的改善要小于年轻人。

三、安全性

有研究显示，使用 TNFi 后发生严重感染的患者的平均年龄要高于使用 TNFi 的所有患者的平均年龄。还有研究发现，使用 IFX 的 70 岁以上的老年患者，因为发生严重感染而停药的风险与年轻人相比要增加 6 倍。来自英国的研究也发现年龄与使用 TNF-α 拮抗后发生的严重感染明显相关，而且老年患者中发生严重感染而停药的现象比年轻人中多见。但也有研究发现年龄与使用 TNF-α 拮抗剂后发生感染没有关系。

第四节　TNFi 的使用与预防接种

一、在 TNFi 使用前

在使用 TNFi 前，应确认需要接种疫苗的患者首先要完成预防接种，并且接种时间应提前在使用 TNFi 前至少 3 周。例如，如果血中抗体阴性，在使用 TNFi 前最好在易感患儿中接种水痘疫苗。但值得注意的是，在使用 TNFi 前无论如何不能接种卡介苗。

欧洲有国家建议在使用 TNFi 前常规接种乙肝疫苗。

在使用 TNFi 前，还应询问患者有无近期或中期出去旅游的计划，特别是去黄热病疫苗被强制接种的国家。如果存在这种情况，应在去之前至少 3 周进行接种。

二、在 TNFi 使用期间需要接种的疫苗

在 TNFi 使用期间禁止接种活的病毒或细菌疫苗，例如麻疹—流行性腮腺炎—风疹（MMR）三联疫苗、口服脊髓灰质炎减毒活疫苗糖丸、腺病毒疫苗、水痘疫苗、天花疫苗、卡介苗、黄热病疫苗、带状疱疹疫苗、鼻流感疫苗及伤寒杆菌活疫苗等。

建议在使用 TNFi 前常规接种肺炎球菌疫苗，特别是在有脾切除、慢性支气管炎、糖尿病、肺部感染既往史的患者及救助站内的老年患者。

　　建议在使用 TNFi 期间每年常规接种一次流感疫苗。

　　如果患者在使用 TNFi 期间计划去强制接种黄热病疫苗的国家，应事先咨询传染病专家的意见。有专家建议去之前应停用 TNFi 及其他免疫抑制剂至少 5 个半衰期，然后可以考虑接种黄热病疫苗，然后再过 3 周才能出发。如果合并使用了甲氨蝶呤，则至少需停药 1 ~ 3 个月才能接种黄热病疫苗。接种黄热病疫苗至少 4 周以后才能恢复使用 TNFi。

（李博，罗俊佳）

第十五章　TNFi 与其他抗风湿药物的同时使用

TNFi 与其他抗风湿药物的同时使用很常见。合用其他抗风湿药物有时可以增强或维持 TNFi 的疗效，但有时也可能会因相互作用而引起不良反应。其他抗风湿药物常常在使用 TNFi 之前已经被用于患者，但疗效欠佳，那么在使用 TNFi 并起效后，这些抗风湿药物还要不要继续使用？以上有关 TNFi 与其他抗风湿药物的同时使用问题已经引起了越来越多的重视。下面就经常与 TNFi 同时使用的其他抗风湿药物分别做一概述。

第一节　与甲氨蝶呤合用

一、类风湿关节炎患者中的研究

早期的临床试验显示，合用甲氨蝶呤（MTX）可以增强英夫利昔单抗（IFX）的疗效。后来英国风湿病协会生物制剂登记系统（British Society for Rheumatology Biologics Register，BSRBR）在 RA 患者中对 MTX 与 IFX 合用的问题进行了研究。1204 例单独使用 IFX 的 RA 患者与 128 例联合使用 MTX 及 IFX 的 RA 患者被随访了至少半年，研究结果显示，单独使用 IFX 与 IFX 联合 MTX 对 RA 的疗效无统计学显著性差异。

最早的随机对照临床试验结果显示，联合使用 MTX 及依那西普（ETN）对 RA 患者的疗效优于二者单独使用，可以显著减轻 RA 的临床症状及减缓关节破坏的进程。来自 BSRBR 的研究结果同样提示联合使用 MTX 及 ETN 对 RA 的疗效优于单独使用 ETN。ADORE 临床试验观察了 315 例对单独使用 MTX 疗效反应不好的 RA 患者，这些患者后来联合使用 ETN，或停用 MTX 而单独使用 ETN，研究结果显示两组患者在疗效与安全性上均无统计学显著性差异。

有临床试验结果显示联合使用 MTX 及阿达木单抗（ADA）对 RA 患者的疗效优于二者单独使用，可以显著减轻 RA 患者的临床症状并减缓关节破坏的进程，这些 RA 患者的病程均在 3 年以内，且在之前没有使用过 MTX 治疗。后来来自挪威的研究亦显示联合使用 MTX 及 ADA 对 RA 患者的疗效优于单独使用 ADA，这些 RA 患者的病程比上述研究中更长。

临床试验结果还显示联合使用 MTX 及戈利木单抗对 RA 患者的疗效优于单独使用戈利木单抗，此研究中 RA 患者在使用戈利木单抗之前没有使用过 MTX 治疗。

二、脊柱关节病及其他疾病患者中的研究

研究结果显示联合使用 MTX 及 IFX 对强直性脊柱炎（AS）与银屑病性关节炎（PsA）患者的疗效并不优于单独使用 IFX。但对于 IFX 疗效欠佳的患者，联合使用 MTX 仍值得考虑。

仅有单抗类的 TNFi 被批准用于治疗克罗恩病。在使用 TNFi 治疗克罗恩病时，是否还需要同时使用传统维持治疗药物（硫唑嘌呤及 MTX），尚存在争议。

可以单独使用单抗类的 TNFi 治疗银屑病，但对疗效欠佳的患者，联合使用 MTX 仍不失为一个好的尝试。

三、药物代谢动力学方面的研究

有研究显示联合使用 MTX 对 ETN 在 RA 患者中的血药浓度及药物代谢无显著影响。但有研究发现 MTX 可以使 ADA 在 RA 患者中的药物清除降低高达 44%，明显影响了 ADA 的药物代谢。研究显示联合使用 MTX 可使戈利木单抗在 PsA 患者中的血药浓度升高，但 MTX 对戈利木单抗的清除并无显著影响。还有研究发现联合使用 MTX 可以降低克罗恩病患者血中抗 IFX 抗体的产生。

由于 IFX 是人鼠嵌合抗体，因此，在使用 IFX 时，人体会针对
IFX 分子中的鼠源部分产生抗体。这些抗体被称为 HACA（human anti-
chimeric antibodies）抗体，也被称为 ATI 抗体，会逐渐减低 IFX 的疗效，
还会引起系统性过敏反应。有研究发现联合使用 MTX 或硫唑嘌呤可显
著减少 ATI 抗体的产生。即使是阿达木单抗及戈利木单抗这样的全人
源单克隆抗体，由于其在本质上仍是蛋白质分子，因此，仍会引起人体
产生针对性的抗抗体，这些抗体被称为 HAHA 抗体（human anti-human
antibodies）。有研究发现上述抗体在脊柱关节病患者中会导致患者对戈
利木单抗的清除增加。

第二节　与其他改善病情的抗风湿药物合用

一、类风湿关节炎患者中的研究

有研究发现在 RA 患者对柳氮磺胺吡啶、来氟米特、硫酸羟氯喹及
注射用金制剂等其他 DMARDs 疗效反应不好时，加用 ETN 可以获得显
著的临床疗效，并且耐受性较好。但来自 BSRBR 的研究却发现在调整
后分析的结果显示联合使用柳氮磺吡啶、来氟米特、硫酸羟基氯喹、硫
唑嘌呤、青霉胺、环孢素 A、米诺环素及注射用金制剂等药物后对 RA
患者的疗效并不优于单独使用 ETN。来自瑞士的研究比较了 ETN 分别
联合来氟米特、MTX 及其他 DMARDs 对 RA 患者的疗效与安全性，结
果发现三组间的疗效与安全性无统计学显著性差异。

有研究显示在 RA 患者中联合使用来氟米特、硫唑嘌呤或环孢素 A
并不增加 IFX 的药物毒性。来自 BSRBR 的研究却发现联合使用柳氮磺
吡啶、来氟米特、硫酸羟基氯喹、硫唑嘌呤、青霉胺、环孢素 A、米诺
环素及注射用金制剂等药物后对 RA 患者的疗效并不优于单独使用 IFX。

有研究分别比较了 ADA 联合 MTX 及其他 DMARDs（来氟米特、
柳氮磺胺吡啶及硫酸羟氯喹）对 RA 患者的疗效与安全性，结果发现不
同组间的疗效与安全性无统计学显著性差异。

二、脊柱关节病及其他疾病患者中的研究

对 AS 患者，多不主张联合使用 TNFi 及 DMARDs。对传统 DMARDs 效果不好的 PsA 患者，联合或单独使用 TNFi 所产生的疗效并无统计学显著性差异。有研究观察了 80 例接受 IFX 治疗的克罗恩病患者，这些患者先接受 5mg/kg 的 IFX 及传统 DMARDs 治疗至少半年，然后随机分为两组，一组患者继续使用 DMARDs，一组患者则停止使用 DMARDs，然后随访 2 年。结果发现停用 DMARDs 的患者 C 反应蛋白与疾病活动度均较高，血中 IFX 浓度下降。

总的来说，已有研究发现，除了 MTX，联合使用其他 DMARDs 并不会增加 TNFi 的药物毒性。

第三节　与非甾体类抗炎镇痛药、糖皮质激素及其他生物制剂合用

迄今为止，尚未有研究报道联合使用非甾体类抗炎镇痛药及糖皮质激素会增加 TNFi 的不良反应。

禁止将 TNFi 与阿那白滞素（anakinra）及阿巴赛普（abatacept）联合使用。有研究报道上述药物联合使用会引起白细胞减少及严重感染。有研究观察患者在使用利妥昔单抗后改用 TNFi，结果发现感染概率并未增加。

（李博）

第十六章　TNFi 治疗强直性脊柱炎疗效预测指标的相关研究进展

第一节　引言

强直性脊柱炎（AS）是一种病因尚未完全阐明的自身免疫炎性疾病，在其发病过程中，肿瘤坏死因子-α（TNF-α）等炎性因子扮演了至关重要的角色。TNF-α 抑制剂的问世是风湿免疫病治疗方面里程碑式的突破，目前多种 TNF-α 抑制剂已上市，主要用于 AS 的治疗，已被证实十分有效，能迅速改善 AS 的临床症状及实验室炎症活动指标，且对绝大多数使用者是安全的。

在使用 TNFi 治疗 AS 的过程中存在两个关键的问题。第一个问题是其价格过于昂贵，远远超出了多数患者的承受能力。第二个问题是并不是所有的 AS 患者都对 TNFi 有理想的疗效，仍有部分 AS 患者在使用了足够疗程的 TNFi 后病情改善不理想。

那么，如何提前评价 TNFi 对 AS 患者疗效呢？这是目前临床工作中存在的一个难题与挑战。如果能够通过某种方法提前预测 TNFi 的疗效，那么对那些预期疗效不好的 AS 患者，我们就不需要尝试再给他们使用 TNFi 治疗。这样一来可以减轻患者经济负担，二来也便于及时采取其他治疗措施，避免延误病情。

第二节　TNFi 治疗 AS 的疗效预测指标

近年来已有大量有关 TNFi 治疗 AS 的疗效预测指标方面的研究，所涉及的 TNFi 分别包括了英夫利昔单抗、阿达木单抗与依那西普这三种目前市场上常用的生物制剂。已经发现的可能的 TNFi 治疗 RA 的疗效预测指标大致可以分为以下 3 类：临床指标、生物学标志物、遗传学标志物。

一、临床指标

目前的研究表明多种基线期临床指标与 TNFi 的治疗反应相关。2009 年 Paul 等学者对使用 TNFi 治疗并至少完成 6 个月随访的 AS 患者进行分析，发现基线期高 BASDAI 对 BASDAI 变化值预测作用最大，基线血沉（ESR）和 / 或 C 反应蛋白（CRP）高与疗效呈正相关；而基线期 BASFI 分值高的则疗效较差，首次使用 TNFi 治疗的年龄、性别、病程等因素则与疗效相关性不大。丹麦风湿病数据库分析了 2000 ~ 2008 年的 842 例首次使用 TNFi 的 AS 患者，表明年龄小、基线 BASFI 低、CRP 高与疗效成正相关，而选用何种生物制剂、性别、病程、BASMI 以及既往有无使用甲氨蝶呤则无明显相关性。ESR、CRP、血清淀粉样蛋白 A（SAA）对 TNFi 在 AS 中的疗效预测和病情监测具有一定意义，基线期 ESR、CRP、SAA 高与疗效呈正相关；以上的研究表明，基线期临床指标与 TNFi 疗效高度相关，基线 BASDAI 高、CRP 高、BASFI 低、病程短、年龄小等与料想呈正相关。

骶髂关节和脊柱的影像学改变是否对疗效具有一定的预测作用？研究表明，Stoke AS 脊柱评分修订版（mSASSS）对疗效预测有意义，mSASSS 评分越高则 TNFi 疗效越差，两者呈负相关。将脊柱、骶髂关节活动性参照柏林 MRI 脊柱评分，按照骨髓水肿范围、炎症浸润等进行评分，柏林 MRI 脊柱评分和病程对 BASDAI50 预测作用明显，而 CRP、BASFI 和 BASDAI 则没有明显相关性，这说明 MRI 中表现的脊柱炎症活动范围对 TNFi 疗效有一定预测作用，而骶髂关节 MRI 评分则无明显相关性；TNFi 治疗达到 BASDAI 50 缓解率可能随着 MRI 脊柱评分 ≥ 11、病程 < 10 年和 CRP > 40mg/L 呈正相关，这三者有明显的预测作用。影像学上脊柱关节病变严重的患者对 TNFi 疗效较好，无论是 mSASSS 评分还是柏林 MRI 脊柱评分均对疗效有预测作用，而骶髂关节 MRI 评分则无明显相关性。

TNFi 的疗效可能受到多种因素的影响，疾病活动度、患者身体功能受损情况、血清学改变、脊柱、骶髂关节影像学改变等均与疗效具有一定的相关性，而患者的疾病病程和年龄也与疗效相关，单纯一项指标很难预测其疗效，临床上应综合考虑患者的多种因素制定诊疗方案。

二、生物学标志物

近年来有关 TNFi 治疗 AS 疗效的相关生物学标志物研究也取得了一定的进步，研究表明，低 γ - 干扰素水平、高 IL-1 浓度和高 IL-10 浓度预示着疗效差，而 CD154 的高表达与疾病活动性平行；TNF-α 和 IL-6 水平在 AS 患者中明显升高，但其与 TNFi 疗效的关系尚不明确，有研究表明高表达 TNF-α 和 IL-6 的患者使用 TNFi 的疗效较好；同时也有研究表明 TNFi 疗效不佳与患者体内产生相关抗体有关，但并没有相关研究表明早期测定患者体内相关抗体可以预测 TNFi 对 AS 的临床疗效。

三、遗传学指标

了解遗传学指标对与预测 TNFi 疗效是非常有意义的研究，通过药物基因组学等研究可以发现患者的特异性基因等因素决定了药物反应。包括 HLA-DR、TNFRSF1A、TNFRSF1B、FCGR2A、FCGR3A、FCGR3B、TNF-α 及其他一些细胞因子的基因多态性等，其中研究较多并且取得了令人鼓舞成果的是 TNF-α 启动子区的单核苷酸多态性（SNP）与 TNFi 疗效的相关性，目前利用芯片技术已经进行的全基因组相关性研究结果也显示多个 SNP 位点（其中包括 TNF-α 启动子区的 SNP 位点）可能与 TNFi 疗效相关。目前有关 HLA-B27 对疗效的预测作用并没有形成共识，随着基因组学的不断发展，有关 HLA-B27 亚基因片段等也在不断深入研究，有研究指出 HLA-B27 阳性的患者疗效较好，但也有研究指出，HLA-B27 阳性只有在经过病程长短分层后才有一定的预测意义。HLA-G 是一种表达在外周血单核细胞（PBMC）表面的非典型 HLA-I 类分子，与其他 MHC-I 类基因不同，其多态性较低，研究表明 sHLA-G 在 AS 患者中的血清水平明显低于健康人群，sHLA-G 水平 AS 疾病活动度相关，TNFi 治疗后其外周血表达水平明显降低。但目前对于药物基因组学能否预测 TNFi 的疗效反应尚无统一观点，还需要大规模、前瞻性、多中心研究进一步确定药物基因组学在 TNFi 疗效预测中的价值。

第三节　小结

综上所述，这些研究结果对于临床医生合理应用 TNFi 治疗 AS 具有一定的指导意义，最近的研究还发现很多生物标志物和遗传学标志物可能与疗效相关，但尚未有确凿的证据及特异性较强的指标，且这些标志物尚未在临床上广泛应用，其对于临床医生用药的指导意义有限。随着医学研究的飞速发展，我们将结合三个方面的因素进行更多的综合性分析研究，从而更有针对性地对 AS 患者进行治疗，将对 TNFi 的临床合理应用提供重要的科学依据。

（王浩）

第十七章　TNFi 治疗强直性脊柱炎相关指南摘编

第一节　我国相关指南

依那西普治疗强直性脊柱炎的专家建议（2013）

一、强直性脊柱炎（AS）

1. 治疗目标：AS 总的治疗目标是尽早、最大限度地控制炎症、改善功能、减少畸形，争取达到临床缓解。AS 的治疗应遵循个体化治疗原则，临床治疗方案可根据患者的临床表现、当前症状水平、临床发现、预后指标，并结合患者愿望不断作出调整。

2. 治疗对象：患者应符合 1984 年纽约修订版 AS 诊断标准，或国际脊柱关节炎评估协会（ASAS）制订的中轴型脊柱关节炎（中轴型 SpA）分类标准或外周型脊柱关节炎（外周型 SpA）分类标准，且病情活动，并同时符合下述条件中的 1 种：

（1）患者首先顺序尝试过至少 2 种非甾体消炎药（NSAIDs）充分治疗，即 4 周内尝试 2 种 NSAIDs 充分治疗，但无效或疗效欠佳的中轴型 SpA，可以直接使用依那西普治疗。

（2）有髋关节受累者，或持续外周关节炎为主要表现的外周型 SpA 者，经传统 DMARDs 充分治疗但疗效欠佳者，可选择依那西普治疗。

（3）常规治疗无效的有肌腱端炎症状患者。

（4）TNF-α 拮抗剂疗效欠佳或不能耐受者。

3. 评估疗效及临床缓解：AS 及其他 SpA 评估包括单个指标如枕壁距、扩胸度、指地距等的评价，同时可参考 ASAS 制订的核心指标，包括患者整体功能状态、疼痛、患者对疾病活动度的全部评估、脊柱活动度、脊柱僵硬感及疲劳感等。ASAS 在 TNFi 治疗中轴型脊柱关节炎的推荐中，设定治疗有效的标准为 BASDAI 相对变化 ≥ 50% 或 BASDAI 绝对变化 ≥ 20 mm（100 mm 视觉模拟尺），而且风湿专科医生认可相应疗效。

脊柱关节炎的病情评估/疗效评价也可参考 ASDAS 标准。ASDAS < 1.3 提示疾病稳定（ID），1.3 ≤ ASDAS < 2.1 提示疾病中度活动（MDA），2.1 ≤ ASDAS ≤ 3.5 提示疾病高度活动（HDA），ASDAS > 3.5 提示疾病极高度活动（VHDA）。AASDAS ≥ 1.1 提示临床重要改善（CII）；AASDASI > 2.0 提示主要改善（MI）。

目前，风湿病学界对 AS 缓解的判断尚缺乏统一标准。

4. 诱导期治疗：AS 应该早期诊断、早期治疗。短病程患者更易获得良好疗效。依那西普治疗 AS 起效迅速，通常在 2 周内就有明显疗效。足量治疗 12 周，依那西普可达疗效平台期，亦可显著消退椎体骨髓水肿。

5. 维持治疗：长期足量用药 2 ~ 4 年时能很好维持疗效。获得显著改善的 AS 患者，可考虑依那西普减量（例如每周 25 mg），或逐渐延长给药间隔的治疗方案，临床试验证实这两种减量维持方案均能很好地维持疗效。在减量过程中应每 12 周评估 1 次疗效，如疾病复发，可恢复依那西普标准剂量（50 mg/ 周）治疗，仍能获得较好疗效。

6. 评估时间和停药标准：治疗 12 周后应进行疗效评估。如果治疗满 12 周而患者未达到 BASDAI 相对变化 ≥ 50%，或 BASDAI 绝对变化 ≥ 20 mm（100 mm 视觉模拟尺），可改为其他治疗方案。

二、依那西普的治疗剂量及合并用药

依那西普治疗成年人 RA 和 AS 的标准剂量为 25 mg/ 次，皮下注射，每周 2 次。根据国内外已发表的文献，亦可采用 50 mg 皮下注射，1 次/ 周。治疗 RA 时，推荐依那西普与甲氨蝶呤联合应用，当甲氨蝶呤有禁忌或二者联合疗效欠佳，也可以选用其他传统 DMARDs。治疗 AS 时，可以与非甾体抗炎药（NSAIDs）联合应用。

三、禁忌证

1. 感染：活动性感染包括活动性结核病、肝炎病毒感染高度活动期、其他病毒感染的活动期、细菌感染及结核潜伏感染。

2. 心功能低下：纽约心功能分级（NYHA）为Ⅲ级或Ⅳ级的充血性心力衰竭。

3. 恶性肿瘤：缓解期未满5年的恶性肿瘤患者。

4. 病史：既往有脱髓鞘综合征或多发性硬化症病史。

四、注意事项

（一）注射部位反应

注射部位反应是依那西普最常见的不良反应，发生率为16%～37%。平均持续3～5日/天，通常发生在注射依那西普的第1个月内。表现为轻至中度红斑、瘙痒、疼痛和肿胀等，无需特殊处理。极个别患者可能需要停药并对症处理，首选抗组胺药物。

（二）结核感染

1. 筛查：总体而言，使用依那西普治疗后结核发生率较低，与自然人群发生率相似，并且启动依那西普治疗后结核病发作的时间较TNF单抗更晚。在应用依那西普前，为排除活动性结核（包括肺结核和肺外结核）及结核潜伏感染（LTBI）者，所有患者必须行X线胸片检查，仔细查体，详细询问结核既往史、家族史及近期与结核病患者接触史。如X线胸片不能确定，可行CT检查，以排除可疑。可用的辅助诊断方法还有结核菌素试验（PPD）及结核抗原特异性IFN-γ释放试验（IGRA），其中包括T-Spot检查。IGRA针对结核潜伏感染（LTBI）的特异性较PPD更高。建议针对PPD阳性以及PPD阴性但不排除LTBI的高危对象（如近期接触史）加查IGRA。

尽管PPD有较多局限性，但对强阳性（伴有肺部活动病灶）及新近转阳性的患者，应提高警惕。PPD阳性的标准多采用PPD硬结直径≥10 mm，强阳性为PPD硬结直径≥20 mm或虽<20 mm但局部出现水泡和淋巴管炎。

T-Spot 检查的敏感性与特异性很高，且不受卡介苗接种的影响，阳性结果支持活动性结核病或结核潜伏感染，但阴性结果亦不能排除结核感染。T-Spot 检查结果为阳性者，应高度怀疑为潜伏结核感染，应先行预防性抗结核治疗。

2. 防治结核的建议：

（1）活动性结核病患者应首先接受标准抗结核治疗。充分治疗后，根据结核病情控制情况与结核病专科医生的评估意见，并结合风湿病病情的需要，仔细权衡利弊，谨慎使用依那西普。

（2）如临床急需控制关节炎病情，应在结核标准治疗或预防性治疗启动 1 ~ 2 个月后，并征得结核病专科医生的同意与建议，才可考虑应用依那西普治疗。

（3）既往有结核病史，已接受过标准抗结核治疗，目前无结核活动的风湿病患者，无需再进行预防性抗结核治疗，可应用依那西普，但需临床密切随访。

（4）既往结核未经足量治疗或临床高度怀疑结核潜伏感染或低度活动的患者，建议行预防性抗结核治疗。

（5）结核标准治疗方案和预防性治疗方案应遵循当地结核病专科医生的建议。

LTBI 的治疗主要针对高危人群，即青少年、有密切结核病接触史、HIV 患者、新近 PPD 转阳及 T-Spot 检查阳性者，而不是所有 PPD 皮试强阳性者均需预防性治疗。

3. 预防性治疗：

预防性治疗方案可以选择单药或二联。根据中华医学会临床诊疗指南结核病分册（2005）建议，推荐采用以下二联方案用于 LTBI 的预防性治疗。

（1）异烟肼联合利福平方案：异烟肼 300 ~ 400 mg/ 日，顿服；利福平 450 ~ 600 mg/ 日；总疗程 2 ~ 3 个月。

（2）异烟肼联合利福喷汀方案：利福喷汀 450 ~ 600 mg/ 次，2 次 / 周；异烟肼 300 mg/ 次，2 次 / 周，共 3 个月。美国疾病预防与控制中心（CDC）在 2011 年推荐 1 次 / 周，联合应用异烟肼和利福平预防性治疗 ≥ 12 岁的 LTBI 患者。该方案共治疗 12 周。异烟肼：15 mg/kg/

周，最高剂量 900 mg；利福平：体重 10.0 ~ 14.0 kg，300mg/ 周；体重 14.1 ~ 25.0 kg，450 mg/ 周；体重 25.1 ~ 32.0 kg，600 mg/ 周；体重 32.1 ~ 49.9 kg，750 mg/ 周；体重 > 50 kg，最高剂量 900 mg。在给予抗结核药物治疗前，应查肝肾功能、血尿常规，用药后第 2、4 周各查 1 次，以后每 4 周复查 1 次。

（3）预防性化疗的结核感染高危人群，应定期随访（每 3 ~ 6 个月查 1 次 X 线胸片）。

（4）依那西普使用过程中发生结核病，应立即停用依那西普并启动抗结核标准治疗。抗结核标准治疗结束后，并且结核专科医生认为结核已经治愈者，可以重新使用依那西普。

（5）依那西普治疗过程及停用后的 6 ~ 12 个月内，应每 3 个月随访 1 次，随访时需询问结核特征性症状，建议定期行 X 线胸片检查。

（三）肝炎病毒感染

尽管已有小型临床研究显示，对 RA 或 AS 同时伴有 HBV、HCV 慢性感染患者，应用依那西普较为安全，但目前尚无长期安全性数据。已有观察性研究提示，活动性乙型病毒性肝炎患者禁用依那西普；对非活动性 HBsAg 携带者及隐匿性 HBV 携带者，应用依那西普前或在应用过程中，加用抗 HBV 治疗能有效预防 HBV 复制和再激活；RA 或 AS 合并 HCV 感染患者接受依那西普相对于 RA 或 AS 合并 HBV 感染者要安全些，且能协同干扰素（IFN）抗病毒。

建议：

（1）应用依那西普前应明确 HBV、HCV 的感染状态和肝功能，对肝炎病毒携带者，还应检查外周血病毒负荷水平。

（2）急性病毒性肝炎患者禁用依那西普。

（3）HBsAg 阳性，且 HBV 高度复制（> 10 拷贝数 /mL）或肝功能异常（ALT 或 AST 水平升高超过正常上限 ≥ 2 倍）的患者，不宜使用依那西普。

（4）HBsAg 阳性、肝功能正常但 HBV 轻度复制（10^3 ~ 10^4 拷贝数 /mL）者，应用依那西普的同时应加用抗 HBV 治疗。

（5）HBsAg 阳性、HBV 无复制且肝功能正常者，可应用依那西普。

（6）HBsAg 阳性患者应用依那西普时，应每 1～3 个月监测肝功能和外周血 HBV DNA 拷贝数。

（四）其他感染的防治

1. 细菌感染：风湿病人群（尤其是 RA 患者）发生细菌感染的风险较普通人群升高。有报道称，TNFi 较传统 DMARDs 会增加风湿性疾病患者感染的发生风险，尤其是在开始 TNFi 治疗的前 6 个月内。来自英国生物制剂注册数据库（BSRBR）的研究显示：接受 TNFi 治疗时严重感染发生率较传统治疗略有升高（42/1000PY VS 32/1000PY）。

2. 除外结核的机会性感染：TNFi 可引发机会性感染，如李斯特菌病、球孢子菌病或组织胞质菌病，但发生率极低。

建议：依那西普禁用于活动性感染患者。对发生严重细菌感染及机会性感染的患者，应立即停用依那西普，抗感染治疗成功后可继续使用。

（五）恶性肿瘤

与健康人群相比，慢性炎性疾病患者（高度活动性 RA、AS）淋巴瘤发病率高。资料显示，虽然使用 TNFi 的 RA 患者发生淋巴瘤（尤其是非霍奇金淋巴瘤）的总体风险比总人群增加 2 倍以上，但是使用依那西普的患者淋巴瘤发生率与正常人群相似。美国食品药品监督管理局（FDA）于 2009 年发布 48 例儿童和青春期前少年接受 TNFi 后发生恶性肿瘤的分析报告。该报告称 48 例恶性肿瘤中约半数是淋巴瘤，由于 TNFi 治疗儿童患者例数有限，且同时使用其他免疫抑制剂（88%），故目前 FDA 还不能完全确定 TNFi 与肿瘤发生之间的相关性强度。虽有针对随机对照试验的荟萃分析显示，TNFi 治疗 RA 患者发生实体瘤的风险比＞1，但近期的荟萃分析（29423 例 RA 患者接受生物制剂治疗并随访至少 6 个月），并未证实 TNFi 治疗会增加恶性肿瘤发生风险。

建议：有淋巴瘤既往史患者禁用 TNFi，已缓解 5 年及以上的恶性肿瘤患者，应根据病情，权衡利弊再考虑使用。有肿瘤前期病变者慎用。对有肿瘤发生高风险及有实体瘤既往史患者，在使用依那西普治疗过程中，应密切监测恶性肿瘤的相关临床征象。

（六）妊娠

美国 FDA 2009 年发布的孕妇用药安全等级将依那西普列为 B 级药物（动物生殖实验未发现对胎儿有害，但尚无良好对照的人体试验）。目前，有关 TNFi 在妊娠患者的安全性研究数据很少。已有的大多数观察性数据显示，TNFi 使用者意外怀孕（多为怀孕前 3 个月）后及时停药并继续妊娠，则绝大多数患者能正常妊娠与分娩。一项系统回顾分析了667 例妊娠期接受了 TNFi 治疗的风湿病女性患者，结果显示，TNFi 对妊娠结局没有不利影响。

一项研究显示，l5 例脊柱关节炎（SpA）男性患者，平均接受 27 个月 TNFi 治疗，精子量和功能与健康人群差异无统计学意义。

建议：正使用依那西普的女性患者应该避孕，也不宜哺乳。准备怀孕者，应停用依那西普至少 5 个半衰期，即停用依那西普 15 ~ 30 日。如果在使用依那西普过程中意外怀孕，建议立即停用。

（七）心血管疾病

RA 患者本身发生心脑血管病及心血管事件死亡的相对风险较健康人群高。有研究提示一定程度上依那西普可能有助于降低 RA 患者心血管事件的发生风险（心肌梗死、脑卒中或短暂心肌缺血）。近期荟萃分析显示，TNFi 能降低 RA 患者总心血管事件（$RR = 0.46$）、心肌梗死（$RR = 0.81$）、脑血管事件（$RR = 0.46$）的发生风险。同时，另一项荟萃分析显示，TNFi 治疗能改善 RA 患者血脂水平，阻止动脉硬化，从而降低心血管事件的风险。

建议：心功能分级 III 或 IV 级的充血性心力衰竭（CHF）患者禁用依那西普。对心功能 I 或 II 级的 CHF 患者，应用依那西普之前应权衡利益与风险。

（八）血液学

有个别病例发生全血细胞减少和再生障碍性贫血的报道。

建议：如出现血液系统的不良反应，应停用依那西普，并对其原因进行分析。

（九）自身免疫样综合征

依那西普应用过程中可出现新发自身抗体，现无证据表明治疗过程中新发的抗核抗体、抗 DNA 抗体或抗心磷脂抗体会增加狼疮样综合征的发生风险。依那西普发生狼疮样综合征的病例很少，症状通常在停药 6 周至 14 个月内消失。

建议：如在依那西普治疗过程中出现狼疮样综合征症状，应停用依那西普，并对出现的临床症状和体征进行适当的治疗。

（十）神经系统疾病

应用依那西普发生脱髓鞘样综合征、视神经炎、外周神经炎、横断性脊髓炎、多发性硬化症及脑白质病变的报道非常罕见，一旦发生，停用依那西普后症状可改善或消失。

建议：有明确脱髓鞘样综合征或多发性硬化既往史者禁用依那西普。依那西普使用中如出现上述神经系统不良反应，应立即停用并对症治疗。

（十一）外科手术

在围手术前 2 ~ 4 周，应停用依那西普。如术后未发生感染，且伤口愈合良好，可重新使用依那西普。也有学者提出，关节置换术围手术期应用依那西普是相对安全的，与传统 DMARDs 组相比，炎症期时间、伤口愈合时间无明显延长。

（十二）疫苗接种

依那西普一般不影响人体产生针对流感病毒疫苗或肺炎球菌多糖疫苗的保护性抗体，但相应的抗体滴度和保护力度可能会有小幅下降，尤其是与甲氨蝶呤联用时。

建议：对正在接受依那西普治疗的患者，可以接种灭活疫苗或重组疫苗，如肺炎球菌疫苗、流感疫苗、乙肝疫苗、人乳头状瘤病毒疫苗等灭活疫苗。但不能接种活疫苗，如带状疱疹疫苗。如需接种活疫苗，接种时间最好在开始依那西普治疗前的 4 周，或在停药 2 ~ 3 周之后。

（十三）免疫原性

所有的 TNFi 都有诱导产生具有免疫应答能力的抗体的潜能，即免疫原性。抗药物抗体的产生，导致 TNFi 有效血药浓度下降，影响疗效，后续需要增加剂量，伴随不良反应发生率增加。已有的文献表明，依那西普的抗药物抗体产生率最低，并且为非中和性抗体，对疗效影响小，需要增加药物剂量的比例低。

建议：联合应用甲氨蝶呤可以在一定程度上降低依那西普的免疫原性。

五、药物经济学评价

目前国内缺乏生物制剂相关的药物经济学评价数据，已有研究显示：依那西普联合甲氨蝶呤方案相对于甲氨蝶呤单药方案具有潜在的长期应用的药物经济学优势。

依那西普是一类生物靶向性药物，特异性拮抗TNF具有作用机制明确、临床效果明显、不良反应低等特点。虽然在我国临床应用时间已经有7年多，仍需对其疗效与安全性作长期观察。在临床中应结合患者的具体特点，有的放矢地应用。本建议将随着临床证据的增加，不断完善与补充。

第二节　英国相关指南

一、2016年英国风湿病学会和英国风湿病卫生专业人员协会关于生物制剂治疗中轴型脊柱关节炎（包括强直性脊柱炎）的建议

（一）总则：

中轴型脊柱关节炎是一类主要累及中轴及骶髂关节的慢性炎症性疾病，伴或不伴外周关节炎、附着点炎、虹膜睫状体炎、银屑病和炎症性肠病。该病主要表现为受累部位明显的疼痛、晨僵及功能的缺失，从而导致重要医疗资源的损耗和死亡率增加。

根据X线片是否存在骶髂关节结构的破坏，中轴型脊柱关节炎可分为放射学阳性的中轴型脊柱关节炎，主要指强直性脊柱炎；和放射学阴性的中轴型脊柱关节炎。虽然放射学阴性的中轴型脊柱关节炎不符合

1984 年纽约修订版 AS 诊断标准，但该病的医疗负担和治疗效果与强直性脊柱炎相似。

　　2005 年英国风湿病学会制订的指南为临床医师为成人中轴型脊柱关节炎应用生物制剂提供了循证医学证据。主要包括用药的适应证、药物的选择和治疗效果的评价。外周型脊柱关节炎和幼年型脊柱关节炎不在该指南阐述范围，可参考 2012 年英国风湿病学会针对银屑病关节炎的治疗指南。

　　（二）主要推荐：

　　主要推荐的相关内容，在图 17-1 中进行了详细的概括。

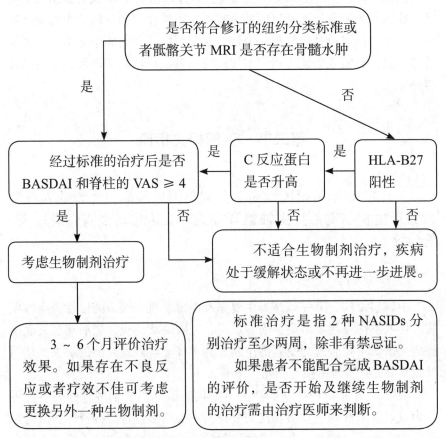

图 17-1　主要的推荐内容

（三）生物制剂在中轴型脊柱关节炎治疗中的效果：

1. 抗肿瘤坏死因子治疗在控制中轴型脊柱关节炎疾病活动及减轻腰背痛方面有效。短期的 MRI 数据支持抗肿瘤坏死因子治疗骶髂关节炎及脊柱病变的有效性，但关于肿瘤坏死因子治疗效果的影像评估证据有限。（LOE 1+；推荐等级 A；一致性评分 9.6）

2. 目前在治疗中轴型脊柱关节炎方面，没有足够的证据支持优先选择除抗肿瘤坏死因子以外其他种类的生物制剂。（LOE 1+；推荐等级 B；一致性评分 9.3）

（四）适应证：

1. 如果病人存在疾病的活动，建议抗肿瘤坏死因子治疗。（LOE 1+；推荐等级 B，一致性评分 9.6）

2. 疾病的活动是指经过标准治疗后，BASDAI 或者脊柱的疼痛视觉模拟量表仍大于等于 4。（LOE 1+；推荐等级 B；一致性评分 8.5）

3. BASDAI 的评估是指间隔 4 周评价至少 2 次以上的结果。国家卫生与保健优化研究所指南要求间隔 12 周仍存在活动性脊柱病变，以避免对短期活动的病人进行过度治疗。然而，强直性脊柱炎的病情复发一般持续 2 ~ 3 周，本指南认为间隔 4 周的评价就足够了，不应该过分地推迟治疗。（LOE 2+；推荐等级 C；一致性评分 7.2）

4. 存在病情活动的脊柱关节病患者虽不符合 1984 年纽约修订版 AS 诊断标准，但 MRI 显示存在骶髂关节水肿或者 C 反应蛋白水平升高。明确其加重的临床症状、放射学的改变及炎性指标的升高是因为中轴型脊柱关节炎所致而非恶性肿瘤或者感染。在给放射学阴性或者骶髂关节 MRI 显示不存在骨髓水肿的中轴型脊柱关节炎患者开具生物制剂前建议咨询风湿病专科医师。（LOE1+；推荐等级 B；一致性评分 9.3）

（五）药物选择：

在选择抗肿瘤坏死因子拮抗剂种类时需要考虑关节外的表现及病人的选择。在没有足够正面证据的支持下，系统性文献回顾显示英夫利昔单抗、戈利木单抗、阿达木单抗、依那西普等在治疗强直性脊柱炎方面疗效无明显统计学差异。在放射学阴性的中轴型脊柱关节炎治疗方面没有足够的数据比较上述药物的疗效差异。然而，不是所有的生物制剂等都能应用于治疗关节外的疾病或者对其有效。所以，药物的选择需要考虑合并症，服用的频次及优选的给药路径。（LOE 4；推荐等级 D；一致性评分 8.9）

（六）疗效的评价：

1. 初次治疗的疗效评估需要在 3～6 个月内完成，后续的评估可每 6 个月进行一次。（LOE 1+；推荐等级 D；一致性评分 8.6）

2. 对于 BASDAI 或者脊柱疼痛 VAS 比基线降低 2 单位视为治疗有效。（LOE 1+；推荐等级 B；一致性评分 8.3）

3. 如果存在认知或交流困难，BASDAI 不能有效完成，对于开始或继续治疗的决定需由治疗医师通过评估病情来完成。（LOE4；推荐等级 D；一致性评分 9.9）

（七）撤药指征：

1. 治疗 6 个月效果不佳，或者不能有效维持疗效，需要考虑停药。（LOE4；推荐等级 D；一致性评分 9.4）

2. 没有证据支持对治疗反应的患者停用抗肿瘤坏死因子治疗。（LOE2+；推荐等级 B；一致性评分 9.0）

（八）换药：

1. 抗肿瘤坏死因子治疗效果不佳或者存在严重的副作用时，如果临床需要可考虑更换另外一种抗肿瘤坏死因子拮抗剂。（LOE2+；推荐等级 C；一致性评分 9.7）

（九）安全性：

抗肿瘤坏死因子拮抗剂在治疗中轴型脊柱关节炎中的安全性和治疗其他炎性关节病变（如类风湿关节炎）相当。没有证据表明该药物在治疗不同的疾病安全性不同。2010 年英国风湿病学会制定的关于抗肿瘤坏死因子治疗的安全性指南同样也适用于中轴型脊柱关节炎。

二、2008 年英国国家卫生与临床技术优化研究所（NICE）关于强直性脊柱炎抗肿瘤坏死因子使用建议

1. 阿达木单抗和依那西普当符合下列条件时被推荐用于治疗成人重度活动性强直性脊柱炎：

（1）该病符合纽约修订版 AS 诊断标准。

（2）存在持续活动的脊柱病变。

（3）强直性脊柱炎疾病活动指数（BASDAI）≥ 4 和脊柱疼痛视觉模拟评分（VAS）≥ 4。

（4）上述情况即使在药物干预的情况下，应在至少 12 周内均存在。

（5）常规应用两种或两种以上非甾体抗炎药，按最高耐受剂量或推荐剂量连续服用 4 周，但未能控制症状。

2. 当使用 BASDAI 和脊柱疼痛 VAS 评分告知结论是否存在持续活动的脊柱疾病时，医疗专业人士应该注意到对残疾人和来自不同种族的患者待遇平等。在这种情况下，它可能不适合医护人员使用患者的 BASDAI、脊柱疼痛 VAS 评分告知其结论是否存在活动性的脊柱病变。因为当患者存在学习或者其他障碍（如感觉障碍）或语言或其他沟通困难时，BASDAI 或脊柱疼痛 VAS 评分不是一个合适的临床评价工具来评估病人是否存在持续活动的脊柱病变。

在这种情况下，医护专业人员应使用另一种适当的评估方法（其中包括适应调查表的使用），以适应病人的情况。

3. 阿达木单抗和依那西普的治疗反应应在开始治疗 12 周后进行评估，只有出现第 4 条所定义的充分反应时，治疗方能继续进行。

4. 对本指南而言，充分的治疗反应为：BASDAI 较原值降低 50% 以上或者降低 ≥ 2 个单位；脊柱疼痛视觉模拟量表降低 ≥ 2cm。

5. 对于接受阿达木单抗或依那西普治疗充分反应的病人，应该每隔 12 周进行一次评估。如果治疗反应不能继续维持，建议 6 周以后再次进行评估。若 6 周以后的评估不能达到第 4 条所界定的标准，建议停止治疗。

6. 对于在 12 周初始评估期结束前不能耐受阿达木单抗或者依那西普患者，建议更换另外一种 TNFi 作为替代治疗。

7. 对于 12 周初始评估时不能达到充分反应的患者或者在治疗期间依从性差的患者，不建议更换另外一种 TNFi。

8. 对于重度强直性脊柱炎患者是否应用阿达木单抗、依那西普以及监督管理应由在诊断和治疗方面经验丰富的专科医师进行。

9. 英夫利昔单抗不推荐用于治疗强直性脊柱炎。

10. 对于当前接受英夫利昔单抗治疗的强直性脊柱炎患者可以选择继续治疗，直到患者和他们的临床医生认为停止治疗是合适的。

第三节　美国相关指南

2015 年美国风湿病学会（ACR）、美国脊柱炎协会（SAA）以及脊柱关节炎研究治疗网络（SPARTAN）关于强直性脊柱炎和放射学阴性的中轴型脊柱关节炎的治疗指南

前言

该指南是 ACR 首个中轴型脊柱关节炎的管理指南，为强直性脊柱炎（AS）和放射学阴性中轴型脊柱关节炎（SpA）患者治疗提供基于证据的建议，成为强直性脊柱炎治疗的最新规范。该指南将中轴型脊柱关节炎分为强直性脊柱炎和放射学阴性中轴型脊柱关节病，而对于其治疗则提出活动期和稳定期概念。对于活动期 AS 患者，强烈推荐使用非甾体抗炎药（NSAID），若 NSAIDs 治疗后活动度仍然较高，则推荐使用肿瘤坏死因子抑制剂（TNFi），不建议使用全身性糖皮质激素和物理疗法，对于晚期髋关节炎患者不建议使用髋关节置换术。对于合并炎症性肠病或复发性虹膜炎的强直性脊柱炎患者，推荐使用 抗体类 TNFi（英夫利西单抗或阿达木单抗）。

推荐内容

对于强直性脊柱炎，指南主要提出了七方面具体建议。

一、活动期 AS 成年患者的药物治疗（见表 17-1）

表 17-1　活动期 AS 成年患者的药物治疗

活动期 AS 成年患者	药物治疗
活动期 AS 成年患者	强烈推荐使用 NSAIDs 治疗优于非 NSAIDs 治疗（PICO 2；低质量证据；100% 投票通过）；根据情况，在某些条件下推荐持续 NSAIDs 治疗优于按需 NSAIDs 治疗（PICO 1；非常低质量证据；90% 投票通过）；未推荐任何一种 NSAID 作为首选（PICO 3；中 – 低质量证据；在某些条件下推荐）；100% 投票通过强烈不推荐使用全身性糖皮质激素进行治疗（PICO 4；非常低质量证据；100% 投票通过）。
NSAIDs 治疗后仍然处于活动期的 AS 成年患者	根据情况，在某些条件下不推荐使用慢作用抗风湿药（SAARDs）治疗（PICO 7；非常低—中等质量证据，取决于药物；90% 投票通过）；强烈推荐使用 TNFi 治疗优于非 TNFi 治疗（PICO 6；中等质量证据；80% 投票通过）；不推荐任意一种 TNFi 药物作为首选，但对于合并炎症性肠病或复发性虹膜炎的强直性脊柱炎患者，英夫利西单抗或阿达木单抗治疗优于依那西普（PICO 5；中等质量证据；在某些条件下推荐；100% 投票通过）。
NSAIDs 治疗后仍处于活动期且有 TNFi 禁忌证的 AS 成年患者	根据情况，在某些条件下推荐使用 SAARD 治疗优于非 TNFi 生物制剂治疗（PICO 8；非常低—低质量证据，取决于药物；100% 投票通过）。
接受第一种 TNFi 治疗后仍处于活动期的 AS 成年患者	根据情况，在某些条件下推荐使用另一种 TNFi 药物治疗优于应用 SAARD 治疗（PICO 9；非常低质量证据；100% 投票通过）。根据情况，在某些条件下推荐使用另一种 TNFi 药物治疗优于使用非 TNFi 生物制剂治疗（PICO 10；非常低质量证据；90% 投票通过）。
接受 NSAID 治疗后仍处于活动期且伴有单侧活动性骶髂关节炎的 AS 成年患者	根据情况，在某些条件下推荐局部注射糖皮质激素优于不局部使用糖皮质激素治疗（PICO 13；非常低质量证据；100% 投票通过）。
接受 NSAIDs 治疗后仍伴有稳定性中轴疾病和活动性起止点炎的 AS 成年患者	根据情况，在某些条件下推荐局部注射糖皮质激素优于不局部使用糖皮质激素治疗。应避免在跟腱，髌骨和股四头肌肌腱周围注射（PICO 14；非常低质量证据；100% 投票通过）。

活动期 AS 成年患者	药物治疗
接受 NSAIDs 治疗后仍伴有稳定性中轴疾病和活动性外周关节炎的 AS 成年患者	根据情况，在某些条件下推荐局部注射糖皮质激素优于不局部使用糖皮质激素治疗（PICO 15；非常低质量证据；100% 投票通过）。

二、活动期 AS 成年患者的康复治疗

1. 强烈推荐使用物理治疗优于未使用物理治疗（PICO 16；中等质量证据；100% 投票通过）；

2. 根据情况，在某些条件下推荐主动物理治疗干预（在监护下运动），而非被动物理治疗（如按摩、超声、热敷）（PICO 17；非常低质量证据；82% 投票通过）；

3. 根据情况，在某些条件下推荐在地面上而非水中进行物理治疗干预（PICO 18；中质量证据；100% 投票通过）。

三、稳定期 AS 成年患者的药物治疗（见表 17-2）

表 17-2　稳定期 AS 成年患者治疗方案

稳定期 AS 成年患者	治疗方案
稳定期 AS 成年患者	根据情况，在某些条件下推荐按需使用 NSAIDs 治疗优于持续 NSAIDs 治疗（PICO 1；非常低质量证据；100% 投票通过）。
正在接受 TNFi 和 NSAIDs 治疗的稳定期 AS 成年患者	根据情况，与持续使用两种药物相比，在某些条件下推荐仅使用 TNFi 维持治疗（PICO 11；非常低质量证据；100% 投票通过）。
正在接受 TNFi 和 SAARDs 治疗的稳定期 AS 成年患者	根据情况，与持续使用两种药物相比，在某些条件下推荐仅使用 TNFi 维持治疗（PICO 12；非常低质量证据；100% 投票通过）。

四、稳定期 AS 成年患者的康复治疗

强烈推荐使用物理治疗优于未使用物理治疗（PICO 19；低质量证据；82% 投票通过）。

五、活动期和稳定期均适用的 AS 治疗建议

1. 根据情况，在某些条件下推荐定期监测 AS 疾病活动度（PICO54；非常低质量证据；100% 投票通过）；

2. 根据情况，在某些条件下推荐定期检测 C 反应蛋白（CRP）水平或红细胞沉降率（ESR），而非仅进行常规护理（PICO 55；非常低质量证据；100% 投票通过）；

3. 根据情况，在某些条件下推荐在无监管情况下进行背部运动（PICO 20；中等质量证据；91% 投票通过）。

4. 进行过脊柱融合术或晚期脊柱骨质疏松的活动期或稳定期 AS 患者：强烈不推荐进行脊柱推拿治疗（PICO 21；非常低质量证据；100% 投票通过）。

六、伴有特殊损伤或并发症的 AS 治疗建议（见表 17-3）

表 17-3　伴有特殊损伤或并发症的 AS 治疗建议

伴特殊损伤或并发症的 AS	治疗建议
伴有晚期髋关节炎的 AS 成年患者	强烈推荐行全髋关节置换术优于未行手术治疗（PICO 25；非常低质量证据；100% 投票通过）。
严重驼背的 AS 成年患者	在某些条件下强烈不推荐行选择性脊柱截骨术（PICO 26；非常低质量证据；100% 投票通过）。
伴有急性虹膜炎的 AS 成年患者	强烈推荐由眼科医生治疗，以降低疾病严重程度、持续时间和并发症（PICO 27；非常低质量证据；100% 投票通过）。

伴有复发性虹膜炎的 AS 成年患者	根据情况，在某些条件下推荐处方局部应用的糖皮质激素，以备患者在家中出现眼部症状时急用，从而减轻虹膜炎发作的严重程度和持续时间（PICO 28；非常低质量证据；91% 投票通过）； 根据情况，在某些条件下推荐使用英夫利西单抗或阿达木单抗进行治疗，其疗效优于依那西普，能够减少虹膜炎复发（PICO 29 和 30；非常低质量证据；82% 投票通过）。
伴有炎症性肠病的 AS 成年患者	未推荐任何一种 NSAID 作为首选药物以降低炎症性肠病症状恶化的风险（PICO 31；非常低质量证据，在某些条件下推荐；100% 投票通过）； 相对于依那西普，强烈推荐使用 TNFi 单克隆抗体（PICO 32；非常低质量证据；100% 投票通过）。

七、患者教育与预防保健（见表 17-4）

表 17-4　患者教育与预防保健

伴特殊损伤或并发症的 AS	预防保健
AS 成年患者	根据情况，在某些条件下推荐患者加入正式团队中进行锻炼或进行个人自我管理教育（PICO 48；中等质量证据；91% 投票通过）； 根据情况，在某些条件下推荐进行跌倒评估和咨询（PICO 51；非常低质量证据；100% 投票通过）； 根据情况，在某些条件下推荐使用双重 X 线吸光分析扫描筛查骨质减少骨质疏松症（非常低质量证据）。 强烈不推荐进行心脏传导缺陷的心电图筛查（PICO 52；非常低质量证据；82% 投票通过）和心脏瓣膜疾病的超声心动图筛查（PICO 53；非常低质量证据；90% 投票通过）。
伴有韧带骨赘或进行脊柱融合术的 AS 成年患者	根据情况，在某些条件下推荐使用扫描对脊柱或髋部均进行骨质减少或者骨质疏松症筛查，而非仅筛查髋关节或其他非脊柱部位（非常低质量证据）。

（整理：袁敏）

参考文献

[1] Abramochkin DV, Kuzmin VS, Mitrochin VM, Kalugin L, Dvorzhak A, Makarenko EY, et al. TNF-alpha provokes electrical abnormalities in rat atrial myocardium via a NO-dependent mechanism. Pflugers Arch. 2013;465(12):1741-52. doi: 10.1007/s00424-013-1320-2. PubMed PMID: 23827962.

[2] Accorinti M, Pirraglia MP, Paroli MP, et al. Infliximab treatment for ocular and extraocular manifestations of Behçet's disease. Jpn J Ophthalmol 2007;51:191-6.

[3] Afzali A, Wheat CL, Hu JK, et al. The association of psoriasiform rash with anti-tumor necrosis factor(anti-TNF)therapy in inflammatory bowel disease: a single academic center case series. J Crohns Colitis 2014;8:480-8.

[4] Ahn SJ, Rhim EM, Kim JY, Kim KH, Lee HW, Kim EC, et al. Tumor necrosis factor-alpha induces matrix metalloproteinases-3, -10, and -13 in human periodontal ligament cells. J Periodontol. 2014;85(3):490-7. doi: 10.1902/jop.2013.130063. PubMed PMID: 23688099.

[5] Aksu K, Cagirgan S, Ozsan N, et al. Non-Hodgkin's lymphoma following treatment with etanercept in ankylosing spondylitis[J]. Rheumatol Int, 2011, 31(12): 1645 -1647.

[6] Aksu K, Donmez A, Ertan Y, et al. Hodgkin's lymphoma following treatment with etanercept in ankylosing spondylitis [J] . Rheumatol Int, 2007, 28(2): 185 -187.

[7] Alazmi M, Sari I, Krishnan B, Inman RD, Haroon N. Profiling Response to TNF-Inhibitor Treatment in Axial Spondyloarthritis. Arthritis Care Res (Hoboken). 2017. doi: 10.1002/acr.23465. PubMed PMID: 29125891.

[8] Ali YM, Kuriya B, Orozco C, et al. Can tumour necrosis factor inhibitors be safely used in pregnancy? J Rheumatol 2010;37:9-17.

[9] Al-Lamki RS, Sadler TJ, Wang J, et al. Tumour necrosis factor receptor expression and signaling in renal cell carcinoma. Am J Path 2010;177:1-11.

[10] Allendoerfer R, Deepe GS.Blockade of endogenous TNF-alpha exacerbates primary and secondary pulmonary histoplasmosis by differential mechanisms. The Journal of Immunology 1998; 160:6072-6082.

[11] Almeida, B.P., et al., Testicular Sertoli cell function in ankylosing spondylitis. Clin Rheumatol, 2013. 32(7): p. 1075-9.

[12] Almoznino G, Ben-Chetrit E. Infliximab for the treatment of resistant oral ulcers in Behçet's disease: a case report and review of the literature. Clin Exp Rheumatol 2007;25(4 Suppl 45):S99-102.

[13] Alter MJ. Epidemiology of hepatitis B in Europe and worldwide. Journal of Hepatology 2003; 39(supplement1): S64-S69.

[14] Amari W, Zeringue AL, McDonald JR, et al. Non-melanoma and melanoma skin cancer risk in a national cohort of veterans with rheumatoid arthritis. Arthritis Rheum 2009;60(Suppl):S516. (Abst 1379).

[15] An, Y.Y., et al., [Value of mDIXON-Quant sequence, diffusion-weighted imaging in quantitatively diagnosing the sacroiliitis stages]. Zhonghua Yi Xue Za Zhi, 2017. 97(37): p. 2908-2912.

[16] Anderson GM, Nakada MT, DeWitte M. Tumour necrosis factor-alpha in the pathogenesis and treatment of cancer. Curr OpinPhar macol 2004;4:314-20.

[17] Anker SD，Chua TP，Ponikowski P，et al.Hormonal changes and catabolic imbalance in

chronic heart failure and their importance for cardiac cachexia.Circulation，1997，96：526.

[18] Antoni C, Braun J. Side effects of anti-TNF therapy: current knowledge[J]. Clinical and Experimental Rheumatology, 2002, 20(6 Suppl 28):S152.

[19] Antoni CE, Kavanaugh A, Kirkham B, et al. Sustained benefits of Infliximab therapy for dermatologic and articular manifestations of psoriatic arthritis: results from the Infliximab multinational psoriatic arthritis controlled trial (IMPACT). Arthritis Rheum 2005;52:1227-36.

[20] Appau KA, Fazio VW, Shen B, et al. Use of Infliximab within 3 months of ileocolonic resection is associated with adverse postoperative outcomes in Crohn's patients. J Gastrointest Surg 2008;12:1738-44.

[21] Aradi, B., et al., Protein tyrosine phosphatase nonreceptor type 2: an important regulator of lnterleukin-6 production in rheumatoid arthritis synovial fibroblasts. Arthritis Rheumatol, 2015. 67(10): p. 2624-33.

[22] Arends S, Lebbink H R, Spoorenberg A, et al. The formation of autoantibodies and antibodies to TNF-α blocking agents in relation to clinical response in patients with ankylosing spondylitis. [J]. Clinical & Experimental Rheumatology, 2010, 28(5):661-668.Allanore Y, Sellam J, Batteux F et al. Induction of autoantibody in refractory rheumatoid arthritis patients treated by Infliximab. Clinical and Experimental Rheumatology 2004; 22: 756-758.

[23] Arentz-Hansen H, Palm Ø, Natvig Norderhaug I, et a.l Tumor Necrosis Factor (TNF) Inhibitors for Rheumatic Diseases (Part 2): A Systematic Review of Data From Registries and Safety Databases [Internet]. Report from Norwegian Knowledge Centre for the Health Services (NOKC) No. 02-2007.

[24] Aringer M, Graninger WB, Steiner G, et al. Safety and efficacy of tumour necrosis factor alpha blockade in systemic lupus erythematosus: an open-label study. Arthritis Rheum 2004;50:3161-9.

[25] Aringer M, Steiner G, Graninger WB, et al. Effects of short-term Infliximab therapy on autoantibodies in systemic lupus erythematosus. Arthritis Rheum 2007;56:274-9.

[26] Arisoy O, Bes C, Cifci C, Sercan M, Soy M. The effect of TNF-alpha blockers on psychometric measures in ankylosing spondylitis patients: a preliminary observation. Rheumatol Int. 2013;33(7):1855-64. doi: 10.1007/s00296-013-2671-x. PubMed PMID: 23334426.

[27] Arsiwala S. Infliximab: efficacy in psoriasis. Indian J Dermatol Venereol Leprol. 2013;79 Suppl 7:S25-34. doi: 10.4103/0378-6323.115525. PubMed PMID: 23974692.

[28] Askin A, Guvendi E, Tosun A, Demirdal US. Paradoxical Side Effect Related With Anti-Tumor Necrosis Factor Alpha Treatment. Med Arch. 2017;71(2):148-50. doi: 10.5455/medarh.2017.71.148-150. PubMed PMID: 28790550; PubMed Central PMCID: PMC5511539.

[29] Askling J on behalf of the ARTIS Study Group. Anti-TNF therapy and risk of skin cancer, data from the Swedish ARTIS Regsitry 1998-2006. Ann Rheum Dis 2009;68(Suppl 3):423.

[30] Askling J, Baecklund E, Granath F, et al. Anti-tumour necrosis factor therapy in rheumatoid arthritis and risk of malignant lymphomas: relative risks and time trends in the Swedish Biologics Register. Ann Rheum Dis 2009;68:648-53.

[31] Askling J, Fored CM, Brandt L, et al. Risk and case characteristics of tuberculosis in rheumatoid arthritis associated with tumour necrosis factor antagonists in Sweden. Arthritis Rheum. 2005, 52(7):1986-92.

[32] Askling J, Van Vollenhoven RF, Granath F, et al. Cancer risk in patients with rheumatoid arthritis treated with anti- tumor necrosis factor therapies: does the risk change with the time since start of treatment? Arthritis Rheum 2009;11:3180-9.

[33] Aslanidis S, Vassiliadis T, Pyrpasopoulou A, Douloumpakas I,Zamboulis C. Inhibition of

TNFalpha does not induce viral reactivation in patients with chronic hepatitis C infection: two cases. Clin Rheumatol 2007;26:261-4.

[34] Baddley JW, Winthrop KL, Chen L, et al. Non-viral opportunistic infections in new users of tumour necrosis factor in- hibitor therapy: results of the SAfety Assessment of Biologic ThERapy (SABER) Study. Ann Rheum Dis 2014;73:1942-8.

[35] Baert F, Noman M, Vermeire S et al. Influence of immunogenicity on the long-term efficacy of Infliximab in Crohn's disease. The New England Journal of Medicine 2003; 348: 601-608.

[36] Baeten D, Kruithof E, Van den Bosch F, et al. Systematic safety follow up in a cohort of 107 patients with spondyloarthropathy treated with infliximab: a new perspective on the role of host defence in the pathogenesis of the disease? Ann Rheum Dis 2003;62:829-34.

[37] Bao C, Huang F, Khan MA, et al. Safety and efficacy of GLMimumab in Chinese patients with active ankylosing spondylitis: 1-year results of a multicentere, randomized, double blind, placebo-controlled phase III trial. Rheumatology (Oxford) 2014;53:1654-63.

[38] Baraliakos X, Kivitz AJ, Deodhar AA, Braun J, Wei JC, Delicha EM, et al. Long-term effects of interleukin-17A inhibition with secukinumab in active ankylosing spondylitis: 3-year efficacy and safety results from an extension of the Phase 3 MEASURE 1 trial. Clin Exp Rheumatol. 2017. PubMed PMID: 28516874.

[39] Barclay S, Pol S, Mutimer D, et al. The management of chronic hepatitis B in the immunocompromised patient: recommendations from a single topic meeting. J Clin Virol 2008; 42:104-15.

[40] Barohn RJ, Herbelin L, Kissel JT, et al. Pilot trial of etanercept in the treatment of inclusion-body myositis. Neurology 2006;66(2 Suppl 1):S123-4.

[41] Barthel C, Biedermann L, Frei P, et al. Induction or exacerbation of psoriasis in patients with Crohn's disease under treatment with anti-TNF antibodies. Digestion 2014;89:209-15.

[42] Bathon JM, Martin RW, Fleischmann RM et al. A comparison of etanercept and methotrexate in patients with early rheumatoid arthritis. The New England Journal of Medicine 2000; 343: 1586-1593.

[43] Bauer AS, Blazar PE, Earp BE, et al. Mycobacterial hand infections occurring postoperatively in patients treated with tumour necrosis factor-alpha inhibitors for inflammatory arthritis: report of three cases. J Hand Surg Am 2010;35:104-8.

[44] Baughman RP, Lower EE, Bradley DA, et al. Etanercept for refractory ocular sarcoidosis: results of a double-blind randomised trial. Chest 2005;128:1062-47.

[45] Bauman SK, Huffnagle GB & Murphy JW. Effects of tumor necrosis factor alpha on dendritic cell accumulation in lymph nodes draining the immunization site and the impact on the anticryptococcal cell mediated immune response. Infection and Immunity 2003;71:68-74.

[46] Bazzani C, Ramoni V, Scrivo R, et al. Pregnancy outcomes in women exposed to biologic treatment and affected by chronic arthritis. Ann Rheum Dis 2010;69(Suppl3): 678.

[47] Beaman L. Effects of recombinant gamma interferon and tumor necrosis factor on in vitro interactions of human mononuclear phagocytes with Coccidodes immitis. Infection and Immunity 1991; 59:4227-4229.

[48] Bean AG, Roach DR, Briscoe H, et al. Structural deficiencies in granuloma formation in TNF gene-targeted mice underlie the heightened susceptibility to aerosol Mycobacterium tuberculosis infection. J Immunol,1999, 162: 3504–3511

[49] Bejan-Angoulvant T, Ternant D, Daoued F, Medina F, Bernard L, Mammou S, et al. Brief Report: Relationship Between Serum Infliximab Concentrations and Risk of Infections in Patients Treated

for Spondyloarthritis. *Arthritis Rheumatol* 2017; 69(1):108-113.

[50] Bernatsky S, Habel Y, Rahme E. Observational studies of infections in rheumatoid arthritis: a metaanalysis of tumour necrosis factor antagonists. J Rheumatol. 2010, 37(5):928-31.

[51] Berthelot CN, George SJ & Hsu S. Distal lower extremity paresthesia and foot drop developing during adalimumab therapy. Journal of the American Academy of Dermatology 2005; 53(supplement 1):S260-S262.

[52] Berthelot JM, de Bandt M, Goupille P, et al. Exposition to anti-TNF drugs during pregnancy: outcome of 15 cases and review of the literature. Joint Bone Spine 2009;76:28-34.

[53] Bessissow T, Renard M, Hoffman I, Vermeire S, Rutgeerts P, Van Assche G: Review article: non-malignant haematological complications of anti-tumour necrosisfactor alpha therapy. Aliment Pharmacol Ther.2012 Aug;36(4):312-23. doi:10.1111/j.1365-2036.2012.05189.x. Epub 2012 Jun 24.

[54] Bibbo C, Goldberg JW. Infectious and healing complications after elective orthopaedic foot and ankle surgery during tumour necrosis factor-alpha inhibition therapy. Foot Ankle Int 2004;25:331-5.

[55] Biester S, Deuter C, Michels H, et al. Adalimumab in the therapy of uveitis in childhood. Br J Ophthalmol 2007;91:319-24.

[56] Bocchino M, Matarese A, Bellofiore B, et al. Performance of two commercial blood IFN-gamma release assays for the detection of Mycobacterium tuberculosis infection in patient candidates for anti-TNFalpha treatment. Eur J Clin Microbiol Infect Dis. 2008, 27(10):907-13.

[57] Bolge SC, Eldridge HM, Lofland JH, Ravin C, Hart PJ, Ingham MP. Patient experience with intravenous biologic therapies for ankylosing spondylitis, Crohn's disease, psoriatic arthritis, psoriasis, rheumatoid arthritis, and ulcerative colitis. Patient Prefer Adherence. 2017;11:661-9. doi: 10.2147/PPA.S121032. PubMed PMID: 28405158; PubMed Central PMCID: PMC5378465.

[58] Bongartz T, Sutton AJ, Sweeting MJ, et al. Anti-TNF antibody therapy in rheumatoid arthritis and the risk of serious infections and malignancies: systematic review and meta-analysis of rare harmful effects in randomised controlled trials. JAMA 2006,295:2275-85. Erratum in JAMA . 2006, 295(19):2482.

[59] Bozkurt B, Torre Amione G, Warrem MS, et al.Results of targeted anti-tumor necrosis factor therapy with etanercept (ENBREL) in patients with advanced heart failure.Ci-rculation, 2001, 103: 1044-1047.

[60] Braun J, Baraliakos X, Hermann KG, et al. Effect of certolizumab pegol over 96 weeks of treatment on inflammation of the spine and sacroiliac joints, as measured by MRI, and the association between clinical and MRI outcomes in patients with axial spondyloarthritis. RMD Open. 2017;3(1):e000430.

[61] Braun J, Baraliakos X, Listing J, et al. Decreased incidence of anterior uveitis in patients with ankylosing spondylitis treated with the anti-tumor necrosis factor agents infliximab and etanercept. Arthritis Rheum 2005;52:2447-51.

[62] Braun J, Baraliakos X, Listing J, et al. Differences in the incidence of flares or new onset of inflammatory bowel diseases in patients with ankylosing spondylitis exposed to therapy with anti-tumor necrosis factor alpha agents. Arthritis Rheum 2007;57:639-47.

[63] Braun J, Deodhar A, Inman RD, et al. GLMimumab administered subcutaneously every 4 weeks, in ankylosing spondylitis: 104-week results of the GO-RAISE study. Ann Rheum Dis 2012;71:661-7.

[64] Breban M, Ravaud P, Claudepierre P, et al. Maintenance of Infliximab treatment in ankylosing

spondylitis: results of a one-year randomised controlled trial comparing systematic versus on-demand treatment. Arthritis Rheum 2008;58:88-97.

[65] Breedveld FC, Weism an MH, Kavanaugh AF, et a.l The PREMIER study: a multicenter, randomized, double-blind clinical trial of combination therapy with adalimumab plus methotrexate versus methotrexate alone or adalimumab alone in patients with early, aggressive rheumatoid arthritis who had not had previous methotrexate treatment[J].Arthritis Rheum, 2006, 54: 26- 37.

[66] Brown MA, Kennedy LG, MacGregor AJ, et al. Susceptibility to ankylosing spondylitis in twins: The role of genes, HLA, and the environment. Arthritis Rheum, 1997, 40(10):1823-1828.

[67] Brown MA: breakthroughs in genetic studies of ankylosing spondylitis. Rheumatology, 2008, 47(2):132-137.

[68] Brunasso AMG, Puntoni M, Gulia A, et al. Safety of anti-tumour necrosis factor agents in patients with chronic hepatitis C infection: a systematic review. Rheumatology (Oxford) 2011;50:1700-11.

[69] Burmester G R , Panaccione R , Gordon K B , et al. Adalimumab: long-term safety in 23 458 patients from global clinical trials in rheumatoid arthritis, juvenile idiopathic arthritis, ankylosing spondylitis, psoriatic arthritis, psoriasis and Crohn's disease.[J]. Inflammatory Bowel Disease Monitor, 2013, 72(4):517-524.

[70] Burmester GR, Mariette X, Montecucco C, et al. Adalimumab alone and in combination with disease-mdifying antirheumatic drugs for the treatment of rheumatoid arthritis in clinical practice: the Research in Active Rheumatoid Arthritis (ReAct) trial. Ann Rheum Dis 2007;66:732-9.

[71] Burmester GR, Mease P, Dijkmans BA, et al. Adalimumab safety and mortality rates from global clinical trials of six immunemediated inflammatory diseases. Ann Rheum Dis 2009;68:1863-9.

[72] Buzas, E.I., et al., Effect of pregnancy on proteoglycan-induced progressive polyarthritis in BALB/c mice: remission of disease activity. Clin Exp Immunol, 1993. 94(2): p. 252-60.

[73] Byun JM, Lee CK, Rhee SY, Kim HJ, Kim JW, Shim JJ, et al. The risk of tuberculosis in Korean patients with inflammatory bowel disease receiving tumor necrosis factor-alpha blockers. J Korean Med Sci. 2015;30(2):173-9. doi: 10.3346/jkms.2015.30.2.173. PubMed PMID: 25653489; PubMed Central PMCID: PMC4310944.

[74] Cagatay T, Bingol Z, Kiyan E, Yegin Z, Okumus G, Arseven O, et al. Follow-up of 1887 patients receiving tumor necrosis-alpha antagonists: Tuberculin skin test conversion and tuberculosis risk. Clin Respir J. 2017. doi: 10.1111/crj.12726. PubMed PMID: 29028148.

[75] Cairns AP, Duncan MK, Hinder AE, et al. New onset systemic lupus erythematosus in a patient receiving etanercept for rheumatoid arthritis. Ann Rheum Dis 2002;61:1031-2.

[76] Cairns AP, Taggart AJ. Anti-tumour necrosis factor therapy for severe inflammatory arthritis: two years of experience in Northern Ireland. Ulster Med J 2002;71:101-5.

[77] Callhoff J, Sieper J, Weiss A, Zink A, Listing J. Efficacy of TNFalpha blockers in patients with ankylosing spondylitis and non-radiographic axial spondyloarthritis: a meta-analysis. *Ann Rheum Dis* 2015; 74(6):1241-1248.

[78] Cantini F, Niccoli L, Goletti D. Adalimumab, etanercept, infliximab, and the risk of tuberculosis: data from clinical trials, national registries, and postmarketing surveillance. J Rheumatol 2014;91(Suppl.):47-55.

[79] Carlson E, Rothfield N. Etanercept-induced lupus-like syndrome in a patient with rheumatoid arthritis. Arthritis Rheum 2003;48:1165-6; author reply 1166.

[80] Carmona L, Gomez-Reino JJ, Rodriguez-Valverde, et al. Effectiveness of recommendations to prevent reactivation of latent tuberculosis infection in patients treated with tumour necrosis factor

antagonists. Arthritis Rheum. 2005, 52(6):1766-72.

[81] Carmona L, Hernandez-Garcia C, Vadillo, et al. Increased risk of tuberculosis in patients with rheumatoid arthritis. J Rheumatol. 2003, 30(7):1436-9.

[82] Carter JD, Ladhani A, Ricca LR, et al. A safety assessment of TNF antagonists during pregnancy: a review of the FDA database. Arthritis Rheum 2007;56(9 Suppl.):S286.

[83] Carter JD,Ladhani A, Ricca LR,et al. A safety assessment of tumour necrosis factor antagonists during pregnancy: a review of the Food and Drug Administration database. J Rheumatol 2009;36:635-41.

[84] Cay H F, Gungor H A, Sezer I, et al. Adverse effect of TNF-alpha blocker? Demyelination in an ankylosing spondylitis patient: a case report[J]. Journal of Clinical Pharmacy & Therapeutics, 2006, 31(6):645–648.

[85] Ceconi C, Curello S, Bachelli T, et al.Tumor necrosis factor in congestive heart failure: a mecanism of disease for the new millennium.Progress in Cardio Disea, 1998, 41 (S): 25-30.

[86] Chakravarty EF, Michaud K, Wolfe F. Skin cancer, rheumatoid arthritis, and tumour necrosis factor inhibitors. J Rheumatol 2005;32:2130-5.

[87] Chakravarty EF, Sanchez-Yamamoto D, Bush TM. The use of disease modifying antirheumatic drugs in women with rheumatoid arthritis of childbearing age: a survey of practice patterns and pregnancy outcomes. J Rheumatol 2003;30:241-6.

[88] Charles PJ, Smeenk RJ, De Jong J, et al. Assessment of antibodies to double-stranded DNA induced in rheumatoid arthritis patients following treatment with Infliximab, a monoclonal antibody to tumour necrosis factor alpha: findings in open-label and randomised placebo-controlled trials. Arthritis Rheum 2000;43:2383-90.

[89] Charpin C, Guis S, Colson P, et al. Safety of TNF-blocking agents in rheumatic patients with serology suggesting past hepatitis B state: results from a cohort of 21 patients. Arthritis Res Ther 2009;11:R179.

[90] Cheifetz A, Smedley M, Martin S et al. The incidence and management of infusion reactions to Infliximab: a large center experience. The American Journal of Gastroenterology 2003; 98: 1315-1324.

[91] Chen W, Havell EA, Harmsen AG (1992) Importance of endogeneous tumor necrosis factor and gamma interferon in host resistance against Pneumocystis Carinii infection. Infect Immun 60: 1279–1284

[92] Chen, L., et al., miR-10b-5p is a novel Th17 regulator present in Th17 cells from ankylosing spondylitis. Ann Rheum Dis, 2017. 76(3): p. 620-625.

[93] Chen, Y.Y., Correlations of CYP2C9*3/CYP2D6*10/CYP3A5*3 gene polymorphisms with efficacy of etanercept treatment for patients with ankylosing spondylitis: A case-control study. Medicine (Baltimore), 2017. 96(9): p. e5993.

[94] Chin RL, Sherman WH, Sander HWet al. Etanercept (Enbrel) therapy for chronic inflammatory demyelinating polyneuropathy. Journal of the Neurological Sciences 2003; 210: 19-21.

[95] Chitul, A., et al., Different effects of anti-TNF-alpha biologic drugs on the small bowel macroscopic inflammation in patients with ankylosing spondylitis. Rom J Intern Med, 2017. 55(1): p. 44-52.

[96] Chung ES, Packer M, Lo KH et al. Randomized, double-blind, placebo-controlled, pilot trial of Infliximab, a chimeric monoclonal antibody to tumor necrosis factor-a, in patients with moderate-to-severe heart failure: results of the anti-TNF Therapy Against Heart Failure (ATTACH) trial. Circulation 2003; 107: 3133e3140.

[97] Chung SJ, Kim JAK, Park MC, et al. Reactivation of hepatitis B viral infection in inactive HbsAg carriers following anti-tumour necrosis factor- α therapy. J Rheumatol. 2009, 36(11):2416-20.

[98] Cimzia® (certolizumab pegol) [prescribing information]. Brussels: UCB Inc; 2013. Available from: https://www.accessdata.fda.gov/ drugsatfda_docs/label/2013/125160s215lbl.pdf. Accessed November 18, 2017.

[99] Cisternas M, Gutierrez M & Jacobelli S. Successful rechallenge with anti-tumor necrosis factor alpha for psoriatic arthritis after development of demyelinating nervous system disease during initial treatment:comment on the article by Mohan et al. Arthritis and Rheumatism 2002; 46: 3107-3108.

[100] Coates LC, Tillett W, Chandler D et al. The 2012 BSR and BHPR guideline for the treatment of psoriatic arthritis with biologics[J]. Rheumatology,2013,52:17547.DOI:10.1093/rheumatology/ket187.PMID:23887065.

[101] Cobo-Ibanez T, del Carmen Ordonez M, Munoz-Fernandez S, et al. Do TNF-blockers reduce or induce uveitis? Rheumatology (Oxford) 2008;47:731-2.

[102] CoboIbáñez, Tatiana, Descalzo, Miguel Ángel, LozaSantamaría, Estibaliz, et al. Serious infections in patients with rheumatoid arthritis and other immune-mediated connective tissue diseases exposed to anti-TNF or rituximab: data from the Spanish registry BIOBADASER 2.0.[J]. Rheumatology International, 2014, 34(7):953-61.

[103] Coletta AP, Clark AL, Banarjee P, et al. RENEWAL(RENAISSANCE and RECOVER)and ATTACH.Eur J Heart Fail, 2002, 42: 559-561.

[104] Coquet-Reinier B, Berdah SV, Grimaud JC, et al. Preoperative Infliximab treatment and postoperative complications after laparoscopic restorative proctocolectomy with ileal pouch-anal anastomosis: a case-matched study. Surg Endosc 2010;24:1866-71.

[105] Corderocoma M , CalvoRío V, Adán A, et al. Golimumab as Rescue Therapy for Refractory Immune-Mediated Uveitis: A Three-Center Experience[J]. Mediators of Inflammation, 2014, 2014(3):717598.

[106] Costello ME, Elewaut D, Kenna TJ, et al. Microbes, the gut and ankylosing spondylitis. Arthritis Res Ther, 2013, 15(3):214.

[107] Costenbader KH, Glass R, Cui J, et al. Risk of serious infections and malignancies with anti-TNF antibody therapy in rheumatoid arthritis. JAMA. 2006, 296(18):2201-4.

[108] Croft M, Siegel RM. Beyond TNF: TNF superfamily cytokines as targets for the treatment of rheumatic diseases. Nat Rev Rheumatol. 2017;13(4):217-33. doi: 10.1038/nrrheum.2017.22. PubMed PMID: 28275260; PubMed Central PMCID: PMC5486401.

[109] Cullen G, Kroshinsky D, Cheifetz AS, et al. Psoriasis associated with anti-tumour necrosis factor therapy in inflam- matory bowel disease: a new series and a review of 120 cases from the literature. Aliment Pharmacol Ther 2011;34: 1318-27.

[110] Curtis JR, Patkar N, Xie A, et al. Risk of serious bacterial infections among rheumatoid arthritis patients exposed to tumour necrosis factor alpha antagonists. Arthritis Rheum. 2007,56(4):1125-33.

[111] Damjanov N, Shehhi W A, Huang F, et al. Assessment of clinical efficacy and safety in a randomized double-blind study of etanercept and sulfasalazine in patients with ankylosing spondylitis from Eastern/Central Europe, Latin America, and Asia[J]. Rheumatology International, 2016, 36(5):1-9.

[112] Daniel D, Wilson NS. Tumour necrosis factor: renaissance as a cancer therapeutic? Curr Cancer Drug Targets 2008;8:124-31.

[113] Danve, A. and A. Deodhar, Treat to Target in Axial Spondyloarthritis: What Are the Issues? Curr Rheumatol Rep, 2017. 19(5): p. 22.

[114] Dastmalchi M, Grundtman C, Alexanderson H, et al. A high incidence of disease flares in an open pilot study of Infliximab in patients with refractory inflammatory myopathies. Ann Rheum Dis 2008;67:1670-7.

[115] Davis S A, Johnson R R, Pendleton J W. Demyelinating disease associated with use of etanercept in patients with seronegative spondyloarthropathies.[J]. Journal of Rheumatology, 2008, 35(7):1469-1470.

[116] De Bandt M, Sibilia J, Le Loet X, et al. Systemic lupus erythematosus induced by anti-tumour necrosis factor alpha therapy: a French national survey. Arthritis Res Ther 2005;7:R545-51.

[117] De Rycke L, Baeten D, Kruithof E, et al. Infliximab, but not etanercept, induces IgM anti-double-stranded DNA autoantibodies as main antinuclear reactivity: biologic and clinical implications in autoimmune arthritis. Arthritis Rheum 2005;52:2192-201.

[118] De Rycke L, Kruithof E, Van Damme N, et al. Antinuclear antibodies following Infliximab treatment in patients with rheumatoid arthritis or spondylarthropathy. Arthritis Rheum 2003;48:1015-23.

[119] De Stefano R, Frati E, Nargi F, et al. Comparison of combination therapies in the treatment of rheumatoid arthritis: leflunomideanti-TNF-alpha versus methotrexate-anti-TNF-alpha. Clin Rheumatol 2010;29:517-24.

[120] de Vries M, van der Horst-Bruinsma I, van Hoogstraten I, et al. pANCA, ASCA, and OmpC antibodies in patients with ankylosing spondylitis without inflammatory bowel disease. J Rheumatol 2010;37:2340-4.

[121] Dean LE, Jones GT, Mac Donald AG, et al. Global prevalence of ankylosing spondylitis. Rheumatology (Oxford), 2014, 53(4):650-657.

[122] Debandt M, Vittecoq O, Descamps V, et al. Anti-TNF-alpha-induced systemic lupus syndrome[J]. Clinical Rheumatology, 2003, 22(1):56-61.

[123] Den Broeder AA, Creemers MC, Fransen J, et al. Risk factors for surgical site infections and other complications in elective surgery in patients with rheumatoid arthritis with special attention for anti-tumour necrosis factor: a large retrospective study. J Rheumatol 2007;34:689-95.

[124] Deng A, Harvey V, Sina B, et al. Interstitial granulomatous dermatitis associated with the use of tumour necrosis factor alpha inhibitors. Arch Dermatol 2006;142:198-202.

[125] Denton CP, Engelhart M, Tvede N, et al. An open-label pilot study of Infliximab therapy in diffuse cutaneous systemic sclerosis. Ann Rheum Dis 2009;68:1433-9.

[126] Deodhar A, Braun J, Inman RD, et al. GLMimumab administered subcutaneously every 4 weeks, in ankylosing spondylitis: 5-year results of the GO-RAISE study. Ann Rheum Dis 2015;74:757-61. **This study outline the long-term efficacy and safety of GLMimumab in AS.

[127] Deodhar A, Yu D. Switching tumor necrosis factor inhibitors in the treatment of axial spondyloarthritis. Semin Arthritis Rheum. 2017;47(3):343-50. doi: 10.1016/j.semarthrit.2017.04.005. PubMed PMID: 28551170.

[128] Deswal A, Bozkurt B, Seta Y et al. Safety and efficacy of a soluble P75 tumor necrosis factor receptor (Enbrel, etanercept) in patients with advanced heart failure. Circulation 1999; 99: 3224e3226.

[129] Devos SA. van Den Bossche N, De Vos M, et al. Adverse skin reactions to anti—TNFalpha monoclonal antibody therapy. Dermatology, 2003, 206: 388—390.

[130] Dijkmans B,Emerny P, ltakala M, et al. Etanercept in the longterm treatment of patients with

ankylosing spondylitis [J] Rheumatology，2009,36:1256-1264. doi: 10.3899/jrheum.081033. PMID:19411393.

[131] Dinarello CA. Interleukin-1 and tumour necrosis factor and their naturally occurring antagonists during hemodialysis. Kidney Int Suppl 1992;38:S68-77.

[132] Ding T, Ledingham J, Luqmani R, et al. BSR and BHPR rheumatoid arthritis guidelines on safety of anti-TNF therapies. Rheumatology (Oxford) 2010;49:2217-9.

[133] Dixon WG, Hyrich KL, Watson KD,et al. Drug-specific risk of tuberculosis in patients with rheumatoid arthritis treated with anti-TNF therapy: results from the British Society for Rheumatology Biologics Register (BSRBR). Ann Rheum Dis 2010;69:522-8.

[134] Dixon WG, Symmons DP, Lunt M, et al. Serious infection following anti-tumour necrosis factor alpha therapy in patients with rheumatoid arthritis: lessons from interpreting data from observational studies. Arthritis Rheum. 2007,56(9):2896-904.

[135] Dixon WG, Watson K, Lunt M, et al. Rates of serious infection, including site-specific and bacterial intracellular infection, in rheumatoid arthritis patients receiving anti-tumour necrosis factor therapy: results from the British Society for Rheumatology Biologics Register. Arthritis Rheum. 2006, 54(8):2368-76.

[136] Dolcino, M., et al., Gene Expression Analysis before and after Treatment with Adalimumab in Patients with Ankylosing Spondylitis Identifies Molecular Pathways Associated with Response to Therapy. Genes (Basel), 2017. 8(4).

[137] Don BR, Kim K, Li J, et al. The effect of etanercept on suppression of the systemic inflammatory response in chronic hemodialysis patients. Clin Nephrol 2010;73:431-8.

[138] Dougados M, Maksymowych WP, Landewe RBM, Molto A, Claudepierre P, de Hooge M, et al. Evaluation of the change in structural radiographic sacroiliac joint damage after 2 years of etanercept therapy (EMBARK trial) in comparison to a contemporary control cohort (DESIR cohort) in recent onset axial spondyloarthritis. Ann Rheum Dis 2018; 77(2):221-227.

[139] Dougados M, van der Heijde D, Sieper J, Braun J, Maksymowych WP, Citera G, et al. Symptomatic efficacy of etanercept and its effects on objective signs of inflammation in early nonradiographic axial spondyloarthritis: a multicenter, randomized, double-blind, placebo-controlled trial. Arthritis Rheumatol 2014; 66(8):2091-2102.

[140] Dougados, M., et al., Effects of Long-Term Etanercept Treatment on Clinical Outcomes and Objective Signs of Inflammation in Early Nonradiographic Axial Spondyloarthritis: 104-Week Results From a Randomized, Placebo-Controlled Study. Arthritis Care Res (Hoboken), 2017. 69(10): p. 1590-1598.

[141] Dreyer L, Mellenkjaer L, Andersen AR, et al. Incidences of overall and site specific cancers in TNFa inhibitor treated patients with rheumatoid arthritis and other arthritides e a follow-up study from the DANBIO Registry. Ann Rheum Dis 2013;72:79-82.

[142] Duh EJ, Maury WJ, Folks TM et al. Tumour necrosis factor alpha activates human immunodeficiency virus type 1 through induction of nuclear factor binding to the NF-kappa B sites in the long terminal repeat. Proceedings of the National Academy of Sciences of the United States of America 1989; 86:5974-5978.

[143] Efthimiou P, Schwartzman S, Kagen LJ, et al. Possible role for tumour necrosis factor inhibitors in the treatment of resistant dermatomyositis and polymyositis: a retrospective study of eight patients. Ann Rheum Dis 2006;65:1233–1236.

[144] Ehlers S, Benini J, Kutsch S, Endres R, Rietschel ET, Pfeffer K (1999) Fatal granuloma necrosis despite intact antibacterial functions in TNFR p55-deficient mice chronically infected with M. Avium. Infect Immun 67: 3571–3579

[145] El Maghraoui A. Extra-articular manifestations of ankylosing spondylitis: prevalence, characteristics and therapeutic implications. Eur J Intern Med 2011;22:554-60.

[146] Elkayam O, Caspi D, Reitblatt T, et al. The effect of tumour necrosis factor blockade on the response to pneumococcal vaccination in patients with rheumatoid arthritis and ankylosing spondylitis. Semin Arthritis Rheum 2004;33:283-8.

[147] Elliott AB, Chakravarty EF. Immunosuppressive medications during pregnancy and lactation in women with autoimmune diseases. Women's Health 2010;6:431-42.

[148] El-Shabrawi Y, Hermann J. Anti-tumor necrosis factor-alpha therapy with infliximab as an alternative to corticoste- roids in the treatment of human leukocyte antigen B27-associated acute anterior uveitis. Ophthalmology 2002;109: 2342-6.

[149] Elume A, Miller H.Role of cytokines in heart failure.Am Heart J, 1998, 135: 181-186.

[150] Emery P. Fleischmann RM, Moreland LW, et al. Golimumab, a human anti-tumour necrosis factor alpha monoclonal antibody, injected subcutaneously every four weeks in methotrexate-naive patients with active rheumatoid arthritis: twenty-four-week results of a phase III, multicenter, randomised, double-blind, placebo-controlled study of golimumab before methotrexate as firstline therapy for early-onset rheumatoid arthritis. Arthritis Rheum 2009;60:2272-83.

[151] Enayati PJ & Papadakis KA. Association of anti-tumor necrosis therapy with the development of multiple sclerosis. Journal of Clinical Gastroenterology 2005; 39: 303-306.

[152] Eriksson C, Engstrand S, Sundqvist KG, et al. Autoantibody formation in patients with rheumatoid arthritis treated with anti-TNF alpha. Ann Rheum Dis 2005; 64:403-7.

[153] Esteve-Sole A, Deya-Martinez A, Teixido I, Ricart E, Gompertz M, Torradeflot M, et al. Immunological Changes in Blood of Newborns Exposed to Anti-TNF-alpha during Pregnancy. Front Immunol 2017; 8:1123.

[154] Etanercept (Enbrel) package insert, 2003.

[155] European Association for the Study of the Liver. EASL clinical practice guidelines: management of chronic hepatitis B. J Hepatol 2009;50:227-42.

[156] European Medicines Agency. Cimzia (certolizumab pegol): summary of product characteristics. London: European Medicines Agency; 2014. Available from: http://www.ema.europa.eu/docs/en_GB/document_ library/EPAR_-_Product_Information/human/001037/WC500069763. pdf. Accessed November 18, 2017.

[157] Fang JW, Shen WW, Meager A & Lau JY. Activation of the tumor necrosis factor-alpha system in the liver in chronic hepatitis B virus infection. The American Journal of Gastroenterology 1996; 91: 748-753.

[158] Fautrel B, Constantin A, Morel J, et al. Recommendations of the French Society for Rheumatology. TNFalpha antagonist therapy in rheumatoid arthritis. Joint Bone Spine 2006;73:433-41.

[159] Fautrel B, Sibilia J, Mariette X, et al. Tumour necrosis factor alpha blocking agents in refractory adult Still's disease: an observational study of 20 cases. Ann Rheum Dis 2005;64:262-6.

[160] Favalli EG, Pontikaki I, Becciolini A, Biggioggero M, Ughi N, Romano M, et al. Real-life 10-year retention rate of first-line anti-TNF drugs for inflammatory arthritides in adult- and juvenile-onset populations: similarities and differences. Clin Rheumatol. 2017;36(8):1747-55. doi: 10.1007/s10067-017-3712-8. PubMed PMID: 28597133.

[161] FDA Briefing Document. Safety Update on TNF-alpha Antagonists: Infliximab and Etanercept. FDA, 2001.

[162] Ferrante M, Vermeire S, Rutgeerts PJ. Drug safety evaluation of cer tolizumab pegol. Expert Opin Drug Saf. 2014;13(2):255–266.

[163] Ferreira I, Isenberg D. Vaccines and biologics. Ann Rheum Dis 2014;73:1446-54.

[164] Filippini M, Bazzani C, Favalli EG, et al. Efficacy and safety of anti-tumour necrosis factor in elderly patients with rheumatoid arthritis: an observational study. Clin Rev Allergy Immunol 2010;38:90-6.

[165] Finckh A, Dehler S,Gabay C. The effectiveness of leflunomide as a co-therapy of tumour necrosis factor inhibitors in rheumatoid arthritis: a population-based study. Ann Rheum Dis 2009;68:33-9.

[166] Fleischmann R, Vencovsky J, van Vollenhoven RF, et al. Efficacy and safety of certolizumab pegol monotherapy every 4 weeks in patients with rheumatoid arthritis failing previous disease-modifying antirheumatic therapy: the FAST4WARD study. Ann Rheum Dis 2009;68:805-11.

[167] Flendrie M, Vissers WH, Creemers MC, et al. Dermatological conditions during TNF alpha-blocking therapy in patients with rheumatoid arthritis: a prospective study. Arthritis Res Ther 2005;7:R666-76.

[168] Foeldvari I, Nielsen S, Kummerle-Deschner J, et al. Tumour necrosis factor-alpha blocker in treatment of juvenile idiopathic arthritis-associated uveitis refractory to second-line agents: results of a multinational survey. J Rheumatol 2007;34:1146-50.

[169] Foster CS, Tufail F, Waheed NK, et al. Efficacy of etanercept in preventing relapse of uveitis controlled by methotrexate. Arch Ophthalmol 2003;121:437-40.

[170] Fouache D, Goe € b V, Massy-Guillemant N, et al. Paradoxical adverse events of anti-tumour necrosis factor therapy for spondyloarthropathies: a retrospective study. Rheumatology (Oxford) 2009;48:761-4.

[171] França IL, Ribeiro AC, Aikawa NE, et al. TNF blockers show distinct patterns of immune response to the pandemic influenza A H1N1 vaccine in inflammatory arthritis patients. Rheumatology (Oxford) 2012;51:2091-8.

[172] Furst DE, Breedveld FC, Kalden JR et al. Updated consensus statement on biologic agents, specifically tumour necrosis factor a (TNFa) blocking agents and interleukin-1 receptor antagonist (IL-1ra), for the treatment of rheumatic diseases, 2005. Annals of the Rheumatic Diseases 2005; 64: iv2-iv14.

[173] Furst DE, Keystone EC, Fleischmann R, et al. Updated consensus statement on biological agents for the treatment of rheumatic diseases, 2009. Ann Rheum Dis 2010;69(Suppl 1):i2-i29.

[174] Furst DE, Keystone EC, Fleischmann R,et al. Updated consensus statement on biological agents for the treatment of rheumatic diseases. Ann Rheum Dis 2009;69(Suppl 1):i2-29.

[175] Furst DE, Wallis R, Broder M, et al. Tumour necrosis factor antagonists: different kinetics and/or mechanisms of action may explain differences in the risk for developing granulomatous infection. Sem Arthritis Rheum. 2006,36(3):159-67.

[176] Galloway JB, Hyrich JL, Mercer LK, et al. Anti-TNF therapy is associated with an increased risk of serious infections in patients with rheumatoid arthritis especially in the first 6 months of treatment: updated results from the British Society for Rheumatology Biologics Register with special emphasis on risks in the elderly. Rheumatology (Oxford) 2011;50:124-31.

[177] Galloway JB, Mercer LK, Moseley A, et al. Risk of skin and soft tissue infections (including shingles) in patients exposed to anti-tumour necrosis factor therapy: results from the British Society for Rheumatology Biologics Register. Ann Rheum Dis 2013;72:229-34.

[178] Gamez-Nava, J.I., et al., Association between bone turnover markers, clinical variables, spinal syndesmophytes and bone mineral density in Mexican patients with ankylosing spondylitis.

Scand J Rheumatol, 2016. 45(6): p. 480-490.

[179] Garber K. First results for agents targeting cancer-related inflammation. J Natl Cancer Inst 2009;101:1110-2.

[180] Garcia J, Joven B, Ruiz T, et al. Pregnancy in women receiving anti-TNF alpha therapy. Experience in Spain. Ann Rheum Dis 2006;65(Suppl II):317.

[181] Garcia-Doval I, Perez-Zafrilla B, Descalzo MA, et al. Incidence and risk of hospitalisation due to shingles and chickenpox in patients with rheumatic diseases treated with TNF antagonists. Ann Rheum Dis 2010;69:1751-5.

[182] Gattorno M, Piccini A, Lasiglie D, et al. The pattern of response to antiIL-1 treatment distinguishes two subsets of patients with systemic-onset JIA. Arthritis Rheum 2008;58:1505-15.

[183] Geborek P, Bladström A, Turesson C, Gulfe A, Petersson IF, Saxne T, Olsson H, Jacobsson LT: Tumournecrosis factor blockers do not increase overall tumour risk in patients with rheumatoid arthritis, but may be associated with an increased risk of lymphomas, Ann Rheum Dis.2005 May;64(5):699-703. Epub 2005 Feb 4.

[184] Genevay S, Finckh A, Ciurea A, et al. Tolerance and effectiveness of anti-tumour necrosis factor α therapies in elderly patients with rheumatoid arthritis: a population-based cohort study. Arthritis Rheum 2007;57:679-85.

[185] Genovese MC, Breedveld FC, Emery P, et al. Safety of biological therapies following rituximab treatment in rheumatoid arthritis patients. Ann Rheum Dis 2009;68:1894-7.

[186] Genovese MC, Cohen S, Moreland L, et al. Combination therapy with etanercept and anakinra in the treatment of patients with rheumatoid arthritis who have been treated unsuccessfully with methotrexate. Arthritis Rheum 2004;50:1412-9.

[187] Gerloni V, Pontikaki I, Gattinara M, et al. Efficacy of repeated intravenous infusions of an anti Tumour Necrosis Factor-a monoclonal antibody, Infliximab, in persistently active, refractory JIA. Arthritis Rheum 2005;52:548-53.

[188] Giannini EH, Ilowite NT, Lovell DJ, et al. Long-term safety and effectiveness of etanercept in children with selected categories of JIA. Arthritis Rheum 2009;60:2794-2804.

[189] Giganti M, Beer PM, Lemanski N, et al. Adverse events after intravitreal infliximab (Remicade). Retina 2010;30:71-80.

[190] Giles JT, Bartlett SJ, Gelber AC, et al. Tumour necrosis factor inhibitor therapy and risk of serious postoperative orthopedic infection in rheumatoid arthritis. Arthritis Rheum 2006;55:333-7.

[191] Gilson M, Gossec M, Mariette X, et al. Risk factors of total joint arthroplasty infection in patients receiving TNF α blockers: a casecontrol study. Arthritis Res Ther 2010;12:R145.

[192] Giovannopoulou, E., et al., Ankylosing Spondylitis and Pregnancy: A Literature Review. Curr Rheumatol Rev, 2017. 13(3): p. 162-169.

[193] Godinho F, Godfrin B, El Mahou S, et al. Safety of leflunomide plus Infliximab combination therapy in rheumatoid arthritis. Clin Exp Rheumatol 2004;22:328-30.

[194] Gomez-Reino JJ, Carmona L, Valverde VR, et al. Treatment of rheumatoid arthritis with tumour necrosis factor inhibitors may predispose to significant increase in tuberculosis risk. Arthritis Rheum. 2003, 48(8):2122-7.

[195] Gonnetgracia C, Barnetche T, Richez C, et al. Anti-nuclear antibodies, anti-DNA and C4 complement evolution in rheumatoid arthritis and ankylosing spondylitis treated with TNF-alpha blockers.[J]. Clinical & Experimental Rheumatology, 2008, 26(3):401-407.

[196] Gordon K, Korman N, Frankel E, et al: Efficacy of etanercept in an integrated multistudy database of patients with psoriasis. J Am Acad Dermatol 2006, 54:S101-S111.

[197] Gossec L , Smolen J S , Ramiro S , et al. European League Against Rheumatism (EULAR) recommendations for the management of psoriatic arthritis with pharmacological therapies: 2015 update[J]. Annals of the Rheumatic Diseases, 2016, 75(3):499-510.

[198] Greenberg JD, Furer V, Farkouh ME. Cardiovascular safety of biologic therapies for the treatment of RA. Nat Rev Rheumatol 2012;8:13-21.

[199] Grijalva CG, Chen L, Delzell E, et al. Initiation of tumor necrosis factor-a antagonists and the risk of hospitalization for infection in patients with autoimmune diseases. JAMA 2011;306:2331-9.

[200] Guignard S, Gossec L, Salliot C, et al. Efficacy of TNF-blockers in reducing uveitis flares in patients with spondyloarthropathy: a retrospective study. Ann Rheum Dis 2006;65:1631-4

[201] Guillot X, Prati C, Sondag M, Wendling D. Etanercept for treating axial spondyloarthritis. Expert Opin Biol Ther. 2017;17(9):1173-81. doi: 10.1080/14712598.2017.1347156. PubMed PMID: 28682112.

[202] Haibel H, Heldmann F, Braun J, Listing J, Kupper H, Sieper J. Long-term efficacy of adalimumab after drug withdrawal and retreatment in patients with active non-radiographically evident axial spondyloarthritis who experience a flare. *Arthritis Rheum* 2013; 65(8):2211-2213.

[203] Hamdi H, Mariette X, Godot V, et al. Inhibition of anti-tuberculosis T-lymphocyte function with tumour necrosis factor antagonists. Arthritis Research Ther. 2006, 8(4):R114.

[204] HamiltonL Barkham N, Bhalla A, et al. BSR and BHPR guideline for the treatment of axialspondyloarthritis (including ankylosing spondylitis)withbiologics[J]. Rheumatology,2013,52:17547.doi: 10.1093/rheumatology /kew223. PMID:27558584.

[205] Hanauer SB, Feagan BG, Lichtenstein GR et al. Maintenance Infliximab for Crohn's disease: the ACCENT I randomized trial. Lancet 2002; 359: 1541-1549。

[206] Hansen KE, Cush J, Singhal A, et al. The safety and efficacy of leflunomide in combination with Infliximab in rheumatoid arthritis. Arthritis Rheum 2004;51:228-32.

[207] Heiberg MS, Rodevand E, Mikkelsen K, et al. Adalimumab and methotrexate is more effective than adalimumab alone in patients with established rheumatoid arthritis: results from a 6-month longitudinal, observational, multicentre study. Ann Rheum Dis 2006;65:1379-83.

[208] Hellgren K, Smedby K E, Backlin C, et al. Ankylosing Spondylitis, Psoriatic Arthritis, and Risk of Malignant Lymphoma: A Cohort Study Based on Nationwide Prospectively Recorded Data From Sweden[J]. Arthritis & Rheumatology, 2014, 66(5):1282-1290.

[209] Helmig S, Alahmadi N, Schneider J. Tumour necrosis factor- α gene polymorphisms in asbestos-induced diseases. Biomarkers 2010;15:400-409.

[210] Hengstman GJ, De Bleecker JL, Feist E, et al. Open-label trial of anti-TNF-alpha in dermato- and polymyositis treated concomitantly with methotrexate. Eur Neurol 2008;59:159-63.

[211] Henrickson M, Reiff A. Prolonged efficacy of etanercept in refractory enthesitis-related arthritis. J Rheumatol 2004;31:2055-61

[212] Herrington LJ, Harrold LR, Liu L, et al. Association between anti-TNF-a therapy and interstitial lung disease. Phar- macoepidemiol Drug Saf 2013;22:394-402.

[213] Herrington LJ, Liu L, Chen L, et al. Association between anti-TNF-a therapy and all-cause mortality. Pharmacoepide- miol Drug Saf 2012;21:1311-20.

[214] Heslinga S C, Van Sijl A M, De B K, et al. Tumor necrosis factor blocking therapy and

congestive heart failure in patients with inflammatory rheumatic disorders: a systematic review. [J]. Current Medicinal Chemistry, 2015, 22(16):-.

[215] Hirano Y, Kojima T, Kanayama Y, et al. Influences of anti-tumour necrosis factor agents on postoperative recovery in patients with rheumatoid arthritis. Clin Rheumatol 2010;29:495-500.

[216] Hoffman GS, Cid MC, Rendt-Zagar KE, et al. Infliximab for maintenance of glucocorticosteroid-induced remission of giant cell arteritis: a randomised trial. Ann Intern Med 2007;146:621-30.

[217] Horneff G, De Bock F, Foeldvari I, et al. Safety and efficacy of combination of etanercept and methotrexate compared to treatment with etanercept only in patients with juvenile idiopathic arthritis (JIA): preliminary data from the German JIA Registry. Ann Rheum Dis 2009;68:519-25.

[218] Horneff G, Schmeling H, Biedermann T, et al. The German etanercept registry for treatment of juvenile idiopathic arthritis. Ann Rheum Dis 2004;63:1638-44.

[219] Hsia EC, Schluger N, Cush JJ, et al. Interferon-gamma release assay versus tuberculin skin test prior to treatment with golimumab, a human antietumor necrosis factor antibody, in patients with rheumatoid arthritis, psoriatic arthritis, or ankylosing spondylitis. Arthritis Rheum 2012;64:2068-77.

[220] Hu Z, Xu M, Li Q, Lin Z, Liao Z, Cao S, et al. Adalimumab significantly reduces inflammation and serum DKK-1 level but increases fatty deposition in lumbar spine in active ankylosing spondylitis. *Int J Rheum Dis* 2012; 15(4):358-365.

[221] Huang F, Gu J, Zhu P, Bao C, Xu J, Xu H, et al. Efficacy and safety of adalimumab in Chinese adults with active ankylosing spondylitis: results of a randomised, controlled trial. *Ann Rheum Dis* 2014; 73(3):587-594.

[222] Husni ME, Maier AL, Mease PJ, et al. Etanercept in the treatment of adult patients with Still's disease. Arthritis Rheum 2002;46:1171-6.

[223] Hyams J, Crandall W, Kugathasan S, et al. Induction and maintenance Infliximab therapy for the treatment of moderate-to-severe Crohn's disease in children. Gastroenterol 2007;132:1167-70.

[224] Hyrich K L, Symmons D P, Watson K D, et al. Comparison of the response to Infliximab or etanercept monotherapy with the response to cotherapy with methotrexate or another disease-modifying antirheumatic drug in patients with rheumatoid arthritis: results from the British Society for Rheumatology Biologics Register. Arthritis Rheum 2006;54:1786-94.

[225] Hyrich KL, Symmons DPM, Watson KD, et al. Pregnancy outcome in women who were exposed to anti-tumour necrosis factor agents: results from a national population register. Arthritis Rheum 2006;54:2701-2.

[226] Hyrich KL, Watson KD, Isenberg DA, Symmons DP; BSR Biologics Register. The British Society for Rheumatology Biologics Register: 6 years on. Rheumatology (Oxford) 2008;47:1441-3.

[227] Iannone F, Sciosca C, Faloppone PC, et al. Use of etanercept in the treatment of dermatomyosotis: a case series. J Rheumatol 2006;33:1802-4.

[228] Ibrahim, A., et al., Sensitivity and Specificity of Radiographic Scoring Instruments for Detecting Change in Axial Psoriatic Arthritis. Arthritis Care Res (Hoboken), 2017. 69(11): p. 1700-1705.

[229] Infliximab (Remicade) package insert, 2002.

[230] Inman RD, Davies JC Jr, van der Heijde D, et. Al. Efficacy and safety of GLMimumab in patients with ankylosing spondylitis: results of a randomized, double blind, placebo- controlled, phase III trial. Arthritis Rheum 2008;58:3402-12. **First study on efficacy and safety of GLMimumab in AS.

[231] Janl M, Hirani N, Matteson EL, et al. The safety of biologic therapies in RA-associated

interstitial lung disease. Nat Rev Rheumatol 2014;10:284-94.

[232] Jiang, Y. and L. Wang, Role of histone deacetylase 3 in ankylosing spondylitis via negative feedback loop with microRNA-130a and enhancement of tumor necrosis factor-1alpha expression in peripheral blood mononuclear cells. Mol Med Rep, 2016. 13(1): p. 35-40.

[233] Johan Askling, C. Michael Fored, Lena Brandt, et al. Risk and case characteristics of tuberculosis in rheumatoid arthritis associated with tumor necrosis factor antagonists in Sweden †[J]. Arthritis & Rheumatology, 2014, 52(7):1986-1992.

[234] Johnson DL, Jones KL, Chambers C. Pregnancy outcomes for women exposed to adalimumab: The OTIS autoimmune diseases in pregnancy project. Arthritis Rheum 2008;58(Suppl9):S682.

[235] Kaine JL, Kivitz AJ, Birbara C, et al. Immune responses following administration of influenza and vaccines to patients with rheumatoid arthritis receiving adalimumab. J Rheumatol. 2007;3:272-9.

[236] Kaltsonoudis E, Zikou AK, Voulgari PV, et al. Neurological adverse events in patients receiving anti-TNF therapy: a prospective imaging and electrophysiological study. Arthritis Res Ther 2014;16:R125.

[237] Kameda H, Nishida K, Nannki T, Watanabe A, Oshima Y, Momohara S. Safety and effectiveness of certolizumab pegol in patients with rheumatoid arthritis: interim analysis of post-marketing surveillance. Nihon Rinsho Meneki Gakkai Kaishi. 2017;40(3):196–205. Japanese [with English abstract].

[238] Kane S, Ford J, Cohen R, et al. Absence of Infliximab in infants and breast milk from nursing mothers receiving therapy for Crohn's disease before and after delivery. J Clin Gastroenterol 2009;43:613-6.

[239] Kapetanovic MC, Saxne T, Nilsson JA, et al. Influenza vaccination as model for testing immune modulation induced by anti-TNF and methotrexate therapy in rheumatoid arthritis patients. Rheumatology (Oxford) 2007;46:608-11.

[240] Kapetanovic MC, Saxne T, Sjoholm A, et al. Influence of methotrexate, TNF blockers and prednisolone on antibody responses to pneumococcal polysaccharide vaccine in patients with rheumatoid arthritis. Rheumatology (Oxford) 2006;45:106-11.

[241] Kapetanovic MC, Saxne T, Truedsson L, et al. Persistence of antibody response 1.5 years after vaccination using 7-valent pneumococcal conjugate vaccine in patients with arthritis treated with different antirheumatic drugs.Arthritis Res Ther 2013;15:R1.

[242] Karie S, Launay-Vacher V, Deray G. Guide de prescription des médicaments chez le patient insuffisant rénal (GPR Immunosuppresseurs). [Drugs renal toxicity.] Presse Med 2006;2:368-78.

[243] Kary S, Worm M, Audring H, et al. New onset or exacerbation of psoriatic skin lesions in patients with definite rheumatoid arthritis receiving tumour necrosis factor alpha antagonists. Ann Rheum Dis 2006;65:405-7.

[244] Kasahara S, Ando K, Saito K et al. Lack or tumor necrosis factor alpha induces impaired proliferation of hepatitis B virus-specific cytotoxic T lymphocytes. Journal of Virology 2003; 77: 2469-2476.

[245] Kasama T. [Adalimumab]. Nihon Rinsho. 2013;71(7):1218-24. PubMed PMID: 23961670.

[246] Kaur N & Mahl TC. Pneumocystis carinii pneumonia with oral candidiasis after Infliximab therapy for Crohn's disease. Digestive Diseases and Sciences 2004; 49: 1458-1460.

[247] Kavanaugh A, Keenan GF, DeWoody K et al. Long-term follow-up of patients treated with Infliximab in all completed clinical trials category. Arthritis and Rheumatism 2002; 46: S535.

[248] Kavanaugh A, McInnes I, Mease P, et al. Golimumab, a new human tumour necrosis factor

alpha antibody, administered every four weeks as a subcutaneous injection in psoriatic arthritis: Twenty-four-week efficacy and safety results of a randomised, placebo-controlled study. Arthritis Rheum 2009;60:976-86.

[249] Kavanaugh A, Smolen JS, Emery P, et al: Effect of certolizumab pegolwith methotrexate on home and work place productivity and socialactivities in patients with active rheumatoid arthritis, Arthritis Rheum15:1592–1600, 2009.

[250] Kawakami K, Ikari K, Kawamura K, et al. Complications and features after joint surgery in rheumatoid arthritis patients treated with tumour necrosis factor-alpha blockers: perioperative interruption of tumour necrosis factor-alpha blockers decreases complications? Rheumatology (Oxford) 2010;49:341-7.

[251] Keane J, Gershon S, Wise RP, et al. Tuberculosis associated with Infliximab, a tumour necrosis factor alpha-neutralizing agent. N Engl J Med. 2001, 345(15):1098-104.

[252] Keenan GF, Schaible TF & Boscia JA. Invasive pulmonary aspergillosis associated with Infliximab therapy. The New England Journal of Medicine 2001; 344: 1100.

[253] Kent JD, Pangan AL & Fitzpatrick SB. Analysis of the US postmarketing safety of adalimumab (HUMIRA) in patients with rheumatoid arthritis during the first 2 years after approval. Abstract presented at ACR,San Diego, 2005.

[254] Kevans D, Murthy S, Mould DR, Silverberg MS. Accelerated Clearance of Infliximab is Associated With Treatment Failure in Patients With Corticosteroid-Refractory Acute Ulcerative Colitis. J Crohns Colitis 2018.

[255] Keystone E, Heijde D, Mason D, Jr., et al. Certolizumab pegol plus methotrexate is significantly more effective than placebo plus methotrexate in active rheumatoid arthritis: findings of a fifty-two-week, phase III, multicenter, randomised, double-blind, placebocontrolled, parallel-group study. Arthritis Rheum 2008;58:3319 29.

[256] Keystone EC, Kavanaugh AF, Sharp JT, et a.l Radiographic, clinical and functional outcomes of treatment with adalimumab in patients with active rheumatoid arthrit is receiving concomitant methotrexate therapy: a randomized, placebo-controlled, 52-week trial[J] . Arthrtis Rheum, 2004, 50: 1400-1411.

[257] Khan MA, Kushner I: Diagnosis of ankylosing spondylitis. In Cohen AS (ed): Progress in Clinical Rheumatology, Vol, Orlando, Grune&Stratton, 1984, 145-178.

[258] Khanna D, McMahon M & Furst DE. Safety of tumour necrosis factor-a antagonists. Drug Safety 2004;27: 307-324.

[259] Kiely PD, Johnson DM. Infliximab and leflunomide combination therapy in rheumatoid arthritis: an open-label study. Rheumatology (Oxford) 2002;41:631-7.

[260] Kimura Y, Pinho P, Walco G, et al. Etanercept treatment in patients with refractory systemic onset juvenile rheumatoid arthritis. J Rheumatol 2005;32:935-42.

[261] Kinder AJ, Edwards J, Samanta A, et al. Pregnancy in a rheumatoid arthritis patient on Infliximab and methotrexate. Rheumatol 2004;43:1195-6.

[262] King YE,Watson KD. Pregnancy outcome in women exposed to anti-TNF agents. An update from the British Society for Rheumatology Biologics Register BSRBR. Arthritis Rheum 2008;58(Suppl9): S542.

[263] Klareskog L, van der Heijde D, de Jager JP, et al. Therapeutic effect of the combination of etanercept and methotrexate compared with each treatment alone in patients with rheumatoid arthritis: double-blind randomised controlled trial. Lancet 2004;363:675-81.

[264] Kobayashi S, Yoshinari T. A multicenter, open-label, long-term study of three-year infliximab

administration in Japanese patients with ankylosing spondylitis. *Mod Rheumatol* 2017; 27(1):142-149.

[265] Koebel CM, Vermi W, Swann JB, et al. Adaptive immunity maintains occult cancer in an equilibrium state. Nature 2007;450:903-7.

[266] Kolls JK, Lei D, Vasquez C et al. Exacerbation of murine Pneumocystis carinii infection by adenoviral mediated gene transfer of a TNF inhibitor. American Journal of Respiratory Cell and Molecular Biology 1997; 16: 112-118.

[267] Komaki Y, Yamada A, Komaki F, Kudaravalli P, Micic D, Ido A, et al. Efficacy, safety and pharmacokinetics of biosimilars of anti-tumor necrosis factor-α agents in rheumatic diseases.J Autoimmun. 2017;79:4-16. doi: 10.1016/j.jaut.2017.02.003.

[268] Komano Y, Tanaka M, Nanki T, et al. Incidence and risk factors for serious infection in patients with rheumatoid arthritis treated with tumor necrosis factor inhibitors: a report from the Registry of Japanese Rheumatoid Arthritis Patients for Longterm Safety. J Rheumatol 2011;38:1258-64.

[269] Kraetsch HG, Antoni C, Kalden JR, et al. Successful treatment of a small cohort of patients with adult onset of Still's disease with Infliximab: first experiences. Ann Rheum Dis 2001;60(Suppl 3):55-7.

[270] Kremer JM, Dougados M, Emery P, et al. Treatment of rheumatoid arthritis with the selective costimulation modulator abatacept: twelve-month results of a phase iib, double-blind, randomised, placebo-controlled trial. Arthritis Rheum 2005;52:2263-71.

[271] Kroesen S, Widmer AF, Tyndall A, et al. Serious bacterial infections in patients with rheumatoid arthritis under anti-TNF-therapy. Rheumatology (Oxford). 2003, 42(5):617-21.

[272] Kubota T, Mctiernan CF, Frye CS, et al.Dliated cardiopathy in transgenic mice with cardiac specific overexpression of tumor necrosis factor.Circ Res, 1997, 81: 627-635.

[273] Kulbe H, Thompson R, Wilson JL, et al. The inflammatory cytokine tumour necrosis factor-alpha generates an autocrine tumourpromoting network in epithelial ovarian cancer cells. Cancer Res 2007;67:585-92.

[274] Kunitake H, Hodin R, Shellito PC, et al. Perioperative treatment with Infliximab in patients with Crohn's disease and ulcerative colitis is not associated with an increased rate of postoperative complications. J Gastrointest Surg 2008;12:1730-6.

[275] Kwon HJ, Cote TR, Cuffe MS et al. Case reports of heart failure after therapy with a tumor necrosis factor antagonist. Annals of Internal Medicine 2003; 138: 807e811.

[276] Kyle S, Chandler D, Griffiths CE, et al. Guideline for anti-TNF-alpha therapy in psoriatic arthritis. Rheumatology (Oxford) 2005;44:390-7.

[277] Lam GK, Hummers LK, Woods A, et al. Efficacy and safety of etanercept in the treatment of scleroderma-associated joint disease. J Rheumatol 2007;34:1636-7.

[278] Lamprecht P, Voswinkel J, Lilienthal T, et al. Effectiveness of TNF-alpha blockade with Infliximab in refractory Wegener's granulomatosis. Rheumatology (Oxford) 2002;41:1303-7.

[279] Landewé R, Braun J, Deodhar A, et al. Efficacy of certolizumab pegol on signs and symptoms of axial spondyloarthritis including ankylosing spondylitis: 24-week results of a double-blind randomised placebo- controlled Phase 3 study. Ann Rheum Dis. 2014;73(1):39–47.

[280] Lange U, Teichmann J, Stracke H. Correlation between plasma TNF-alpha, IGF-1, biochemical markers of bone metabolism, markers of inflammation/disease activity, and clinical manifestations in ankylosing spondylitis[J]. European Journal of Medical Research, 2000, 5(12):507.

[281] Larmonier N, Cathelin D, Larmonier C, et al. The inhibition of TNF-alpha anti-tumoural

properties by blocking antibodies promotestumour growth in a rat model. Exp Cell Res 2007;313:2345-55.

[282] Lavagna A, Bergallo M, Daperno M, et al. Infliximab and the risk of latent viruses reactivation in active Crohn's disease. InflammBowel Dis 2007; 13:896-902.

[283] Lavancy D & McMahon B. Worldwide prevalence and prevention of hepatitis C. In Liang TJ &Hoofnagle JH(eds.). Hepatitis C. San Diego: Academic Press, 2000, pp. 186-201.

[284] Leal I, Rodrigues FB, Sousa DC, Romao VC, Duarte GS, Carreno E, et al. Efficacy and safety of intravitreal anti-tumour necrosis factor drugs in adults with non-infectious uveitis - a systematic review. *Acta Ophthalmol* 2018.

[285] Lebwohl M, Blum R, Berkowitz E, et al. No evidence for increased risk of cutaneous squamous cell carcinoma in patients withrheu matoid arthritis receiving etanercept for up to 5 years. Arch Dermatol 2005;141:861-4.

[286] Ledingham J, Deighton C, British Society for Rheumatology Standards, Guidelines and Audit Working Group. Update on the British Society for Rheumatology guidelines for prescribing TNF · blockers in adults with rheumatoid arthritis (update of previous guidelines of April 2001). Rheumatology (Oxford) 2005;44:157-63.

[287] Ledingham J, Deighton C. Update on the British Society for Rheumatology guidelines for prescribing TNFa blockers in adults with rheumatoid arthritis (update of previous guidelines of April 2001). Rheumatology (Oxford) 2005;44:157-63.

[288] Lee A, Qiao Y, Grigoriev G, Chen J, Park-Min KH, Park SH, et al. Tumor necrosis factor alpha induces sustained signaling and a prolonged and unremitting inflammatory response in rheumatoid arthritis synovial fibroblasts. Arthritis Rheum. 2013;65(4):928-38. doi: 10.1002/art.37853. PubMed PMID: 23335080; PubMed Central PMCID: PMC3618592.

[289] Lee HH, Song IH, Friedrich M, et al. Cutaneous side-effects in patients with rheumatic diseases during application of tumour necrosis factor-alpha antagonists. Br J Dermatol. 2007,156(3):486-91.

[290] Lee SJ, Kavanaugh A: Adverse events related to biologic agents,J Allergy Clin Immunol 116:900–905, 2005.

[291] Lee YH, Bae SC, Song GG. Hepatitis B virus reactivation in HBsAg-positive patients with rheumatic diseases undergoing anti-tumor necrosis factor therapy or DMARDs. Int J Rheum Dis 2013;16:527-31.

[292] Lejeune FJ, Liénard D, Matter M, et al. Efficiency of recombinant human TNF in human cancer therapy. Cancer Immun 2006;6:6.

[293] Leonardi CL, Powers JL, Matheson RT, et al. Etanercept as monotherapy in patients with psoriasis. N Engl J Med 2003, 349:2014-2022.

[294] Levine B, Kalman J.Mayet L.et al.Elevated curculating levels of tumor necrosis factor in severe chronic heart failure.N Eng Med, 1990, 223: 236.

[295] Lian F, Zhou J, Wang Y, Chen D, Xu H, Liang L. Efficiency of dose reduction strategy of etanercept in patients with axial spondyloarthritis. *Clin Exp Rheumatol* 2018.

[296] Lian F, Zhou J, Wei C, Wang Y, Xu H, Liang L, et al. Anti-TNFalpha agents and methotrexate in spondyloarthritis related uveitis in a Chinese population. *Clin Rheumatol* 2015; 34(11):1913-1920.

[297] Lie E, Lindstrom U, Zverkova-Sandstrom T, Olsen IC, Forsblad-d'Elia H, Askling J, et al. Tumour necrosis factor inhibitor treatment and occurrence of anterior uveitis in ankylosing spondylitis: results from the Swedish biologics register. *Ann Rheum Dis.* 2017;76(9):1515-21.

doi: 10.1136/annrheumdis-2016-210931. PubMed PMID: 28254789.

[298] Lie E, Lindstrom U, Zverkova-Sandstrom T, Olsen IC, Forsblad-d'Elia H, Askling J, et al. Tumour necrosis factor inhibitor treatment and occurrence of anterior uveitis in ankylosing spondylitis: results from the Swedish biologics register. Ann Rheum Dis. 2017;76(9):1515-21. doi: 10.1136/annrheumdis-2016-210931. PubMed PMID: 28254789.

[299] Lie E, Lindstrom U, Zverkova-Sandstrom T, Olsen IC, Forsblad-d'Elia H, Askling J, et al. Tumour necrosis factor inhibitor treatment and occurrence of anterior uveitis in ankylosing spondylitis: results from the Swedish biologics register. Ann Rheum Dis 2017; 76(9):1515-1521.

[300] Lim LL, Fraunfelder FW, Rosenbaum JT. Do tumor necrosis factor inhibitors cause uveitis? A registry-based study.Arthritis Rheum 2007;56:3248-52.

[301] Linder R, Hoffmann A, Brunner R.Prevalence of the spondyloarthritides in patients with uveitis. J Rheumatol 2004;31: 2226-9.

[302] Linssen A, Rothova A, Valkenburg HA, et al. The lifetime cumulative incidence of acute anterior uveitis in a normal population and its relation to ankylosing spondylitis and histocompatibility antigen HLA-B27. Invest Ophthalmol Vis Sci 1991;32:2568-78.

[303] Listing J, Strangfeld A, Kary S, et al. Infections in patients with rheumatoid arthritis treated with biologic agents. Arthritis Rheum. 2005, 52:3403-12.

[304] Little MA, Bhangal G, Smyth CL, et al. Therapeutic effect of anti-TNF-alpha antibodies in an experimental model of anti-neutrophil cytoplasm antibody-associated systemic vasculitis. J Am Soc Nephrol 2006;17:160-9.

[305] Liu, K.G., et al., Expression of TNF-alpha, VEGF, and MMP-3 mRNAs in synovial tissues and their roles in fibroblast-mediated osteogenesis in ankylosing spondylitis. Genet Mol Res, 2015. 14(2): p. 6852-8.

[306] Ljung L, Simard JL, Jacobsson L, et al for the Anti-Rheumatic Therapy in Sweden(ARTIS) Study Group. Treatment with tumor necrosis factor inhibitors and the risk of acute coronary syndromes in early rheumatoid arthritis. Arthritis Rheum 2012;64:42-52.

[307] Loftus EV Jr, Colombel JF, Schreiber S, et al. Safety of long-term treat- ment with certolizumab pegol in patients with Crohn's disease, based on a pooled analysis of data from clinical trials. Clin Gastroenterol Hepatol. 2016;14(12):1753–1762.

[308] Lok AS, McMahon BJ. Chronic hepatitis B: update 2009. Hepatology 2009; 50:1-36.

[309] Loos AM, Liu S, Segel C, Ollendorf DA, Pearson SD, Linder JA. Comparative effectiveness of targeted immunomodulators for the treatment of moderate-to-severe plaque psoriasis: A systematic review and network meta-analysis. J Am Acad Dermatol 2018.

[310] Lovell DJ, Giannini EH, Reiff A, et al. Etanercept in children with polyarticular juvenile rheumatoid arthritis. Pediatric Rheumatology Collaborative Study Group. N Engl J Med 2000;342:763-9.

[311] Lovell DJ, Giannini EH, Reiff A, et al. Long-term efficacy and safety of etanercept in children with polyarticular-course juvenile rheumatoid arthritis: interim results from an ongoing multicenter, open-label, extended-treatment trial. Arthritis Rheum 2003;48:218-26.

[312] Lovell DJ, Reiff A, Ilowite NT, et al. Safety and efficacy of up to eight years of continuous etanercept therapy in patients with juvenile rheumatoid arthritis. Arthritis Rheum 2008;58:1496-1504.

[313] Lovell DJ, Reiff A, Jones OY, et al. Long-term safety and efficacy of etanercept in children with polyarticular-course juvenile rheumatoid arthritis. Arthritis Rheum 2006;54:1987-94.

[314] Lovell DJ, Ruperto N, Goodman S, et al. Adalimumab with or without methotrexate in juvenile

rheumatoid arthritis. N Engl J Med 2008;359:810-20.

[315] Lowenberg M, de Boer N, Hoentjen F. Golimumab for the treatment of ulcerative colitis. Clin Exp Gastroenterol. 2014;7:53-9. doi: 10.2147/CEG.S48741. PubMed PMID: 24648749; PubMed Central PMCID: PMC3958527.

[316] Lucas R, Kresse M, Latta M, et al. Tumour necrosis factor: how to make a killer molecule tumor-specific? Curr Cancer DrugTargets 2005;5:381-92.

[317] Lukas C, Braun J, van der Heijde D, et al. Scoring inflammatory activity of the spine by magnetic resonance imaging in ankylosing spondylitis: a multireader experiment. J Rheumatol. 2007;34(4):862–870.

[318] Ma Z, Liu X, Xu X, et al. Safety of tumor necrosis factor-alpha inhibitors for treatment of ankylosing spondylitis: A meta-analysis[J]. Medicine, 2017, 96(25):e7145.

[319] Ma, H., et al., [The safety and efficacy of golimumab in treatment of 25 patients with active ankylosing spondylitis]. Zhonghua Nei Ke Za Zhi, 2017. 56(12): p. 935-939.

[320] Maas F, Arends S, Wink FR, Bos R, Bootsma H, Brouwer E, et al. Ankylosing spondylitis patients at risk of poor radiographic outcome show diminishing spinal radiographic progression during long-term treatment with TNF-alpha inhibitors. PLoS One. 2017;12(6):e0177231. doi: 10.1371/journal.pone.0177231. PubMed PMID: 28640818; PubMed Central PMCID: PMC5480831.

[321] Magliocco MA, Gottlieb AB. Etanercept therapy for patients with psoriatic arthritis and concurrent hepatitis C virus infection: report of 3 cases. J Am Acad Dermatol 2004;51:580-4.

[322] Mahadevan U, Kane S, Sandborn WJ, et al. Intentional Infliximab use during pregnancy for induction or maintenance of remission in Crohn's disease. Aliment Pharmacol Ther 2005;21:733-8.

[323] Mahadevan U, Terdiman JP, Aron J, et al. Infliximab and semen quality in men with inflammatory bowel disease. Inflamm Bowel Dis 2005;11:395-9.

[324] Maimome D, Gregory S, Arnason BGW & Reder AT. Cytokine levels in the cerebrospinal fluid and serum of patients with multiple sclerosis. The Journal of Neuroimmunology 1991; 32: 67-74.

[325] Maini R N, Breedveld F C, Kalden J R, et al. Therapeutic efficacy of multiple intravenous infusions of antitumour necrosis factor alpha monoclonal antibody combined with low-dose weekly methotrexate in rheumatoid arthritis[J]. Arthritis Rheum, 1998, 41:1552-63.

[326] Maini R, St Clair EW, Breedveld F, et al. Infliximab (chimeric anti-tumour necrosis factor alpha monoclonal antibody) versus placebo in rheumatoid arthritis patients receiving concomitant methotrexate: a randomised phase III trial. ATTRACT Study Group.[J]. Lancet, 1999, 354(9194):1932-1939.

[327] Maksymowych WP, Inman RD, Salonen D, et al. Spondyloarthritis research Consortium of Canada magnetic resonance imaging index for assessment of sacroiliac joint inflammation in ankylosing spondylitis. Arthritis Rheum. 2005;53(5):703–709.

[328] Manara M, Sinigaglia L. Bone and TNF in rheumatoid arthritis:clinical implications. RMD Open. 2015:1. doi: 10.1136/rmdopen-201500006510.1136/rmdopen-2015-000065.

[329] Maneiro, J.R., A. Souto and J.J. Gomez-Reino, Impact of treatment with TNF antagonists on total cholesterol in patients with ankylosing spondylitis and psoriatic arthritis. Clin Rheumatol, 2017. 36(5): p. 1167-1172.

[330] Mann D, McMurray J, Packer M et al. Targeted anticytokine therapy in patients with chronic heart failure: results of the randomized etanercept worldwide evaluation (RENEWAL). Circulation 2004; 109: 1594e1602.

[331] Mann DL. Inflammatory mediators and the failing heart: past, present, and the foreseeable future. Circulation Research 2002; 91: 988e998.

[332] Manning, J.T., P.E. Bundred and B.F. Flanagan, The ratio of 2nd to 4th digit length: a proxy for transactivation activity of the androgen receptor gene? Med Hypotheses, 2002. 59(3): p. 334-6.

[333] Marchal L, D'Haens G, van Assche G, et al. The risk of post-operative complications associated with Infliximab therapy for Crohn's disease: a controlled cohort study. Aliment Pharmacol Ther 2004;19:749-54.

[334] MarietteX,Matucci-CerinicM,PavelkaK,etal.Malignancies associated with tumour necrosis factor inhibitors in registries and prospective observational studies: a systematic review and meta-analysis. Ann Rheum Dis 2011;70:1895-904.

[335] Martin PL, Oneda S, Treacy G. Effects of an anti-TNF-alpha monoclonal antibody, administered throughout pregnancy and lactation, on the development of the macaque immune system. Am J Reprod Immunol 2007;58:138-49.

[336] Martindale J, Shukla R, Goodacre J. The impact of ankylosing spondylitis/axial spondyloarthritis on work productivity. Best Pract Res Clin Rheumatol, 2015, 29(3):512-523.

[337] Martín-Mola E, Sieper J, Leirisalo-Repo M, et al. Sustained efficacy and safety, including patient-reported outcomes, with etanercept treatment over 5 years in patients with ankylosing spondylitis. Clin Exp Rheumatol 2010;28:238-45.

[338] Massara A, Cavazzini L, La Corte R, et al. Sarcoidosis appearing during anti-tumour necrosis factor alpha therapy: A new "class effect" paradoxical phenomenon. Two case reports and literature review. Semin Arthritis Rheum 2010;39:313-9.

[339] Matsumura R, Umemiya K, Sugiyama T, et al. Anti-tumour necrosis factor therapy in patients with difficult-to-treat lupus nephritis: a prospective series of nine patients. Clin Exp Rheumatol 2009;27:416-21.

[340] McKeown E, Pope JE, Leaf S. Epstein-Barr virus (EBV) prevalence and the risk of reactivation in patients with inflammatory arthritis using anti-TNF agents and in those who are biologic naive. Open Rheumatology Journal 2009; 3:30-4.

[341] Mease PJ, Gladman DD, Ritchlin CT, et al. Adalimumab for the treatment of patients with moderately to severely active psoriatic arthritis: results of a double-blind, randomised, placebo-controlled trial. Arthritis Rheum 2005;52:3279-89.

[342] Mease PJ, Kivitz AJ, Burch FX, et al. Etanercept treatment of psoriatic arthritis: safety, efficacy, and effect on disease progression. Arthritis Rheum 2004;50:2264-72.

[343] Mehrad B, Strieter RM & Standiford TJ. Role of TNF alpha in pulmonary host defense in murine invasive aspergillosis. The Journal of Immunology 1999; 162: 1633-1640.

[344] Melikoglu M, Fresko I, Mat C, et al. Short-term trial of etanercept in Behçet's disease: a double blind, placebo controlled study. J Rheumatol 2005;32:98-105.

[345] Meng Y, Beckett MA, Liang H, et al. Blockade of tumour necrosis TNF-α signalling in tumourassociated macrophages as a radiosensitizing strategy. Cancer Res 2010;70:1534-42.

[346] Mercer LK, Green AC, Galloway JB, et al. The influence of anti-TNF therapy upon incidence of keratinocyte skin cancer in patients with rheumatoid arthritis: longitudinal results from the British Society for Rheumatology Biologics Register. Ann Rheum Dis 2012;71:869-74.

[347] Mercer LK, Lunt M, Low ALS, et al. Risk of solid cancer in patients exposed to anti-tumour necrosis factor therapy: results from the British Society for Rheumatology Biologics Register for Rheumatoid Arthritis. Ann Rheum Dis 2014.published on line March 24.

[348] Miceli-Richard C, Gestermann N, Amiel C, et al. Effect of methotrexate and anti TNF on

Epstein-Barr virus T-cell response and viral load in patients with rheumatoid arthritis or spondylarthropathies. Arthritis Res Ther 2009; 11:R77.

[349] Micu, M.C., et al., TNF-alpha inhibitors do not impair sperm quality in males with ankylosing spondylitis after short-term or long-term treatment. Rheumatology (Oxford), 2014. 53(7): p. 1250-5.

[350] Mielants H, Veys EM, Cuvelier C, et al. Ileocolonoscopy and spondarthritis. J Rheumatol 1988;27:163-4.

[351] Mielants H, Veys EM, Goemaere S, et al. Gut inflammation in the spondyloarthropathies: clinical, radiologic, biologic, and genetic features in relation to the type of histology. A prospective study. J Rheumatol 1991;18:1542-51.

[352] Minozzi S, Bonovas S, Lytras T, Pecoraro V, Gonzalez-Lorenzo M, Bastiampillai AJ, et al. Risk of infections using anti-TNF agents in rheumatoid arthritis, psoriatic arthritis, and ankylosing spondylitis: a systematic review and meta-analysis. *Expert Opin Drug Saf* 2016; 15(sup1):11-34.

[353] Misawa S, Kuwabara S, Mori M et al. Serum levels of tumor necrosis factor-a in chronic inflammatory demyelinating polyneuropathy. Neurology 2001; 56: 666-669.

[354] Miserocchi E, Modorati G, Pontikaki I, et al. Long-term treatment with golimumab for severe uveitis. Ocul Immunol Inflamm 2014;22:90-5.

[355] Mishkin DS, van Deinse W, Becker WM, et al. Successful use of adalimumab (Humira) for Crohn's disease in pregnancy. Inflamm Bowel Dis 2006;12:827-8.

[356] Moc CC, Li C, Chan KL et al. Effect of GLMimumab and pamidronate on clinical efficacy and MRI inflammation in axial spondyloarthritis: a 48-week open randomized trial. Scand J Rheumatol 2015;44:480-6.

[357] Mocellin S, Rossi CR, Pilati P, et al. Tumour necrosis factor, cancer and anticancer therapy. Cytokine Growth Factor Rev 2005;16:35-53.

[358] Mohan N, Edwards ET, Cupps TR et al. Demyelination occurring during anti-tumor necrosis factor alpha therapy for inflammatory arthritides. Arthritis and Rheumatism 2001; 44: 2862-2869.

[359] Mohan N, Edwards ET, Cupps TR et al. Leukocytoclastic vasculitis associated with tumor necrosis factor-alpha blocking agents. The Journal of Rheumatology 2004; 31: 1885-1887.

[360] Moisseiev E, Shulman S. Certolizumab-induced uveitis: a case report and review of the literature. Case Rep Ophthalmol 2014;5:54-9.

[361] Molloy ES, Langford CA, Clark TM, et al. Anti-tumour necrosis factor therapy in patients with refractory Takayasu arteritis: longterm follow-up. Ann Rheum Dis 2008;67:1567-9.

[362] Molnar, C., et al., TNF blockers inhibit spinal radiographic progression in ankylosing spondylitis by reducing disease activity: results from the Swiss Clinical Quality Management cohort. Ann Rheum Dis, 2018. 77(1): 63-69.

[363] Molto A, Paternotte S, Claudepierre P, Breban M, Dougados M. Effectiveness of tumor necrosis factor alpha blockers in early axial spondyloarthritis: data from the DESIR cohort. *Arthritis Rheumatol* 2014; 66(7):1734-1744.

[364] Monnet D, BrebanM, HudryC, et al. Ophthalmic findings and frequency of extraocular manifestations in patients with HLA-B27 uveitis: a study of 175 cases. Ophthalmology 2004;111:802-9.

[365] Mor A, Bingham 3rd C, Barisoni L et al. Proliferative lupus nephritis and leukocytoclastic vasculitis during treatment with etanercept. The Journal of Rheumatology 2005; 32: 740-743.

[366] Mor IJ, Vogel JD, da Luz Moreira A, et al. Infliximab in ulcerative colitis is associated with an increased risk of postoperative complications after restorative proctocolectomy. Dis Colon Rectum 2008;51:1202-7.

[367] Morgan MD, Drayson MT, Savage CO, et al. Addition of Infliximab to Standard Therapy for ANCAAssociated Vasculitis. Nephron Clin Pract 2010;117:c89-c97.

[368] Mortara L, Balza E, Sassi F, et al. Therapy-induced antitumour vaccination by targeting tumour necrosis factor alpha to tumour vessels in combination with melphalan. Eur J Immunol 2007;37:3381-92.

[369] Moustou AE, Matekovits A, Dessinioti C, et al. Cutaneous side effects of anti-tumour necrosis factor biologic therapy: a clinical review. J Am Acad Dermatol 2009;61:486-504.

[370] Multiple sclerosis following entanercept treatment for ankylosing spondylitis. Scand J Rheumatol. 2008;37:397–399.

[371] Munoz-Fernandez S, Hidalgo V, Fernandez-Melon J, et al. Sulfasalazine reduces the number of flares of acute anterior uveitis over a one-year period. J Rheumatol 2003;30:1277-9.

[372] Murashima A, Watanabe N, Ozawa N, et al. Etanercept during pregnancy and lactation in a patient with rheumatoid arthritis: drug levels in maternal serum, cord blood, breast milk and the infant's serum. Ann Rheum Dis 2009;68:1793-4.

[373] Nakamura T, Higashi SI, Tomoda K, et al. Etanercept can induce resolution of renal deterioration in patients with amyloid A amyloidosis secondary to rheumatoid arthritis. Clin Rheumatol 2010;29:1395-401.

[374] Nakelchik M & Mangino JE. Reactivation of histoplasmosis after treatment with Infliximab. The American Journal of Medicine 2002; 112: 78.

[375] Navarra SV, Tang B, Lu L, et al. Risk of tuber culosis with anti-tumor necrosis factor-alpha therapy: substantially higher number of patients at risk in Asia. Int J Rheum Dis 2014;17:291-8.

[376] Nedjai B, Hitman GA, Quillinan N, et al. Proinflammatory action of the antiinflammatory drug Infliximab in tumour necrosis factor receptor-associated periodic syndrome. Arthritis Rheum 2009;60:619-25.

[377] Nelson DR, Lim HL, Marousis CG et al. Activation of tumor necrosis factor-a system in chronic hepatitis C virus infection. Digestive Diseases and Sciences 1997; 42: 2487-2494

[378] Nestorov I. Clinical pharmacokinetics of tumour necrosis factor antagonists. J Rheumatol 2005;74:13-8.

[379] Niccoli L, Nannini C, Benucci M, et al. Long-term efficacy of Infliximab in refractory posterior uveitis of Behcet's disease: a 24-month follow-up study. Rheumatology (Oxford) 2007;46:1161-4.

[380] Nielsen S, Ruperto N, Gerloni V, et al. Preliminary evidence that etanercept may reduce radiographic progression in juvenile idiopathic arthritis. Clin Exp Rheumatol 2008;26:688-92.

[381] Nishida K,Hashizume K,Kadota Y, et al. Time-concentration profile of serum etanercept in Japanese patients with rheumatoid arthritis after treatment discontinuation before orthopedic surgery. Mod Rheumatol 2010;20:637-9.

[382] Noguera-Pons R, Borras-Blasco J, Romero-Crespo I et al. Optic neuritis with concurrent etanercept and isoniazid therapy. The Annals of Pharmacotherapy 2005; 39: 2131-2135.

[383] Nossent, J.C., S. Johnsen and G. Bakland, The influence of ERAP1 gene variants on clinical phenotype in ankylosing spondylitis. Scand J Rheumatol, 2016. 45(6): p. 474-479.

[384] O'Dell JR,Petersen K, Leff R, et al. Etanercept in combination with sulfasalazine,

hydroxychloroquine, or gold in the treatment of rheumatoid arthritis. J Rheumatol 2006;33:213-8.

[385] Ochenrider MG, Patterson DJ, Aboulafia DM. Hepatosplenic T-cell lymphoma in a young man with Crohn's disease: case report and literature review. Clin Lymph Myeloma Leukemia 2010;10:144-8.

[386] Onizawa M, Nagaishi T, Kanai T, et al. Signaling pathway via TNF-alpha/NF-kappaB in intestinal epithelial cells may be directly involved in colitis-associated carcinogenesis. Am J Physiol Gastrointest Liver Physiol 2009;296:G850-G859.

[387] Oral H, Dorn GW, Mann DL.Sphingosine mediates the immediate negative inotropic effects of tumor necrosis factor-alpha in the adult mammalian cardiac myocyte.J Biol Chem, 1997, 272(8): 4836-4842.

[388] Ornetti P, Chevillotte H, Zerrak A, et al. Anti-tumour necrosis factor- therapy for rheumatoid and other inflammatory arthropathies. Drugs Aging 2006;23:855-60.

[389] Ortiz P, Bissada NF, Palomo L, et al. Periodontal therapy reduces the severity of active rheumatoid arthritis in patients treated with or without tumour necrosis factor inhibitors. J Periodontol 2009;80:535-40.

[390] Ostensen M, Eigenmann GO. Etanercept in breast milk. J Rheumatol 2004;31:1017-8.

[391] Ostensen M,Förger F. Management of RA medications in pregnant patients. Nat Rev Rheumatol 2009;5:382-90.

[392] Ostensen, M. and G. Husby, Ankylosing spondylitis and pregnancy. Rheum Dis Clin North Am, 1989. 15(2): p. 241-54.

[393] Ostensen, M. and H. Ostensen, Ankylosing spondylitis--the female aspect. J Rheumatol, 1998. 25(1): p. 120-4.

[394] Otsuka A, Morita M, Yamada H. Clinical characteristics of Japanese patients with axial spondyloarthritis, and short-term efficacy of adalimumab. *J Orthop Sci* 2015; 20(6):1070-1077.

[395] Pallavicini F, Caporali R, Sarzi-Puttini P, et al. Tumour necrosis factor antagonist therapy and cancer development: Analysis of the LORHEN registry. Autoimmun Rev. 2010;9:175-80.

[396] Paller AS, Siegfried EC, Langley RG, et al. Etanercept treatment for children and adolescents with plaque psoriasis. N Engl J Med 2008;358:241-51.

[397] Paramarta JE, De Rycke L, Heijda TF, Ambarus CA, Vos K, Dinant HJ, et al. Efficacy and safety of adalimumab for the treatment of peripheral arthritis in spondyloarthritis patients without ankylosing spondylitis or psoriatic arthritis. *Ann Rheum Dis* 2013; 72(11):1793-1799.

[398] Parke FA, Reveille JD. Anti-tumor necrosis factor agents for rheumatoid arthritis in the setting of chronic hepatitis C infection. Arthritis Rheum 2004; 51:800-4.

[399] Paschou, S., et al., Fertility and reproduction in male patients with ankylosing spondylitis treated with infliximab. J Rheumatol, 2009. 36(2):351-4.

[400] Pascual V, Allantaz F, Arce E, et al. Role of interleukin-1 (IL-1) in the pathogenesis of systemic onset juvenile idiopathic arthritis and clinical response to IL-1 blockade. J Exp Med 2005;201:1479-86.

[401] Pato E, Banares A, Jover JA, et al. Undiagnosed spondyloarthropathy in patients presenting with anterior uveitis. J Rheumatol 2000;27:2198-202.

[402] Pedersen SJ, Poddubnyy D, Sorensen IJ, Loft AG, Hindrup JS, Thamsborg G, et al. Course of Magnetic Resonance Imaging-Detected Inflammation and Structural Lesions in the Sacroiliac Joints of Patients in the Randomized, Double-Blind, Placebo-Controlled Danish Multicenter

Study of Adalimumab in Spondyloarthritis, as Assessed by the Berlin and Spondyloarthritis Research Consortium of Canada Methods. *Arthritis Rheumatol* 2016; 68(2):418-429.

[403] Perdriger A, Mariette X, Kuntz JL, et al. Safety of Infliximab used in combination with leflunomide or azathioprine in daily clinical practice. J Rheumatol 2006;33:865-9.

[404] Petridis A, Panagakis P, Moustou E, Vergou T, Kallidis P, Mandekou-Lefaki I, et al. A multicenter, prospective, observational study examining the impact of risk factors, such as BMI and waist circumference, on quality of life improvement and clinical response in moderate-to-severe plaque-type psoriasis patients treated with infliximab in routine care settings of Greece. *J Eur Acad Dermatol Venereol* 2018.

[405] Piga M, Chessa E, Ibba V, et al. Biologics-induced autoimmune renal disorders in chronic inflammatory rheumatic diseases: systematic literature review and analysis of a monocentric cohort. Autoimmun Rev 2014;13:873-9.

[406] Pink AE, Fonia A, Allen MH, et al. Antinuclear antibodies associate with loss of response to antitumour necrosis factor-alpha therapy in psoriasis: a retrospective, observational study. Br J Dermatol 2010;162:780-5.

[407] Poddubnyy D, Fedorova A, Listing J, Haibel H, Baraliakos X, Braun J, et al. Physical Function and Spinal Mobility Remain Stable Despite Radiographic Spinal Progression in Patients with Ankylosing Spondylitis Treated with TNF-alpha Inhibitors for Up to 10 Years. *J Rheumatol* 2016; 43(12):2142-2148.

[408] Ponce de Leon D, Acevedo-Vasquez E, Alvizuri S, et al. Comparison of an interferon-gamma assay with tuberculin skin testing for detection of tuberculosis (TB) infection in patients with rheumatoid arthritis in a TB-endemic population. J Rheumatol. 2008, 35(5):776-81.

[409] Porter C, Kopotsha T, Smith B, et al. No significant transfer of certolizumab pegol compared with IgG in the perfused human placenta in vitro. Ann Rheum Dis 2010;69(Suppl3):210.

[410] Pratt A, Nicholl K, Kay L. Use of the QuantiFERON TB Gold test as part of a screening programme in patients with RA under consideration for treatment with anti-TNF-alpha agents: the Newcastle (UK) experience. Rheumatology (Oxford). 2007, 46(6):1035-6.

[411] Prince FH, Twilt M, Ten Cate R, et al. Long-term follow-up on effectiveness and safety of etanercept in JIA: the Dutch national register. Ann Rheum Dis 2009;68:635-41.

[412] Quartier P, Taupin P, Bourdeaut F, et al. Efficacy of etanercept for the treatment of juvenile idiopathic arthritis according to the onsettype . Arthritis Rheum 2003;48:1093-1101

[413] Raaschou P, Simard JF, Neovius M, , et alfor the Anti-Rheumatic Therapy in Sweden Study Group. Does cancer that occurs during or after anti-tumor necrosis factor therapy have a worse prognosis? A national assessment of overall and site-specific cancer survival in rheumatoid arthritis patients treated with biologic agents. Arthritis Rheum 2011; 63:1812-22.

[414] Radivits BJ, Kievit W, Fransen J, et al. Influence of age on the outcome of anti-TNF α therapy in rheumatoid arthritis. Ann Rheum Dis 2009;68:1470-3.

[415] Rahier JF, Buche S, Peyrin-Biroulet L, et al. Severe skin lesions cause patients with inflammatory bowel disease to discontinue anti-tumor necrosis factor therapy.[J]. Clinical Gastroenterology & Hepatology, 2010, 8(12):1048-55.

[416] Rahman P, Choquette D, Bensen WG, Khraishi M, Chow A, Zummer M, et al. Biologic Treatment Registry Across Canada (BioTRAC): a multicentre, prospective, observational study of patients treated with infliximab for ankylosing spondylitis. *BMJ Open* 2016; 6(4):e009661.

[417] Ramonda, R., et al., Influence of tumor necrosis factor alpha inhibitors on testicular function and semen in spondyloarthritis patients. Fertil Steril, 2014. 101(2): p. 359-65.

[418] Ramos-Casals M, Brito-Zerón P, Munoz S, et al. Autoimmune diseases induced by TNF targeted therapies: analysis of 233 cases. Medicine (Baltimore) 2007;86:242-51.

[419] Ramos-Casals M, Roberto-Perez-Alvarez, Diaz-Lagares C, et al. Autoimmune diseases induced by biological agents: a doubleedged sword? Autoimmun Rev 2010;9:188-93.

[420] Reich K, Nestle FO, Papp K, et al: Infliximab induction and maintenance therapy for moderate-to-severe psoriasis: A phase III, multicentre, double-blind trial. Lancet 2005,366:1367-1374.

[421] Reich K, Ortonne JP, Gottlieb AB, et al. Successful treatment of moderate to severe plaque psoriasis with the PEGylated Fab' certolizumab pegol: results of a phase II randomized, placebo-controlled trial with a re-treatment extension. Br J Dermatol 2012;167:180-90.

[422] Reiff A.Long-term outcome of etanercept therapy in children with treatment-refractory uveitis. Arthritis Rheum 2003;48:2079-80.

[423] Richez C, Blanco P, Dumoulin C, et al. Lupus erythematosus manifestations exacerbated by etanercept therapy in a patient with mixed connective tissue disease. Clin Exp Rheumatol 2005;23:273.

[424] Richez C, Blanco P, Lagueny A et al. Neuropathy resembling CIDP in patients receiving tumor necrosis factor-alpha blockers. Neurology 2005; 64: 1468-1470.

[425] Richez C, Dumoulin C, Schaeverbeke T. Infliximab-induced chilblain lupus in a patient with rheumatoid arthritis. J Rheumatol2005;32:760-1.

[426] Riegert-Johnson DL, Godfrey JA, Myers JL, et al. Delayed hypersensitivity reaction and acute respiratory distress syndrome following Infliximab infusion. Inflamm Bowel Dis 2002;8:186-91.

[427] Robinson WH, Genovese MC, Moreland LW. Demyelinating and neurologic events reported in association with tumour necrosis factor alpha antagonism: by what mechanisms could tumor necrosis factor alpha antagonists improve rheumatoid arthritis but exacerbate multiple sclerosis? Arthritis Rheum 2001;44:977-83.

[428] Rosenbaum JT. Effect of etanercept on iritis in patients with ankylosing spondylitis. Arthritis Rheum 2004;50:3736-7.

[429] Rosh JR, Lerer T, Markowitz J, et al. Retrospective evaluation of the safety and effect of Adalimumab therapy (RESEAT) in pediatric Crohn's disease. Am J Gastroenterol 2009;104:3042- 9.

[430] Rosner I, Haddad A,Boulman N, et al. Pregnancy in rheumatology patients exposed to anti-tumour necrosis factor (TNF). Rheumatology (Oxford) 2007;46:1508-9

[431] Rothman N, Skibola CF, Wang SS, et al. Genetic variation in TNF and IL10 and risk of non-Hodgkin lymphoma: a report from the InterLymph Consortium. Lancet Oncol 2006;7:27-38.

[432] Roux CH, Brocq O, Albert C Breuil V & Euller-Ziegler L. Cutaneous vasculitis and glomerulonephritis in a patient taking the anti-TNF alpha agent etanercept for rheumatoid arthritis. Joint Bone Spine 2004;71: 444-445.

[433] Roux CH, Brocq O, Breuil V, et al. Pregnancy in rheumatology patients exposed to anti-tumour necrosis factor (TNF) therapy. Rheumatol 2007;46:695-8.

[434] Ruan, W.F., et al., The Diagnostic and Prognostic Role of Interleukin 12B and Interleukin 6R Gene Polymorphism in Patients With Ankylosing Spondylitis. J Clin Rheumatol, 2018. 24(1): p. 18-24.

[435] Rudwaleit M, Claudepierre P, Wordsworth P, et al. Effectiveness, safety, and predictors of good clinical response in 1250 patients treated with adalimumab for active ankylosing spondylitis. J Rheumatol 2009;36:801-8.

[436] Rudwaleit M, Rødevand E, Holck P, et al. Adalimumab effectively reduces the rate of anterior uveitis flares in patients with active ankylosing spondylitis: results of a prospective open-label study. Ann Rheum Dis 2009;68:696-701.

[437] Rueda-Gotor J, Genre F, Corrales A, et al. Detection of high cardiovascular risk patients with ankylosing spondylitis based on the assessment of abdominal aortic calcium as compared to carotid ultrasound. Arthritis Res Ther, 2018, 20(1):195.

[438] Russo RA, Katsicas MM, Zelazko M. Etanercept in systemic juvenile idiopathic arthritis. Clin Exp Rheumatol 2002;20:723-6.

[439] Russo RA, Katsicas MM. Clinical remission in patients with systemic JIA treated with antiTNF agents. J Rheumatol 2009;36:1078-82.

[440] Rutgeerts P, Sandborn WJ, Feagan BG, et al. Infliximab for induction and maintenance therapy for ulcerative colitis. N Engl J Med 2005;353:2462e76. Erratum in: N Engl J Med 2006;354:2200.

[441] Ruwaard J, l'Ami MJ, Marsman AF, Kneepkens EL, van Denderen JC, van der Horst-Bruinsma IE, et al. Comparison of drug survival and clinical outcome in patients with ankylosing spondylitis treated with etanercept or adalimumab. *Scand J Rheumatol* 2018; 47(2):122-126.

[442] Ruyssen-Witrand A, Gossec L, Salliot C, et al. Complication rates of 127 surgical procedures performed in rheumatic patients receiving tumour necrosis factor alpha blockers. Clin Exp Rheumatol 2007;25:430-6.

[443] Sakai R, Romano Y, Tanaka M, et al. Time-dependent increased risk for serious infection from continuous use of Tumor Necrosis Factor antagonists over three years in patients with rheumatoid arthritis. Arthritis Care Res (Hoboken) 2012; 64:1125-34.

[444] Salemi S, Picchianti-Diamanti A, Germano V, et al. Influenza vaccine administration in rheumatoid arthritis patients under treatment with TNFalpha blockers: safety and immunogenicity. Clin Immunol 2010;134:113-20.

[445] Saliu O, Sofer C, Stein DS, et al. Tumour necrosis-factor blockers: differential effects on mycobacterial immunity. J Infect Dis. 2006, 194(4):486-92.

[446] Salliot C, Gossec L, Ruyssen-Wiltrand A, et al. Infections during tumour necrosis factor-alpha blocker therapy for rheumatic diseases in daily practice: a systematic retrospective study of 709 patients. Rheumatology (Oxford) 2007;46:327-34.

[447] Salmon JE, Alpert D. Are we coming to terms with tumour necrosis factor inhibition in pregnancy? Arthritis Rheum 2006;54:2353-5.

[448] Salmon-Ceron D, Tubach F, Lortholary O, et al. Drug-specific risk of non-tuberculosis opportunistic infections in patients receiving anti-TNF therapy reported to the 3-year prospective French RATIO registry. Ann Rheum Dis 2011;70:616-23.

[449] Salvarani C, Macchioni P, Manzini C, et al. Infliximab plus prednisone or placebo plus prednisone for the initial treatment of polymyalgia rheumatica: a randomised trial. Ann Intern Med 2007;146:631-9.

[450] Salvarani C, Pipitone N, Boiardi L, et al. Do we need treatment with tumour necrosis factor blockers for giant cell arteritis? Ann Rheum Dis 2008;67:577-9.

[451] Sampaio-Barros PD, Pereira IA, Hern_andez-Cuevas C, et alon behalf of the Respondia Group. An analysis of 372 patients with anterior uveitis in a large Ibero-American cohort of spondyloarthritis: the RESPONDIA group. Clin Exp Rheumatol 2013;31:484-9.

[452] Sandborn WJ, Hanauer SB, Katz S, et al. Etanercept for active Crohn's disease: a randomized, double-blind, placebo- controlled trial. Gastroenterology 2001;121:1088-94.

[453] Sandborn WJ, Hanauer SB, Rutgeerts P, et al. Adalimumab for maintenance treatment of Crohn's disease: results of the CLASSIC II trial. Gut 2007;56:1232-9.

[454] Sandborn WJ, Rutgeerts P, Enns R, et al. Adalimumab induction therapy for Crohn disease previously treated with infliximab: a randomized trial. Ann Intern Med 2007;146:829-38.

[455] Sandborn WJ, Stenson WF, Brynskov J, et al. Safety of celecoxib in patients with ulcerative colitis in remission: a randomized, placebo-controlled, pilot study. Clin Gastroenterol Hepatol 2006;4:203-11.

[456] Sangle SR, Hughes GR, D'Cruz DP. Infliximab in patients with systemic vasculitis that is difficult to treat: poor outcome and significant adverse effects. Ann Rheum Dis 2007;66:564-5.

[457] Sanz S J, Silva F L, Calleja Panero J L, et al. Infliximab in Ankylosing Spondylitis Associated With Chronic Hepatitis B Infection. Role of Lamivudine Therapy[J]. Reumatología Clínica, 2008, 4(4):159-161.

[458] Saougou I, Papagoras C, Markatseli TE, et al. A case report of a psoriatic arthritis patient on hemodialysis treated with tumour necrosis factor blocking agent and a literature review. Clin Rheumatol 2010;29:1455-9.

[459] Saougou, I., et al., Fertility in male patients with seronegative spondyloarthropathies treated with infliximab. Joint Bone Spine, 2013. 80(1): p. 34-7.

[460] Sarzi-Puttini P, Atzeni F, Capsoni F, et al. Druginduced lupus erythematosus. Autoimmunity 2005;38:507-18.

[461] Saurenmann RK, Levin AV, Rose JB, et al. Tumour necrosis factor-a inhibitors in the treatment of childhood uveitis. Rheumatology (Oxford) 2006;45:982-89.

[462] Schiff MH, Burmester GR, Pangan AL et al. Safety of adalimumab (Humira) in global clinical trials of patients with early vs. longstanding rheumatoid arthritis (RA). Abstract SAT0044. Presented at the Annual European Congress of Rheumatology (EULAR), Vienna, Austria, 2005.

[463] Schneeweiss S, Setoguchi S, Weinblatt ME, et al. Anti-tumour necrosis factor α therapy and the risk of serious bacterial infections in elderly patients with rheumatoid arthritis. Arthritis Rheum 2007;56:1754-64.

[464] Schreiber S, Rutgeerts P, Fedorak RN, et al. A randomized, placebo-controlled trial of certolizumab pegol (CDP870) for treatment of Crohn's disease. Gastroenterology 2005;129:807-18.

[465] Selvasekar CR, Cima RR, Larson DW, et al. Effect of Infliximab on short-term complications in patients undergoing operation for chronic ulcerative colitis. J Am Coll Surg 2007;204:956-62.

[466] Seror R, Richez C, Sordet C, et al. for the Club Rhumatismes et Inflammation Section of the SFR. Pattern of demye- lination occurring during anti-TNF-alpha therapy: a French national survey. Rheumatology (Oxford) 2013;52:868-74.

[467] Seynhaeve AL, Eggermont AM, Ten Hagen TL. TNF and manipulation of the tumour cell-stromal interface: "ways to make chemotherapy effective". Front Biosci 2008;13:3034-45.

[468] Sha BE, Valdez H, Gelman RS et al. Effect on etanercept (Enbrel) on interleukin 6, tumor necrosis factor alpha, and markers of immune activation in HIV-infected subjects receiving interleukin 2. AIDS Research and Human Retroviruses 2002; 18: 661-665.

[469] Shakoor N, Michalska M, Harris CA, et al. Drug-induced systemic lupus erythematosus associated with etanercept therapy. Lancet 2002;359:579-80.

[470] Sharief MK & Hentges R. Association between tumor necrosis factor-alpha and disease and disease progression in patients with multiple sclerosis. The New England Journal of Medicine 1991; 325: 467-472.

[471] Shealy DJ, Cai A, Staquet K, et al. Characterization of GLMimumab, a human monoclonal antibody specific for human tumor necrosis factor alpha[J]. MAbs, 2010, 2(4): 428-439.

[472] Shelling ML, Vitiello M, Lanuti EL, et al. A case of palmoplantar pustulosis induced by certolizumab pegol: new anti- TNF-alpha demonstrates the same class effect. J Clin Aesthet Dermatol 2012;5:40-1.

[473] Shikawa H, Kanamono T, Kojima T, et al. Treatment for young female patients with rheumatoid arthritis using biological agents –Results from 6 years of surveillance of clinical practice in Japanese TBC registry for the patients with rheumatoid arthritis using biologics. Ann Rheum Dis 2010;69(Suppl3):679.

[474] Sichletidis L, Settas L, Spyratos D, et al. Tuberculosis in patients receiving anti-TNF agents despite chemoprophylaxis. Int J Tuberc Lung Dis. 2006, 10(10):1127-32.

[475] Sieper J, Kivitz A, van Tubergen A, et al. Impact of certolizumab pegol on patient-reported outcomes in patients with axial spondyloarthritis. Arthritis Care Res (Hoboken). 2015;67(10):1475–1480.

[476] Sieper J, Kivitz A, van Tubergen A, et al. Long-term maintenance of improvements in patient-reported outcomes with certolizumab pegol in patients with axial spondyloarthritis, including ankylosing spondylitis and non-radiographic axial spondyloarthritis: 96-week results of the RAPID-axSpA Study. Value Health. 2014;17(7):A385–A386.

[477] Sieper J, Koenig A, Baumgartner S, et al. Analysis of uveitis rates across all etanercept ankylosing spondylitis clinical trials. Ann Rheum Dis 2010;69:226-9.

[478] Sieper J, Landewe R, Rudwaleit M, et al. Effect of certolizumab pegol over ninety-six weeks in patients with axial spondyloarthritis: results from a phase III randomized trial. Arthritis Rheumatol. 2015;67(3): 668–677.

[479] Sieper J, Poddubnyy D. Axial spondyloarthritis. Lancet, 2017, 390(10089):73-84.

[480] Sieper J. Treatment challenges in axial spondylarthritis and future directions. Curr Rheumatol Rep. 2013;15(9):356. doi: 10.1007/s11926-013-0356-9. PubMed PMID: 23888365.

[481] Signore SC, Brauns B, Schutze G, Dohm CP, Bahr M, Mossner R, et al. Infliximab-Associated Chronic Inflammatory Central Nervous System Disease and Peroneal Nerve Injury in a Psoriatic Patient Refractory to Treatment: Case Report with 10-Year Follow-Up. Case Rep Neurol 2018; 10(1):12-17.

[482] Skomsvoll JF, Wallenius M, Koksvik HS, et al.Drug insight: Anti-tumour necrosis factor therapy for inflammatory arthropathies during reproduction, pregnancy and lactation. Nat Clin Pract Rheumatol 2007;3:156-64.

[483] Smith JA, Thompson DJ, Whitcup SM, et al. A randomised, placebocontrolled, double-masked clinical trial of etanercept for the treatment of uveitis associated with juvenile idiopathic arthritis. Arthritis Rheum 2005;53:18-23.

[484] Smith KJ, Skelton HG. Rapid onset of cutaneous squamous cell carcinoma in patients with rheumatoid arthritis after starting tumour necrosis factor alpha receptor IgG1-Fc fusion complex therapy. J Am Acad Dermatol 2001;45:953-6.

[485] Smolen J, Kay J, Doyle MK, et al: Golimumab in patients with activerheumatoid arthritis after treatment with tumor necrosis alpha inhibitors(GO-AFTER study): a multicenter,randomized,double-blind,placebo-controlled, phase III trial, Lancet 18;374(9685):210–221,2009.

[486] Smolen J, Landewe RB, Mease P, et al. Efficacy and safety of certolizumab pegol plus methotrexate in active rheumatoid arthritis: the RAPID 2 study. A randomised controlled trial.

Ann Rheum Dis 2009;68:797-804.

[487] Smolen JS, Braun J, Dougados M, et al. Treating spondyloarthritis, including ankylosing spondylitis and psoriatic arthritis, to target: recommendations of an international task force[J]. Ann Rheum Dis, 2014, 73: 6. 16. doi: 10.1136/annrheumdis-2013-203419. PMID:23749611.

[488] Snoeckx Y, Keenan G, Sanders M, et al. Pregnancy outcomes in women taking Infliximab. The Infliximab safety database Arthritis Rheum 2008;58(Suppl9):S426.

[489] Song IH, Appel H, Haibel H, et al. New onset of Crohn's disease during treatment of active ankylosing spondylitis with etanercept. J Rheumatol 2008;35:532e6. Erratum in: J Rheumatol 2008;35:729.

[490] Song IH, Hermann K, Haibel H, Althoff CE, Listing J, Burmester G, et al. Effects of etanercept versus sulfasalazine in early axial spondyloarthritis on active inflammatory lesions as detected by whole-body MRI (ESTHER): a 48-week randomised controlled trial. *Ann Rheum Dis* 2011; 70(4):590-596.

[491] Stagaki E, Mountford WK, Lackland DT, et al. The treatment of lupus pernio: results of 116 treatment courses in 54 patients. Chest 2009 135:468-76.

[492] Stern RS, Lunder EJ. Risk of squamous cell carcinoma and methotrexate (psoralen) and UV-A radiation (PUVA). A meta-analysis. Arch Dermatol 1998;134:1582-5.

[493] Stone JH, Holbrook JT, Marriott MA, et al. Solid malignancies among patients in the Wegener's Granulomatosis Etanercept Trial. Arthritis Rheum 2006;54:1608-18.

[494] Strangfeld A, Hierse F, Rau R, et al. Risk of incident or recurrent malignancies among patients with rheumatoid arthritis exposed to biologic therapy in the German biologics register RABBIT. Arthritis Res Ther. 2010, 12(1):R5.

[495] Strangfeld A, Listing J, Herzer P, et al. Risk of herpes zoster in patients with rheumatoid arthritis treated with anti-NF-α agents.JAMA 2009; 301:737-44.

[496] Summary of Product Characteristics for Cimzia®

[497] Summary of Product Characteristics for Humira®

[498] Summary of Product Characteristics for Remicade®

[499] Summary of Product Characteristics for Simponi®

[500] Sweiss NJ, Welsch MJ, Curran JJ, et al. Tumour necrosis factor inhibition as a novel treatment for refractory sarcoidosis. Arthritis Rheum 2005;53:788-91.

[501] Taurog JD, Chhabra A, Colbert RA. Ankylosing Spondylitis and Axial Spondyloarthritis. N Engl J Med, 2016, 374(26):2563-2574.

[502] Teich N. [Topical application of TNF-blockers]. Dtsch Med Wochenschr. 2013;138(8):381-5. doi: 10.1055/s-0032-1332919. PubMed PMID: 23404327.

[503] Temekonidis TI,Georgiadis AN,Alamanos Y,et al. Infliximab treatment in combination with cyclosporin A in patients with severe refractory rheumatoid arthritis. Ann Rheum Dis 2002;61:822-5.

[504] The Lenercept Multiple Sclerosis Study Group and the University of British Columbia MS/ MRI Analysis Group. Tnf neutralization in MS: Results of a randomised, placebo-controlled multicenter study. Neurology 1999;53:457-65.

[505] The Lenercept Multiple Sclerosis Study Group. TNF neutralization in MS: results of a randomized, placebo-controlled multicenter study; the Lenercept Multiple Sclerosis Study Group and the University of British Columbia MS/MRI analysis group. Neurology 1999; 53: 457-465.

[506] Tiseo, B.C., et al., Male fertility potential alteration in rheumatic diseases: a systematic review. Int Braz J Urol, 2016. 42(1): p. 11-21.

[507] Titton DC, Silveira IG, Louzada-Junior P, et al. Brazilian biologic registry: BiobadaBrasil implementation process and preliminary results. Braz J Rheum 2011;51:145-60.

[508] Toh S, Li L, Harrold LR, et al. Comparative safety of infliximab and etanercept on the risk of serious infections e does the association vary by patient characteristics? Pharmacoepidemiol Drug Saf 2012;21:524-34.

[509] Torre D, Zeroli C, Giola M et al. Serum levels of interleukin-1 alpha,interleukin-1 beta, interleukin-6, and tumor necrosis factor in patients with acute viral hepatitis. Clinical Infectious Diseases 1994; 18: 194-198.

[510] Torre-Amione G, Kapadia S, Lee J, et al.Tumor necrosis factor-alpha and tumor necrosis factor receptors in the failing human heart.Circulation, 1996, 93: 707-711.

[511] Toussirot E, Wendling D. Bisphosphonates as anti-inflammatory agents in ankylosing spondylitis and spondylarthropathies. Expert Opin Pharmacother 2005;6:35-43.

[512] Tse SML, Burgos-Vargas R, Laxer RM. Anti-tumour necrosis factor alpha blockade in the treatment of juvenile spondylarthropathy. Arthritis Rheum 2005;52:2103-8.

[513] Tsiodras S, Samonis G, Boumpas DT, et al. Fungal infections complicating tumour necrosis factor alpha blockade therapy. Mayo Clinic Proceedings. 2008, 83(2):181-94.

[514] Tubach F, Salmon D, Ravaud P, et al. Risk of tuberculosis is higher with anti-tumor necrosis factor monoclonal antibody therapy than with soluble tumor necrosis factor receptor therapy: the three-year prospective french research axed on tolerance of biotherapies registry. Arthritis Rheum 2009;60:1884-94.

[515] Tursi A. Effect of intentional Infliximab use throughout pregnancy in inducing and maintaining remission in Crohn disease. Dig Liver Dig 2006;38:439-40.

[516] Tynjala P, Kotaniemi K, Lindahl P. Adalimumab in juvenile idiopathic arthritis-associated chronic anterior uveitis. Rheumatol 2008;47:339-44.

[517] Tynjala P, Lahdenne P, Vahasalo P, et al. Impact of anti-TNF treatment on growth in severe juvenile idiopathic arthritis. Ann Rheum Dis 2006;65:1044-9.

[518] Tynjala P, Lindahl P, Honkanen V, et al. Infliximab and etanercept in the treatment of chronic uveitis associated with refractory juvenile idiopathic arthritis. Ann Rheum Dis 2007;66:548-50.

[519] Uzunaslan, D., et al., No appreciable decrease in fertility in Behcet's syndrome. Rheumatology (Oxford), 2014. 53(5): 828-33.

[520] Van Assche G, Magdelaine-Beuzelin C, D'Haens G, et al. Withdrawal of immunosuppression in Crohn's disease treated with scheduled Infliximab maintenance: a randomised trial. Gastroenterology 2008;134:1861-8.

[521] Van Dartel SAA, Fransen J, Kievit W, et al. Difference in the risk of serious infections in patients with rheumatoid arthritis treated with adalimumab, infliximab and etanercept: results from the Dutch Rheumatoid Arthritis Moni- toring (DREAM) registry. Ann Rheum Dis 2012;72:895-900.

[522] van der Heijde D, Breban M, Halter D, DiVittorio G, Bratt J, Cantini F, et al. Maintenance of improvement in spinal mobility, physical function and quality of life in patients with ankylosing spondylitis after 5 years in a clinical trial of adalimumab. *Rheumatology (Oxford)* 2015; 54(7):1210-1219.

[523] Van der Heijde D, Dijkmans B, Geusens P, et al: Efficacy and safety of Infliximab in patients with ankylosing spondylitis, Arthritis Rheum52:582–591, 2005.

[524] van der Heijde D, Dougados M, Landewe R, et al. Sustained efficacy,safety and patient-reported outcomes of certolizumab pegol in axial spondyloarthritis: 4-year outcomes from RAPID-axSpA. Rheumatology (Oxford). 2017;56(9):1498–1509.

[525] van der Heijde D, Zack D, Wajdula J, et al. Risk of serious infection, opportunistic infections, inflammatory bowel diseases, and malignancies in subjects receiving etanercept vs. controls from clinical trials in ankylosing spondylitis: a pooled analysis. Scand J Rheumatol 2014;43:49-53.

[526] van der Heijde DM, Revicki DA, Gooch KL, Wong RL, Kupper H, Harnam N, et al. Physical function, disease activity, and health-related quality-of-life outcomes after 3 years of adalimumab treatment in patients with ankylosing spondylitis. *Arthritis Res Ther* 2009; 11(4):R124.

[527] van der Horst-Bruinsma IE, van Denderen JC, Visman I, et al. Decreased recurrence rate of uveitis in ankylosing spondylitis treated with adalimumab: an interim analysis. Clin Exp Rheumatol 2010;28:630.

[528] Van der Klooster JM, Bosman RJ, Oudemans-van Straaten HM, et al. Disseminated tuberculosis, pulmonary aspergillosis and cutaneous herpes simplex infection in a patient with Infliximab and methotrexate. Intensive Care Med 2003; 29:2327-9.

[529] Van der Linden SM, Valkenburg HA, de Jongh BM, et al. The risk of developing ankylosing spondylitis in HLA-B27 positive individuals: A comparison of relatives of spondylitis patients with the general population. Arthritis Rheum, 1984, 27(3):241-249.

[530] van Laar JA, Missotten T, van Daele PL, et al. Adalimumab: a new modality for Behçet's disease? Ann Rheum Dis 2007;66:565-6.

[531] van Oosten BW, Barkhof F, Truyen L et al. Increased MRI activity and immune activation in two multiple sclerosis patients treated with the monoclonal anti-tumor necrosis factor antibody CA2. Neurology 1996; 47: 1531-1534.

[532] van Riel PL, Taggart AJ, Sany J, et al. Efficacy and safety of combination etanercept and methotrexate versus etanercept alone in patients with rheumatoid arthritis with an inadequate response to methotrexate: the ADORE study. Ann Rheum Dis 2006;65:1478-83.

[533] van Sijl AM, van Eijk IC, Peters MJ, et al. Tumour necrosis factor blocking agents and progression of subclinical atherosclerosis in patients with ankylosing spondylitis. Ann Rheum Dis 2013. published on line Oct 3.

[534] Vasiliauskas EA, Church JA, Silverman N, et al. Case report: evidence for transplacental transfer of maternally administered Infliximab to the newborn. Clin Gastroenterol Hepatol 2006;4:1255-8.

[535] Vassilopoulos D & Calabrese LH. Rheumatic aspects of human immuno deficiency virus infection and other immunodeficient states. In Hochberg MC, Silman AJ, Smolen JS, Weinblatt ME & Weisman MH (eds.). Rheumatology. London: Mosby, 2003, pp. 1115-1129.

[536] Vassilopoulos D, Apostolopoulou A, Hadzyiannis E, et al. Long-term safety of anti-TNF treatment in patients with rheumatic diseases and chronic or resolved hepatitis B virus infection. Ann Rheum Dis 2010;69:1352-5.

[537] Vazquez-Cobian LB, Flynn T, Lehman T. Adalimumab therapy for childhood uveitis. J Pediatr 2006;149:572-5.

[538] Vazquez-Del M M, Garcia-Gonzalez A, Muñoz-Valle J F, et al. Interleukin 1beta (IL-1beta), IL-10, tumor necrosis factor-alpha, and cellular proliferation index in peripheral blood mononuclear cells in patients with ankylosing spondylitis[J]. Journal of Rheumatology, 2002, 29(3):522-6.

[539] Vermeire S, Noman M, Van Assche G, et al. Effectiveness of concomitant immunosuppressive therapy in suppressing the formation of antibodies to Infliximab in Crohn's disease. Gut

2007;56:1226-31.

[540] Viguier M, Richette P, Bachelez H, et al. Paradoxical cutaneous manifestations during anti-TNF therapy. Joint Bone Spine 2010;137:64-71.

[541] Villiger PM, Caliezi G, Cottin V, et al. Effects of TNF antagonists on sperm characteristics in patients with spondyloarthritis. Ann Rheum Dis 2010;69:1842-44.

[542] Vinet E, Pineau C, Gordon C, et al. Biologic therapy and pregnancy outcomes in women with rheumatic diseases. Arthritis Rheum 2009;61:587-92.

[543] Visser LG, Huizinga TW, van Hogezand RA, et al. The effect of anti-tumour necrosis factor alpha treatment on the antibody response to influenza vaccination. Ann Rheum Dis 2008;67:713-6.

[544] Vojvodich PF, Hansen JB, Andersson U, et al. Etanercept treatment improves longitudinal growth in prepubertal children with juvenile idiopathic arthritis. J Rheumatol 2007;34:2481-85.

[545] Voulgari PV, Markatseli TE, Exarchou SA, et al. Granuloma annulare induced by anti-tumour necrosis factor therapy. Ann Rheum Dis 2008;67:567-70.

[546] Walker RE, Spooner KM, Kelly G et al. Inhibition of immunoreactive tumor necrosis factor-alpha by a chimeric antibody in patients infected with human immunodeficiency virus type 1. The Journal of Infectious Diseases 1996; 174: 63-68.

[547] Wallis RS. Mathematical modeling of the cause of tuberculosis during tumor necrosis factor blockade[M]// Arthritis & Rheumatism. 2008:947–952.

[548] Wallis RS, Broder M, Wong J, et al. Granulomatous infectious diseases associated with tumour necrosis factor antagonists. Clin Infect Dis. 2004, 38(9):1261-5.

[549] Wang H, Zuo D, Sun M, Hua Y, Cai Z. Randomized, placebo controlled and double-blind trials of efficacy and safety of adalimumab for treating ankylosing spondylitis: a meta-analysis. *Int J Rheum Dis* 2014; 17(2):142-148.

[550] Wang, N.G., et al., TNF-alpha and IL10 polymorphisms interaction increases the risk of ankylosing spondylitis in Chinese Han population. Int J Clin Exp Pathol, 2015. 8(11): p. 15204-9.

[551] Wang, X.B., et al., Transcriptome analysis of ankylosing spondylitis patients before and after TNF-alpha inhibitor therapy reveals the pathways affected. Genes Immun, 2017. 18(3): p. 184-190.

[552] Ward MM，Deodhar A．Elie A，el al．American College of Rheumatology/Spondylitis Association of America/Spondyloarthritis Research and Treatment Network 2015 recommendations for the treatment of ankylosing spondylitis and nonradiogTaphie axial spondyloarthritis [J]．Arthritis Rheumatol，2016，68:282-298. doi: 10.1002/art.39298.

[553] Weinblatt ME, Keystone EC, Furst DE, et al: Long term efficacy andsafety of adalimumab plus methotrexate in patients with rheumatoidarthritis: ARMADA 4 year extended study, Ann Rheum Dis 65:753–759, 2006.

[554] Wells AF, Kupper H, Fischoff S et al. Incidence of injection-site reactions association with adalimumab (D2E7) given subcutaneously for at least 6 months: a retrospective analysis of 4 phase 2/3 clinical trials. Arthritis and Rheumatism 2002; 46: S171.

[555] Wen, J.T., et al., Role of Th1/Th2 cytokines in the diagnosis and prognostic evaluation of ankylosing spondylitis. Genet Mol Res, 2017. 16(1).

[556] Wendling D, Balblanc JC, Briançon D, et al. Onset or exacerbation of cutaneous psoriasis during TNFalpha antagonist therapy. Joint Bone Spine 2008;75:315-8.

[557] Wendling D, Prati C. Paradoxical effects of anti-TNF-alpha agents in inflammatory diseases.

Expert Rev Clin Immunol. 2014;10(1):159-69. doi: 10.1586/1744666X.2014.866038. PubMed PMID: 24325385.

[558] Wendling D, Streit G, Toussirot E, et al. Herpes zoster during anti-TNF-α treated chronic arthritis. Joint Bone Spine 2008; 75:540-3.

[559] Wendling D,Balblanc JC,Brousse A,et al. Surgery in patients receiving anti-tumour necrosis factor alpha treatment in rheumatoid arthritis: an observational study on 50 surgical procedures. Ann Rheum Dis 2005;64:1378-9.

[560] Wetter D, Davis MD. Lupus-like syndrome attributable to anti-tumour necrosis factor · therapy in 14 patients during an 8-year period at Mayo Clinic. Mayo Clin Proc 2009;84:979-84.

[561] Whalen C, Horsburgh CR, Hom D et al. Accelerated course of human immuno deficiency virus infection after tuberculosis. American Journal of Respiratory and Critical Care Medicine 1995; 151:129-135.

[562] Wiendl H, Hohlfeld R. Therapeutic approaches in multiple sclerosis: lessons from failed and interrupted treatment trials. BioDrugs 2002;16:183-200.

[563] Williams GM. Antitumour necrosis factor-alpha therapy and potential cancer inhibition. Eur J Cancer Prev 2008;17:169-77.

[564] Winthrop KL, Baddley JW, Chen L, et al. Association between the initiation of anti-TNF therapy and the risk of herpes zoster. JAMA 2013;309:887-95.

[565] Winthrop KL, Chen L, Fraunfelder FW, et al. Initiation of anti-TNF therapy and the risk of optic neuritis: from the Safety Assessment of Biologic ThERapy(SABER) Study. Am J Ophthalmol 2013;155:183-9.

[566] Wolfe F, Michaud K. Biologic treatment of rheumatoid arthritis and the risk of malignancy. Arthritis Rheum 2007;56:2886-95.

[567] Wong U, Cross RK.Primary and secondary nonresponse to infliximab: mechanisms and countermeasures.Expert Opin Drug Metab Toxicol. 2017;13(10):1039-1046. doi: 10.1080/17425255.2017.1377180.

[568] Wood KL, Hage CA, Knox KS et al. Histoplasmosis after treatment with anti-tumor necrosis factoralpha therapy. American Journal of Respiratory and Critical Care Medicine 2003; 167: 1279-1282.

[569] Woody M, Warren D, Speck L, et al. Leukocytoclastic vasculitis drug reaction to certolizumab pegol[J]. Proceedings, 2017, 30(2):213.

[570] Wu L, Hernandez-Bogantes E, Roca JA, et al. Intravitreal tumor necrosis factor inhibitors in the treatment of refractory diabetic macular edema: a pilot study from the Pan-American Collaborative Retina Study Group. Retina 2011;31: 298-303.

[571] Xu Z, Vu T, Lee H, et al. Population pharmacokinetics of golimumab, an anti-tumour necrosis factor-alpha human monoclonal antibody, in patients with psoriatic arthritis. J Clin Pharmacol 2009;49:1056-70.

[572] Xu Z, Wang Q, Zhuang Y , et al. Subcutaneous bioavailability of GLMimumab at 3 different injection sites in healthy subjects. J Clin Pharmacol 2010;50:276-84

[573] Xu Z, Xu P, Fan W, Yang G, Wang J, Cheng Q, et al. Risk of infection in patients with spondyloarthritis and ankylosing spondylitis receiving antitumor necrosis factor therapy: A meta-analysis of randomized controlled trials. Exp Ther Med 2017; 14(4):3491-3500.

[574] Xu ZH,Lee H,Vu T,et al. Population pharmacokinetics of golimumab in patients with ankylosing spondylitis: impact of body weight and immunogenicity. Int J Clin Pharmacol Therap 2010;48:596-607.

[575] Yahya F, Gaffney K, Hamilton L, et al. Tumour necrosis factor inhibitor survival and predictors of response in axial spondyloarthritis-findings from a United Kingdom cohort. Rheumatology (Oxford). 2018;57:619–624.

[576] Yang Z, Wu K, Fan D. Meta-analysis: pre-operative Infliximab treatment and short-term post-operative complications in patients with ulcerative colitis. Aliment Pharmacol Ther 2010;31:486-92.

[577] Yeh, J.F., et al., Monoclonal antibodies for chronic pain: a practical review of mechanisms and clinical applications. Mol Pain, 2017. 13: p. 1744806917740233.

[578] Yokota S, Imagawa T, Mori M, et al. Efficacy and safety of tocilizumab in patients with systemiconset juvenile idiopathic arthritis: a randomised, double-blind, placebo-controlled, withdrawal phase III trial. Lancet 2008;371:998-1006.

[579] Yokoyama T, Vaca I, Rossen RD, et al.Cellular basis for the negative inotropic effects of TNF-α in the adult mammalian heart.J Clin Invest, 1993, 92: 2303-2312.

[580] Younis, S., et al., Effect of infliximab on male fertility: Comment on the article "Fertility in male patients with seronegative spondyloarthropathies treated with infliximab" by Saougou et al., Joint Bone Spine 2013;80, 34-37. Joint Bone Spine, 2014. 81(1): p. 102-3.

[581] Zein NN. Etanercept as an adjuvant to interferon and ribavirin in treatment-naive patients with chronic hepatitis C virus infection: a phase 2 randomized, double-blind, placebo-controlled study. J Hepatol 2005; 42:315-22.

[582] Zelster R, Valle L, Tanck C et al. Clinical, histological, and immunophenotypic characteristics of injection site reactions associated with etanercept: a recombinant tumor necrosis factor alpha receptor: Fc fusion protein. Archives of Dermatology 2001; 137: 893-899.

[583] Zhang J, Delzell E, Xie F, et al. The use, safety, and effectiveness of herpes zoster vaccination in individuals with inflammatory and autoimmune diseases: a longitudinal observational study. Arthritis Res Ther 2011;13:R174.

[584] Zhang Z, Correa H & Begue RE. Tuberculosis and treatment with Infliximab. The New England Journal of Medicine 2002; 346: 623-626.

[585] Zhao X, Mohaupt M, Jiang J, et al. Tumour necrosis factor receptor 2-mediated tumour suppression is nitric oxide dependent and involves angiostasis. Cancer Res 2007;67:4443-50.

[586] Zhou H, Buckwalter M, Boni J, et al. Population-based pharmacokinetics of the soluble TNFr etanercept: a clinical study in 43 patients with ankylosing spondylitis compared with post hoc data from patients with rheumatoid arthritis. Int J Clin Pharmacol Therap 2004;42:267-76.

[587] Zhou H, Jang H, Fleishmann RM, et al. Pharmacokinetics and safety of GLMimumab, a fully human anti-TNF-alpha monoclonal antibody, in subjects with rheumatoid arthritis. J Clin Pharmacol 2007;47:383-96.

[588] Zhou H, Mayer PR, Wajdula J, et al. Unaltered etanercept pharmacokinetics with concurrent methotrexate in patients with rheumatoid arthritis. J Clin Pharmacol 2004;44:1235-43.

[589] Zhou Q, Zhou Y, Chen H, Wang Z, Tang Z, Liu J. The efficacy and safety of certolizumab pegol (CZP) in the treatment of active rheumatoid arthritis (RA): a meta-analysis from nine randomized controlled trials. Int J Clin Exp Med. 2014;7(11):3870–3880.

[590] Zingarelli S, Frassi M, Bazzani C, et al. Use of tumour necrosis alpha-blocking agents in hepatitis B virus-positive patients. Reports of 3 cases and review of the literature. J Rheumatol 2009; 36:1188-94.

[591] Zisapel M, Zisman D, Madar-Balakirski N, Arad U, Padova H, Matz H, et al. Prevalence of TNF-alpha blocker immunogenicity in psoriatic arthritis. J Rheumatol. 2015;42(1):73-8. doi: 10.3899/

jrheum.140685. PubMed PMID: 25399390.

[592] Zou J X, Braun J, Sieper J. Immunological basis for the use of TNFalpha-blocking agents in ankylosing spondylitis and immunological changes during treatment.[J]. Clinical & Experimental Rheumatology, 2002, 20(6 Suppl 28):S34.

[593] 鲍春德，黄锋，赵岩. 依那西普治疗类风湿关节炎和强直性脊柱炎的专家建议 [J].2013.93(18):1363-1369.

[594] 邓小虎，黄烽. 强直性脊柱炎的目标治疗时代到来了吗兼解读 2015 年美国风湿病学会强直性脊柱炎和放射学阴性中轴型脊柱关节炎新的治疗推荐 [J]. 中华风湿病学杂志,2016,20(07):433-436.

[595] 黄烽，古洁若，赵伟，等。反应停治疗强直性脊柱炎的临床与实验研究。中华风湿病学杂志，2002，6（5）：309-3315。

[596] Firestein GS, Budd RC, Harris ED, 等 . 凯利风湿病学（第 8 版）[M]. 栗占国，唐福林主译 . 北京：北京大学医学出版社 ,2011.

[597] 刘蕊，孙琳，李常虹，等 . 强直性脊柱炎的脊柱手术原因分析 [J]. 北京大学学报 (医学版),2017,49(05):835-839.

[598] 刘微，梅轶芳，张志毅 . 感染 HBV 的类风湿关节炎患者应用 TNF-α 拮抗剂的研究进展 [J]. 中华关节外科杂志 (电子版),2012,6(05):772-776.

[599] 黄烽 . 强直性脊柱炎 [M]. 北京：人民卫生出版社，2011

[600] 孙琳，刘湘源，赵金霞。生物制剂治疗类风湿关节炎致严重感染的状况及预防 [J]；临床药物治疗杂志；2010，01(08)：45-49。

[601] 王庆文，左丽，朱乙声，等 . 单光子发射计算机断层显像全身骨扫描在脊柱关节病诊断中的价值 [J]. 中华风湿病学杂志 ,2014,18(12):815-818.

图书在版编目（CIP）数据

TNFi 治疗强直性脊柱炎 / 张剑勇，王庆文，李博主编. --北京：华夏出版社有限公司，2021.12

ISBN 978-7-5222-0172-6

Ⅰ.①T… Ⅱ.①张… ②王… ③李… Ⅲ.①脊椎炎－诊疗 Ⅳ.①R593.23

中国版本图书馆 CIP 数据核字（2021）第 173821 号

TNFi 治疗强直性脊柱炎

主　　编	张剑勇　王庆文　李　博
责任编辑	梁学超　韦　科
责任印制	顾瑞清

出版发行	华夏出版社有限公司
经　　销	新华书店
印　　刷	三河市少明印务有限公司
装　　订	三河市少明印务有限公司
版　　次	2021 年 12 月北京第 1 版 2021 年 12 月北京第 1 次印刷
开　　本	670×970　　1/16
印　　张	14.5
字　　数	216 千字
定　　价	59.00 元

华夏出版社有限公司　地址：北京市东直门外香河园北里 4 号　邮编：100028
网址：www.hxph.com.cn　电话：（010）64663331（转）
若发现本版图书有印装质量问题，请与我社营销中心联系调换。